U0263973

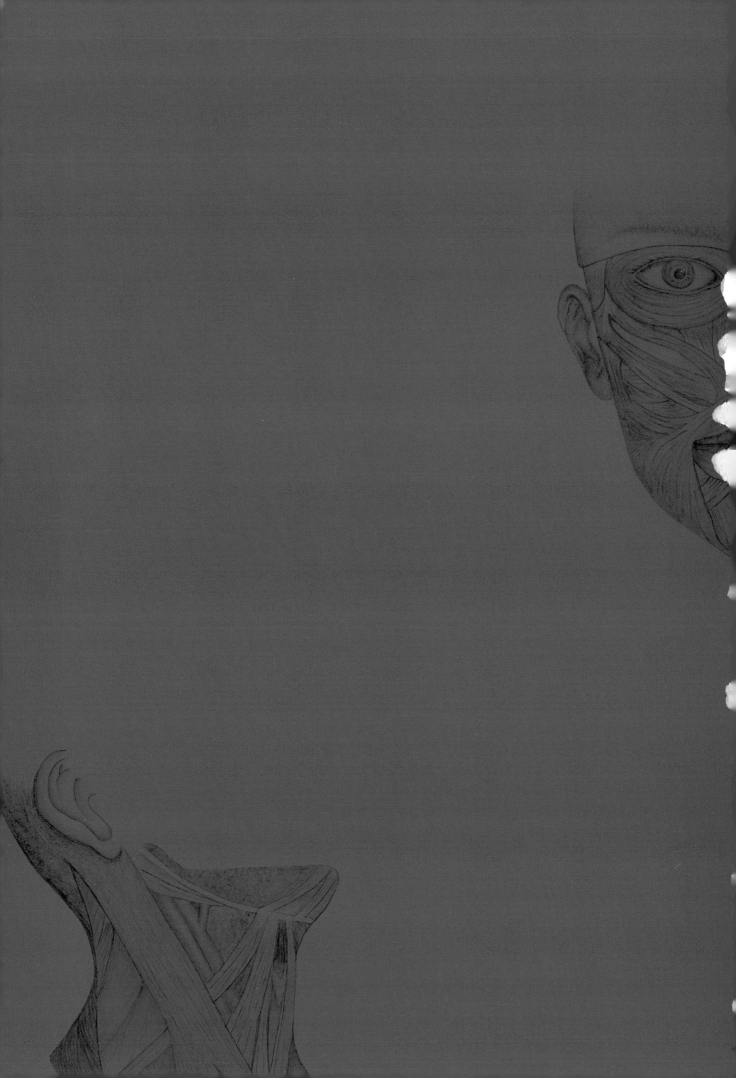

广东科学技术学术专著项目资金资助出版

# 头颈肿瘤外科
## 临床实践与技巧

Clinical Practice and Surgical Skills of Head and Neck Tumors

宋 明 杨安奎 张 诠 主编

**SPM** 南方出版传媒

广东科技出版社 | 全国优秀出版社

·广 州·

**图书在版编目（CIP）数据**

头颈肿瘤外科临床实践与技巧 / 宋明，杨安奎，张诠主编. —广州：
广东科技出版社，2021.01
　　ISBN 978-7-5359-7612-3

　　Ⅰ.①头…　Ⅱ.①宋…②杨…③张…　Ⅲ.①头颈部肿瘤—外科学
Ⅳ.①R739.91

中国版本图书馆CIP数据核字（2020）第224327号

**头颈肿瘤外科临床实践与技巧**
Clinical Practice and Surgical Skills of Head and Neck Tumors

出 版 人：朱文清
策划编辑：刘　耕
责任编辑：刘　耕　马霄行　汤景清
封面设计：彭　力
插　　图：张　颖
责任校对：杨峻松　陈　静　李云柯　于强强　高锡全
责任印制：彭海波
出版发行：广东科技出版社
　　　　　（广州市环市东路水荫路11号　邮政编码：510075）
销售热线：020-37592148 / 37607413
http://www.gdstp.com.cn
E-mail：gdkjcbszhb@nfcb.com.cn
经　　销：广东新华发行集团股份有限公司
排　　版：创溢文化
印　　刷：佛山家联印刷有限公司
　　　　　（佛山市南海区桂城街道三山新城科能路10号自编4号楼三层之一　邮政编码：528000）
规　　格：889mm×1 194mm　1/16　印张19.5　字数400千
版　　次：2021年1月第1版
　　　　　2021年1月第1次印刷
定　　价：268.00元

如发现因印装质量问题影响阅读，请与广东科技出版社印制室联系调换（电话：020-37607272）。

## 《头颈肿瘤外科临床实践与技巧》
# 编委名单

**主　编：** 宋　明　杨安奎　张　诠

**副主编：** 彭汉伟　陈文宽　李秋梨

**编　委：**（按姓氏汉语拼音排序）

<table>
<tr><td>陈明远</td><td>陈树伟</td><td>陈秀杰</td><td>陈艳峰</td></tr>
<tr><td>董　朝</td><td>方雪梅</td><td>黄志权</td><td>雷文斌</td></tr>
<tr><td>李凤姣</td><td>李　浩</td><td>刘木元</td><td>刘天润</td></tr>
<tr><td>刘艳玲</td><td>刘学奎</td><td>吕晓智</td><td>马斌林</td></tr>
<tr><td>欧阳电</td><td>彭小伟</td><td>孙传政</td><td>许少伟</td></tr>
<tr><td>杨　乐</td><td>杨中元</td><td>张　星</td><td>郑　玮</td></tr>
<tr><td>周建华</td><td>祝小林</td><td>庄士民</td><td></td></tr>
</table>

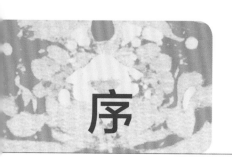

# 序

　　最近研读了《头颈肿瘤外科临床实践与技巧》一书，无论是专业的立题抑或是翔实的脉络，均强烈唤起我的学科兴趣和责任，欣然应允作序。

　　首先，这是学科目前最迫切的学术需要。作为目前肿瘤治疗最有效手段，肿瘤外科的发展几乎见证了整个肿瘤治疗学的发展。从世界范围看，头颈肿瘤外科学的发展经历了肿瘤器官切除、根治性切除、器官功能保全性切除、器官修复和功能重建等四个时期，每个时期的更迭都基于理念和技术的进步。近代中国头颈肿瘤外科学在金显宅、李树玲等老一辈专家创立和引领下也循着世界头颈外科发展的轨迹稳步前进。但是，由于头颈外科涉及范围广、学科交叉多，日常临床工作中能参与头颈外科诊治工作的科室涵盖耳鼻咽喉、口腔颌面、甲状腺外科、普外科等细分学科，很多从业专科医生没有接受过规范的头颈外科培训，导致各地区、各专科之间水平参差不齐，难以给患者提供一致性优质医疗服务。外科是在实践中产生，在实践中进步，在实践中创新发展的！总结技巧并分享经验予同道，是学科正道。

　　其次，这是学科最要紧的进步要求。当下，国家飞速发展，医学日新月异，头颈外科医学面临着技术换代和知识更新的要求，阅读大量的专业书籍是最为有效的诊疗措施。然而，医疗市场的现状已经冲击我们的传统优质理念，少数医务工作者的崇高追求出现了动摇。例如，完成疑难重大头颈肿瘤外科手术，需要专科医生的情怀；总结经验书写论著，更需要学科医生的情愫才行。这不是我们希望看到的！我们期待更多医生的学科付出和学术担当，期待有更多同仁按此前行，让我们热爱的学科健康茁壮地进步成长！此正道虽沧桑，但光荣，更为使命！

　　当然，这也是专业团队的优秀体现。中山大学肿瘤医院头颈肿瘤科一直是国内此领域的杰出代表，人才辈出，不乏国内名家。几位南粤名将——宋明、杨安奎和张诠三位教授匠心独具，铸著为公，所著《头颈肿瘤外科临床实践与技巧》另辟蹊径，不去过多阐述基础理论，将重点放在临床工作细节，直达临床问题，提供解决方案。编者都是在临床一线工作，将多年乃至数十年的临床经验，毫无保留地贡献在此书里。相信此书定能让更多的年轻从业医生深入了解头颈外科，跟上时代快速发展脉搏。该书包括常规的头颈肿瘤处理技巧，还大篇幅地介绍头颈缺损重建特点，特别增加了腔镜下头颈外科手术、达芬奇机器人手术等新方法、新技术，实用性好，可读性高，时代性强。该书图文并茂，文字深入浅出，不仅适合从业初期的年轻医生阅读和学习，也可以给有一定临床经验的专科医生带来很大的启发。因此之故，吾乐于为之作序。

高　明

天津医科大学肿瘤医院副院长

中国抗癌协会头颈肿瘤专业委员会主任委员

中华医学会肿瘤学分会甲状腺肿瘤专业委员会主任委员

2020年5月

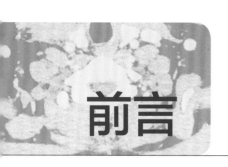

# 前言

　　相对于全身其他部位的肿瘤来说头颈部肿瘤发病率并不算高，但是男性头颈部鳞癌在全球恶性肿瘤中的发病率却排至第8位。近30年来，局部晚期头颈鳞癌治疗疗效无明显提高，五年生存率依然较低。一直以来，外科手术治疗是头颈鳞癌的主要治疗手段，然而不规范的外科治疗不仅直接威胁到患者的生存预后，还会严重影响患者的功能和外观。当下，各大医院大力扩展院内专科业务范围，有不少头颈专科从业人士并没有接受过完整的头颈外科专业训练，急需补充头颈外科相关知识。撰写本书的目的是希望能为头颈外科规范化临床操作做一些探索性的工作；本书也做了一些创新，将临床需要解决的问题直接提出，简明、扼要地叙述临床实践的要求，问题出现的原因，处理的技巧，从而能够快速加强读者对该类问题的理解，提升处理问题的专业性。

　　本书读者对象主要为头颈外科、耳鼻咽喉科、口腔颌面外科、甲状腺外科、整形（显微）外科等的临床医生、研究生、规培生、本科生等。因此，本书编写的宗旨是问题清晰、解答专业和简明、时代感强、实用性高。

　　全书共11章，文字简练并且配以大量的手术及影像学图片，使得内容直观明了，易于掌握。全书偏重临床，注重对手术规范程序及难点问题的描述，不仅易读、易懂，实操性较强，且在一定程度上反映了相关领域的发展动态，兼具新颖性。例如：介绍了微血管吻合器在显微外科中的应用、闭合器在喉全切除中的应用等，这些新器械的应用在保证手术成功率的前提下，大大提升了手术效率，把外科医生从繁重的外科操作中解放出来。更为难得的是书中专设经口机器人手术（TORS）章节，由主编之一宋明教授本人亲自撰写。宋明教授作为当下国内经口机器人手术的手术量位列前茅的头颈外科医生，非常希望能第一时间与广大的头颈专业同道分享经验和心得。为了

# FOREWORD

使得本书具有广泛的代表性和严谨的专业性，邀请了国内多所著名大学附属医院的业务骨干参与编撰此书，同时配合国家西部发展战略，加强沿海地区与西部地区之间科技文化交流，还特别邀请新疆医科大学附属肿瘤医院乳腺–头颈外科马斌林主任团队和云南省肿瘤医院头颈外科孙传政主任参与此书的部分章节撰写。编委们在繁忙的工作之余，结合前辈和自己的宝贵临床经验，汇成文字，在此对编委们表示衷心的感谢！

中国抗癌协会头颈肿瘤专业委员会主任委员、天津医科大学肿瘤医院副院长高明教授百忙之中为本书作序，对作者和本书表示充分的肯定和期待，并提出宝贵建议，让我们备受鼓舞。高明教授对此书毫无保留的支持和鼓励，让我们心中充满敬意和万分感激。在此，还特别感谢李秋梨教授、陈树伟医生为本书做了大量编排和校对工作，张颖老师为本书绘制了精美插图，并协助整理资料，协调出版与印刷等，同时对在各个方面为此书的出版给予无私帮助的同仁们一并致以衷心感谢。

本书的出版得到广东省科学技术厅学术著作出版基金的资助，我们也对此深表感谢。

当今科学技术的飞速发展，医学知识日新月异，鉴于编者学识水平局限性，本书难免存在不足，甚至谬误之处，恳请读者谅解，并批评指正。

2020年5月14日

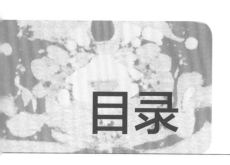

# 目录

# CONTENTS

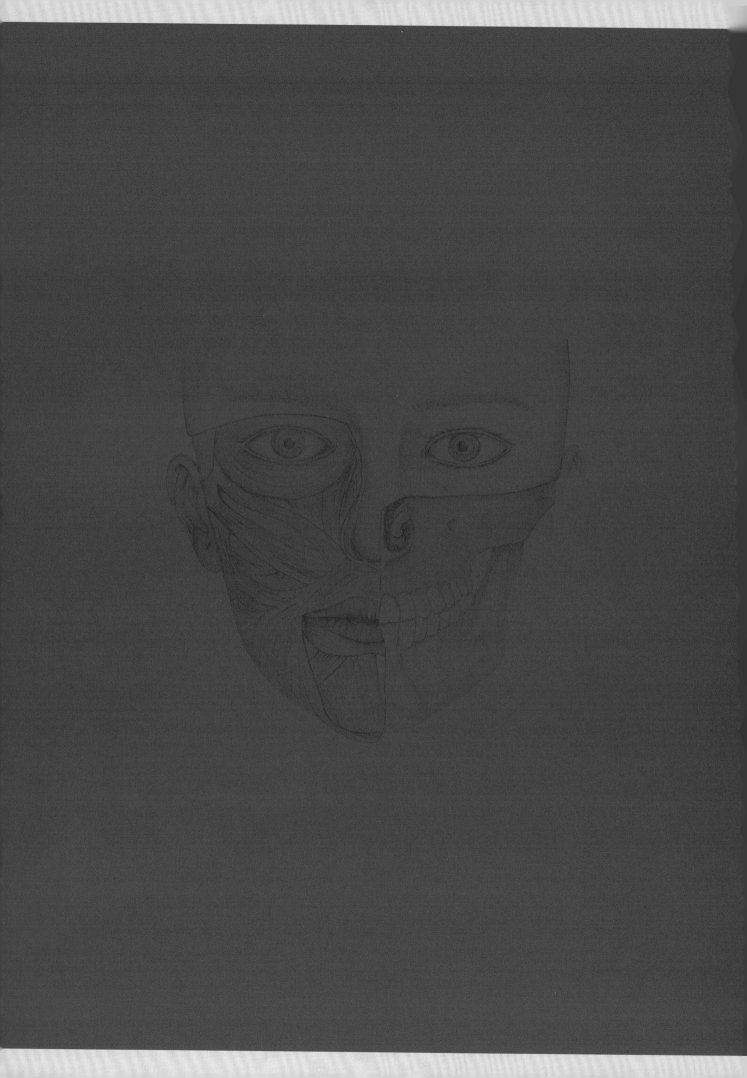

# 颈部肿瘤

# 第一节　颈部肿物鉴别诊断

## 一、实践技巧

1．详细询问病史，了解患者年龄、病史长短、肿物最初发生部位、发展速度及全身症状等。

2．根据体检了解肿物的部位、数量、形态、大小、硬度、光滑度、活动度，有无压痛、搏动等。

3．辅助检查如血象检查、X线、超声、CT、磁共振（MRI）等可帮助诊断。

4．穿刺细胞学检查、切取活检、术中冷冻切片及石蜡病理可明确诊断。

## 二、经验教训

1．良性肿瘤一般病史较长，低度恶性肿瘤病史也可能较长，恶性肿瘤一般进展较快。

2．体格检查非常重要，触诊良性肿物多数质地软、边界清楚、活动好；恶性肿物多数质地硬、边界不清、活动较差。怀疑为转移性癌肿时，应详细检查甲状腺、口腔、鼻咽部。颈部发现多个淋巴结肿大，应检查周身淋巴结及肝、脾等。锁骨上窝淋巴结肿大，应检查肺、乳房、胃肠道、胰腺等脏器。急性炎性肿物常伴有发烧、脉搏增快等全身症状。

3．血象检查对恶性淋巴瘤和炎性肿物的诊断有一定意义，胸部X线片对肺结核、肺癌、纵隔肿瘤的诊断有价值，X线钡餐检查对发现胃肠肿瘤有帮助。

4．超声检查、穿刺细胞学检查、活组织检查、CT、MRI等检查可为诊断提供重要依据。其中超声检查最常用，但其准确性取决于检查者的经验和技术。CT、MRI对肿物的定位及判断肿物与周围组织、颈部大血管的关系很有帮助。

5．颈部肿物诊断不明，特别是疑为恶性肿瘤时，可考虑行超声引导下穿刺活检或切取活检以获得病理诊断依据，前者因创伤较小应首先考虑。如果临床上或结合辅助检查考虑可能为淋巴瘤则建议直接行完整淋巴结切取活检，因穿刺活检所得组织量较少难以鉴别诊断淋巴瘤。在切取活检组织时，如遇有质地软韧的肿物应先做彩超诊断性穿刺，观察有无血液流出，以免将血管性肿物切开而导致严重出血。

6．某些特殊试验在肿物的诊断中具有重要的意义。如伸舌试验：在伸舌时，甲状舌管囊肿有内缩现象；吞咽试验：在做吞咽动作时，甲状腺肿物可随喉头上下活动；透光试验：囊性水瘤透光试验阳性；肿物加压回缩：海绵状血管瘤；血管杂音：甲亢、血管瘤、颈动脉体瘤。

7. 淋巴瘤（包括淋巴细胞肉瘤、网状细胞肉瘤、何杰金氏病）是原发于淋巴结或淋巴组织的恶性肿瘤。多见于青壮年男性。肿大淋巴结常首先出现于一侧或两侧的颈侧区，散在、稍硬、无压痛、尚活动，以后肿大的淋巴粘连成团，生长迅速，腋窝、腹股沟淋巴结和肝脾肿大，并有不规则的高热。血象检查对诊断虽有一定帮助，但明确诊断往往取决于完整淋巴结的切取活检病理检查。

8. 颈部转移瘤约占颈部恶性肿瘤的3/4，为寻找原发癌：①首先问诊可能原发癌的症状，如鼻塞、听力障碍、食物通过不畅、胃肠症状、咳嗽等，再做可能原发灶的确诊性检查。②从转移淋巴结的部位推断原发癌。仅有锁骨上淋巴结转移，原发癌多在锁骨下脏器，应将注意力集中在乳腺、肺、食道、胃肠等脏器。其他颈部淋巴结转移，原发癌绝大多数是由头颈部管腔脏器（如鼻咽、上颌、喉、口腔等）和甲状腺而来，应对以上器官进行仔细检查。③从头颈部癌的好发转移部位推断原发癌。口腔癌淋巴转移多在颌下部与颈上部、下颌角附近。鼻咽癌转移90%以上在颈深上部，下颌角与乳突之间，继之颈中部、颈下部亦可累及。喉癌与下咽部癌多转移至颈动脉分叉处，下达胸锁乳突肌深部，甲状腺癌好转移至其邻近的锁骨上淋巴结及颈后三角区内。④从病理学诊断推断原发癌。上述方法仍不能确诊者，可行细针穿刺细胞学检查，或淋巴结摘除病理学检查，分化型甲状腺癌，从转移淋巴结的组织学所见多可确诊。鼻咽癌、舌根部癌多为低分化鳞状上皮癌与移行上皮癌。仅锁骨上淋巴结转移，证明为鳞状上皮癌者，多为肺癌、食道癌或子宫颈癌。证明为腺癌者，多为胃癌、肠癌与胰腺癌。有少部分情况会出现完善了相关检查（包括全身PET-CT）亦未能发现原发肿瘤灶，这部分患者诊断为原发灶未明的颈部恶性转移淋巴结。它属于排他性诊断，需要完善一系列全身及部位检查均未能寻找到原发肿瘤病灶后才能做出此诊断。

## 三、背景与解剖要点

颈部肿物在临床上很常见，颈部解剖层次复杂，组织结构精细，加上胚胎发育、淋巴回流等特点，使得颈部肿物种类繁多，同类肿瘤表现亦有很大差别，同时可以有胸腹腔及鼻咽部等其他部位的转移瘤，诊断较困难，易造成误诊和漏诊，因此颈部肿物的鉴别诊断具有重要意义。

颈部以胸锁乳突肌前缘和斜方肌前缘为界，可分为颈前、颈侧和颈后三个区。颈前区为两侧胸锁乳突肌前缘的部分，以舌骨为界又分为颌下颈下区和颈前正中区。颈侧区为胸锁乳突肌前缘和斜方肌前缘的部分，又分为胸锁乳突肌区和颈后三角区，颈后三角区又被肩胛舌骨肌分为肩胛舌骨肌斜方肌区和锁骨上窝。颈后区为两侧斜方肌前缘后方部分。

颈部肿物按病理性质可分为（表1-1）：

1. 肿瘤。

（1）原发性肿瘤：包括淋巴细胞肉瘤、网状细胞肉瘤、何杰金氏病等。

（2）转移性恶性肿瘤：原发灶多在口腔、鼻咽部、甲状腺、肺、纵隔、乳房、胃肠道和胰腺等处。

2. 炎症。急性淋巴结炎、慢性淋巴结炎、淋巴结核、涎腺炎、软组织化脓感染等。

3. 先天性畸形。甲状腺舌管囊肿或瘘、胸腺咽管囊肿或瘘、囊状淋巴管瘤、颏下皮样囊肿等。

**表1-1 颈部常见肿物**

| 部 位 | 单 发 性 | 多 发 性 |
|---|---|---|
| 颌下颏下区 | 颌下腺炎、颏下皮样囊肿 | 急、慢性淋巴结炎 |
| 颈前正中区 | 甲状舌管囊肿、甲状腺疾病 | — |
| 颈侧区 | 胸腺咽管囊肿、囊状淋巴管瘤、颈动脉体瘤、血管瘤、神经鞘瘤 | 急、慢性淋巴结炎及淋巴结结核，转移性肿瘤，恶性淋巴瘤 |
| 锁骨上窝 | — | 淋巴结结核、转移性肿瘤 |
| 颈后区 | 纤维瘤、脂肪瘤 | 急、慢性淋巴结炎 |
| 腮腺区 | 腮腺炎、腮腺混合瘤或癌 | — |

## 四、临床实践

1. 详细询问病史，有人提出的"7"的规律有一定参考价值：发病时间在7天以内的多为炎症，7周至7个月的多为肿瘤，7年以上的多为先天性畸形。

2. 体检非常重要。视诊着重观察肿物的部位、形态、大小、表面皮肤色泽、有无搏动等现象。触诊是颈部肿物的重要检查方法，它可初步探知肿物的位置及其与周围组织的关系，并且还可探查肿物的硬度、光滑度、活动度、有无波动感，以及肿物的大小、形态、有无压痛、搏动、震颤等情况。听诊对蔓状血管瘤、颈动脉体瘤和颈动脉瘤等有一定帮助。全身检查对鉴别颈部转移癌十分重要。如发现锁骨上淋巴结肿大，应想到消化道或呼吸道肿瘤转移的可能。

3. 辅助检查是重要依据，如X线、造影、超声、穿刺、脱落细胞检查、活组织检查、同位素、超声波检查等，必要时可选择CT、MRI检查，以帮助确诊。

## 五、总结

颈部肿物在临床上很常见，对其做出正确的诊断对决定合适的治疗方案是至关重要的。颈部肿物的鉴别诊断主要抓住病史、位置、数目、质地及特殊表现，结合辅助检查进行分析。

（杨安奎　杨中元）

# 第二节 颈部鳃裂囊肿的处理

## 一、实践技巧

1. 第二鳃裂囊肿及瘘管最常见，约占95%，其中鳃裂囊肿较瘘和窦道更多见。借助超声及CT、MRI等影像辅助检查可明确鳃裂囊肿的位置及与局部重要解剖结构的关系（图1-1、图1-2）。

2. 鳃裂囊肿的主要治疗方法为手术切除。囊肿或瘘管合并感染时，应控制感染后择期手术。

3. 对鳃裂瘘管可行X线造影摄片或术前1天用亚甲蓝染色，了解瘘管走向和内瘘口位置，以防止术中残留部分囊肿黏膜，减少复发概率。

4. 对于年纪大者，或临床怀疑有癌变者，建议行组织病理学检查或术中行快速病理切片检查。

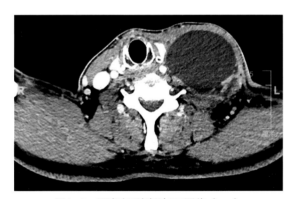

图1-1 颈部鳃裂囊肿CT图像（一）

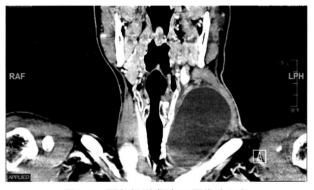

图1-2 颈部鳃裂囊肿CT图像（二）

## 二、经验教训

### （一）损伤神经

1. 原因。鳃裂囊肿解剖位置深在，毗邻重要的血管和神经，手术过程中容易损伤迷走神经、舌下神经、副神经等后组颅神经。损伤迷走神经可出现暂时性心率增快、呼吸不畅、喉反射减弱、声嘶、气管分泌物增多；舌下神经损伤引起同侧舌肌瘫痪、舌肌萎缩；副神经损伤则引起肩部肌肉功能失调，麻木、活动受限、上臂外展困难等所谓"肩胛综合征"。

2. 防治。出血致视野不清时，不能随意钳夹。若功能性神经损伤，则可逐渐恢复，若切断应作神经吻合术，术后应用营养神经的药物。

### （二）损伤面神经

第一鳃裂囊肿（瘘管）有时位置较深，暴露困难，且与面神经关系密切，术中须延长切口，先切除腮腺浅叶，解剖面神经及其分支，切不可盲目掏挖，以防止损伤面神经。

### （三）损伤颈部重要血管、神经

充分暴露术野，在暴露清晰的条件下尽量采用小切口，但要做到解剖层次清晰，操作细致，多作精细分离，是预防损伤重要结构的关键。另外，感染患者宜在炎症消退2~3周后手术，能减少并发症的发生率。

### （四）呼吸困难

可由咽侧组织水肿或术腔血肿导致，术后严密观察呼吸。若为组织水肿所致，先予糖皮质激素治疗，如果水肿不能缓解，应及时作气管切开术；若是由于术腔血肿引起，则重新手术止血，清除血肿。

## 三、背景与解剖要点

人胚发育10天左右，鳃器中胚层细胞增殖较快，在头部两侧五对背腹向生长的柱状突起，即鳃弓。各鳃弓由鳃沟所分开，与鳃沟对应的内胚层突起，称咽囊。鳃沟、咽囊结构称之为鳃裂。这些结构在胚胎发育45天左右逐渐消失，在生长发育过程中衍化为面颈部各种组织。第一鳃器发生的组织有舌前2/3、颌骨、涎腺、牙齿、三叉神经及咀嚼肌群；第二鳃器发生的组织有表情肌、茎突、上半舌骨体、舌根、面神经等；第三鳃器发生的组织有舌骨大角、下半舌骨体、舌根、甲状旁腺；第四鳃器发生的组织有甲状软骨、会厌、咽肌等。一般认为鳃裂囊肿、窦道或瘘是胚胎鳃器发育异常所致。内覆复层鳞状上皮，纤维性囊壁有丰富的淋巴样组织及淋巴滤泡。

1. 第一鳃裂囊肿及瘘管。较少发生，约占1%~8%。瘘、窦道在婴儿时期即能发现，常位于下颌角、耳屏前、耳垂后、胸锁乳突肌前缘。与外耳道关系密切，常在外耳道下部形成瘘口而溢脓。鳃裂囊肿多见于青壮年，常表现为腮腺区肿物。

2. 第二鳃裂囊肿及瘘管。最常见，约占95%，其中鳃裂囊肿较瘘和窦道更多见。瘘和窦道在婴儿时即可发现，Proctor根据囊肿的不同位置将第二鳃裂囊肿分为四型：①Ⅰ型：囊肿位于胸锁乳突肌表面。②Ⅱ型：囊肿位于胸锁乳突肌与颈内静脉之间。③Ⅲ型：囊肿位于颈内、外动脉之间。④Ⅳ型：囊肿紧邻咽侧壁。

3. 第三鳃裂囊肿及瘘管。罕见，其外孔位置同第二鳃裂囊肿及瘘管，其管道或囊肿沿颈鞘在颈内动脉后方上行，沿喉上神经到达梨状窝。

4. 第四鳃裂囊肿及瘘管。甚罕见，外瘘口位于下颈部胸锁乳突肌前缘，其管道沿颈鞘下降入胸，左侧经主动脉弓下方、右侧经锁骨下动脉下方反折向上行至颈部，开口于食管。

## 四、临床实践

1. 切口。第一鳃裂囊肿（瘘管）者作乳突斜向前绕下颌角平行下颌骨下缘向前约3cm切口。第二鳃裂囊肿者于囊肿表面作横皮纹切口，瘘管则作横梭形切口，若第一切口位置低，可作多个平行的"阶梯式"切口；亦可沿胸锁乳突肌前缘作斜纵向切口，该切口暴露良好，只是伤口瘢痕明显。依次切开皮肤、皮下组织和颈阔肌。

2. 分离囊肿或瘘管。向两侧牵引切口皮肤和颈阔肌，于胸锁乳突肌前缘切开颈深筋膜浅层，向后牵开胸锁乳突肌，沿着囊壁或蓝染的瘘管四周逐渐分离，向上直至内口。第一鳃裂瘘管有时位置深在，达腮腺深叶，须将切口折向前绕耳垂至耳屏前（腮腺手术切口），切除部分腮腺组织，解剖出面神经，切除部分外耳道软骨，方能游离出完整瘘管；第二鳃裂囊肿（瘘管）跨越舌下神经，走行于颈内、外动脉之间，内口多开在扁桃体窝，术时须将舌下神经和二腹肌向前上牵拉，打开颈鞘，保护好颈动静脉和迷走神经。

3. 切除囊肿或瘘管。提起囊肿或瘘管，血管钳夹住内口处切断，对通向咽腔的内口荷包缝扎，通向外耳道的内口则直接缝合。

## 五、总结

鳃裂囊肿是颈部常见的良性肿瘤，主要治疗方法为手术彻底切除，若囊肿伴发感染，应先控制感染，再行手术治疗。彻底切除残留瘘管上皮是防止术后复发的关键，了解瘘管走向和分支情况，对手术成功大有裨益。

（欧阳电）

# 第三节 甲状舌管囊肿的处理

甲状舌管囊肿（图1-3、图1-4）是最为常见的颈中线囊肿，上自舌盲孔，下至胸骨柄切迹均可发现该病。胚胎发育第四周时，甲状腺始基自奇结节和联合突间的上皮向深部凹陷成盲管，形成甲状舌管。起始部在舌根仅留下一浅凹即舌盲孔，盲断向下延伸，到达甲状软骨下迅速发育成甲状腺。甲状舌管和舌骨关系密切，最初行经舌骨体前面，然后反折向后上至舌骨体后方。

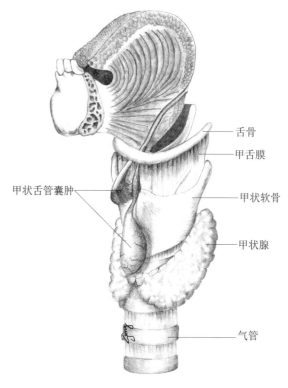

舌骨
甲舌膜
甲状舌管囊肿
甲状软骨
甲状腺
气管

图1-3 甲状舌管及甲状舌管囊肿示意

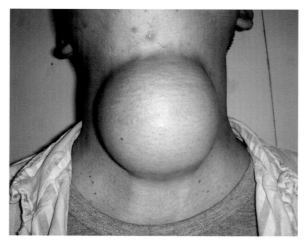

图1-4 颈前巨大甲状舌管囊肿

## 一、实践技巧

1. 甲状舌管囊肿是一种先天发育畸形，青少年多见，一般以颈前正中或旁正中囊性包块来就诊，起病前常有上呼吸道感染病史。

2. 术前超声或增强CT检查可以帮助诊断该疾病，必要时可行超声引导下穿刺，一般可抽出清亮、棕色黏液。

3. 位于颈下部者应与甲状腺肿瘤鉴别，术前甲状腺同位素扫描可以帮助明确诊断，并且帮助判断正常甲状腺是否缺如。

4. 彻底手术切除是最有效的治疗方法（图1-5、图1-6）。手术治疗时必须将囊肿及与其相连通向舌根的管道切除，还需切除中间一段舌骨（图1-7）。

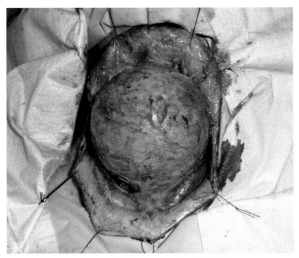

图1-5　术中显示颈前巨大肿物

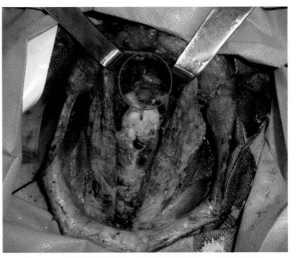

图1-6　肿物完整切除术后颈前创面，舌骨体缺如

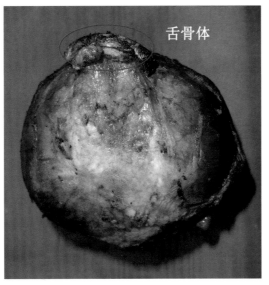

图1-7　甲状舌管囊肿连同舌骨体一并完整切除标本

5. 部分甲状舌管囊肿的根部位于舌骨下，或背面，并没有穿过舌骨体，但是切除中份舌骨可以确保肿物的完整切除，降低甲状舌管囊肿的复发率。

6. 手术操作要仔细小心，避免在术中切破囊壁，带一定张力的囊肿更有利于完整剥离；当有囊液流出污染术腔时，应用过氧化氢冲洗，降低术腔感染的机会。

## 二、经验教训

1. 对于旁正中囊肿，术前诊断要与鳃裂囊肿及淋巴管瘤等良性囊肿鉴别，除了解囊肿与舌骨的关系外，当吞咽伸舌时甲状舌管囊肿会随之活动；术前穿刺亦有助于判别，甲状舌管囊肿多为清亮、棕色黏液，鳃裂囊肿为草黄色液体及胆固醇晶体，淋巴管瘤多为不规则形状，波及范围广，抽出清亮色液。

2. 术中对于舌骨的处理不当，保留或者切除不充分，都有可能导致复发。对于较大甲状舌管囊肿可以将整个舌骨游离取出；较小初治的囊肿可以寻找到管道通过舌骨的部位，将管道与舌骨体一起切除。

3. 位于舌骨上的囊肿要注意保护舌下神经，囊肿向下达到甲状舌骨膜，手术时注意避免损伤喉上神经。

## 三、临床实践

1. 完善术前检查（要包含彩超与CT增强扫描），明确诊断，制定合适手术方案。

2. 麻醉建议采用气管插管全麻。

3. 在囊肿和舌骨间作一横切口，如有瘘口或皮肤破溃需将周围皮肤一并切除。

4. 在颈阔肌深面将皮瓣翻起，上至舌骨上方，下达囊肿下界。中线分开胸骨舌骨肌，向两侧拉开显露囊肿。将囊肿与周围组织锐性分离，自下而上将囊肿及管道游离自舌骨下，紧贴舌骨体切断下颌舌骨肌颏舌骨肌，在舌骨小角处剪断舌骨体，将囊肿及管道连同舌骨体完整切除。

5. 缝合舌骨上、下肌群，放置引流管，逐层缝合切口。

## 四、总结

甲状舌管囊肿是一种良性疾病，如囊肿较小、对外观影响不大时可以不用处理。舌骨中份切除是甲状舌管囊肿手术的关键。

（宋明）

# 第四节　颈部神经源性肿瘤的处理

## 一、实践技巧

1. CT或MRI有助颈部神经源性肿瘤的诊断和手术方案的确定，特别是肿瘤呈哑铃状突入椎间孔内甚至椎管内时或突入上纵隔时。

2. 细针穿刺细胞学涂片有助明确诊断。

3. 手术过程注意神经功能的保留或修复：神经鞘瘤（Neurilemmoma）原则上应完整切除肿瘤，并尽量保留神经主干。对于包绕肿瘤的神经纤维束应仔细分离，不要盲目切除。若术中被迫牺牲神经主干，可考虑行神经端端吻合或采用耳大神经进行修复。神经纤维瘤（Neurofibroma）一般手术过程无法保留神经连续性，可行神经端端吻合或耳大神经修复。

## 二、经验教训

1. 10%颈部神经源性肿瘤是恶性的，术中必要时可行冰冻活检明确病理。若属恶性神经源性肿瘤，应将肿瘤周围的淋巴结及被侵犯的肌肉予以清除，术后考虑辅助放疗。

2. 颈部神经源性肿瘤手术常可导致术后相应神经功能障碍，术前应加强医患沟通，避免医患纠纷。

3. 当其他组织来源的肿瘤亦表现为伸入椎间孔或侵入椎管内，并且形态规则，CT或MRI极易误诊为神经源性肿瘤，例如滑膜肉瘤。因此，术中冰冻显得特别重要。

## 三、背景与解剖要点

颈部神经源性肿瘤在头颈部肿瘤中占的比例很少，主要有神经鞘瘤（图1-8）、神经纤维瘤（图1-9）、丛状神经纤维瘤、神经纤维瘤病、恶性周围神经鞘膜瘤（图1-10）等，其中前二者居多。绝大多数颈部神经源性肿瘤为良性肿瘤，恶性只占此类病的10%左右。恶性神经鞘瘤和恶性神经纤维瘤可以是原发或是由神经鞘瘤、神经纤维瘤恶变而来。

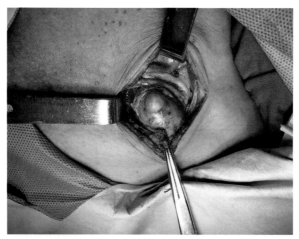

图1-8　臂丛神经鞘瘤的术中图片

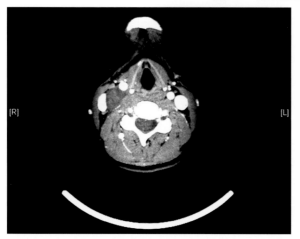

图1-9　神经纤维瘤的CT图像

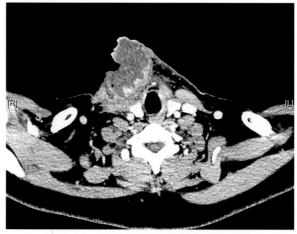

图1-10　恶性周围神经鞘膜瘤的CT图像

　　绝大多数颈部神经源性肿瘤患者因为颈部无症状性包块就诊，少数情况下受累脑神经麻痹为首发症状。神经源性肿瘤在颈部任何神经均可发生，较常见的神经有颈丛神经、迷走神经、交感神经、臂丛神经，偶见舌下神经和面神经甚至喉上神经。神经鞘瘤一般多为单发；神经纤维瘤可单发，亦可多发。病史一般均较长，平均3～5年，长者可达10年以上。肿物大多为实性，大小不定，均可在颈部扪及，触之较韧，边界清楚，表面光滑，在垂直于受累神经方向活动良好，而沿神经长轴方向肿瘤不活动。压迫肿物可出现相应的神经支配症状，如电击感、胀麻感和放射痛等。部分患者通过简单的临床查体就能做出诊断。超声、CT及MRI等影像学检查有助于这类肿瘤的诊断，特别是MRI，有助于术前判断肿瘤来源的可能神经，与周围重要血管的关系及突入椎孔、椎管或者上纵隔的情况。术前行肿物诊断性穿刺细胞学检查，大多可明确良、恶性。

　　早期恶性神经鞘膜瘤呈孤立性生长，对神经产生压迫时可出现功能障碍，此点与良性神经鞘膜瘤症状相似，往往因肿瘤生长迅速、侵及周围组织，呈现固定性基底肿物，出现疼痛时才考虑到可能为恶性病灶。因此，早期难以确诊。现常以病程长短、肿瘤生长速度、症状及病理切片作为诊断的重要依据。由神经纤维瘤恶变而来的肿瘤，可根据其突然增大、疼痛、溃烂、出血等症状做出诊断。而原发性神经纤维肉瘤病程发展快，初期即可侵犯邻近组织器官，骨组织呈广泛性溶骨性破坏，极易与其他恶性肿瘤混淆而误诊，往往需经病理化验来确诊。

治疗上，神经源性肿瘤唯一有效的治疗手段是手术切除，一旦确诊后应尽早手术。延误治疗可导致相应的神经麻痹。肿瘤越小，保留神经的可能性越大。因颈部神经源性肿瘤根据来源神经不同，其位置亦不同，故其周边解剖结构亦根据来源神经而异。应注意来源于迷走神经和交感神经的神经源性肿瘤，毗邻颈动静脉，手术过程应注意误伤血管可能。来源于迷走神经、交感神经和膈神经下端或臂丛神经的神经源性肿瘤，手术过程应注意淋巴管损伤导致淋巴漏的可能性。

## 四、临床实践

1. 麻醉选择。肿物体积较小、活动度较大、较表浅者可考虑用局部浸润麻醉；反之应采用全麻。

2. 切口。头颈部神经源性肿瘤常采用的手术入路有：腮腺入路、经口入路、经颈入路、经颈合并下颌中线裂开入路、经颈合并耳后"C"形切口入路等。经颈沿皮纹切口入路可以切除所有局限于颈部的神经源性肿瘤，尤其在切除突向咽腔的较大肿瘤时，术野暴露充分，安全性高，明显优于经口入路，是一种较为理想的手术入路。

3. 神经鞘瘤切除。术中充分显露肿瘤，尽量明确其神经来源，沿神经长轴方向仔细剥离，逐层切开包绕肿瘤的被膜，直至肿瘤，沿包膜内将肿瘤完整切除，应尽可能地保留神经干及周边的重要血管。若术中被迫牺牲神经主干，可一期进行神经端端吻合或耳大神经修复。

4. 神经纤维瘤切除。手术过程一般无法保留神经连续性，可于肿瘤两端切断神经主干，沿瘤体包膜仔细分离，完整切除瘤体。神经断端可行端端吻合或耳大神经修复。

5. 恶性者，应作扩大的手术切除，需将肿瘤周围的淋巴结及被侵犯的肌肉予以切除，必要时行颈淋巴结清扫术。术后采用放射治疗等综合疗法，以提高疗效，减少局部复发和转移的概率。

## 五、总结

大多数颈部神经源性肿瘤为良性肿瘤，超声、CT、MRI和细针穿刺细胞学涂片有助于明确诊断。手术是最主要的治疗方式。术前应充分医患沟通，减少医患纠纷。术中应注意神经功能的保护和修复，以及注意周围重要血管和淋巴管的保护，减少手术并发症的发生。

（刘木元　彭汉伟）

# 第五节　颈动脉体瘤的外科处理

颈动脉体瘤（carotid body tumor）是最常见起源于头颈部的副神经节瘤，是颈部罕见肿瘤。颈动脉体呈椭圆形，主要位于颈总动脉分叉部的背面，属于化学感受器，参与调节血液酸碱度、氧和二氧化碳分压。当血液酸度升高、血氧分压下降或血二氧化碳分压升高时，刺激化学感受器，引起血压上升，心率加快，呼吸加深、加快。

颈动脉体瘤多见于30～50岁的中青年，生长缓慢，绝大部分为良性。早期可以无任何症状，随着肿瘤增大而出现颈部胀痛感。或者部分患者是在体检时无意发现颈部无痛性包块然后经影像学证实，小部分患者仔细询问还会发现有副神经节瘤家族史。

## 一、实践技巧

1. 术前检查充分了解肿瘤与动脉关系，对于外科处理颈动脉体瘤至关重要。增强CT或MRI：可以清晰显示肿瘤与颈动脉的关系，判断肿瘤是否包绕颈总、颈内及颈外动脉，以及包绕的长度，上下范围，是否侵犯颅底等。有条件可以行数字减影动脉造影与3D图像重建，可以从多个角度协助了解肿瘤与颈动脉的关系（图1-11、图1-12）。

2. 严格把握手术适应证。确诊或高度怀疑颈动脉体瘤，年纪较轻，体健，全身情况好，

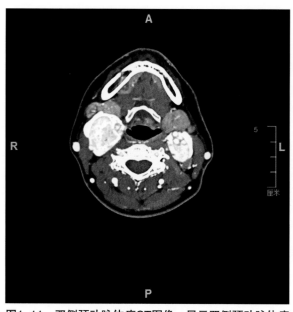

图1-11　双侧颈动脉体瘤CT图像，显示双侧颈动脉体瘤位于颈内动脉与颈外动脉之间

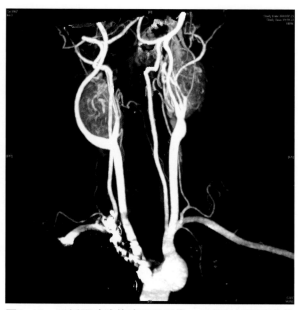

图1-12　双侧颈动脉体瘤CTA图像，显示双侧颈动脉体瘤位于颈内动脉与颈外动脉之间

可进入手术安排程序。对于年龄超过60岁，肿瘤生长非常缓慢，或者患者有明显的心脑血管疾病，不宜采取手术切除方案。

3. 颈动脉体瘤切除手术属于出血性高风险手术，术前充分准备将有助于降低手术风险。其一，手术者须具备一定头颈肿瘤和血管外科经验；其二，根据肿瘤大小，备400~1 000 mL全血。

4. 术前建议行球囊阻断实验（balloon occlusion test，BOT）评价脑缺血的耐受性，通过了解大脑侧支循环（Willis环）开放情况，以判断手术中是否可以安全切除或永久性结扎颈动脉。当BOT结果阴性，意味着患者可以安全耐受球囊阻断颈动脉超过45min，结合DSA检查明确显示大脑侧支循环已安全开放。

5. 插管全麻，并由经验丰富的麻醉师主持麻醉，做好充分的脑缺血抢救准备，如：手术至肿瘤核心区建议控制降压，冰袋头部降温等等。

6. 采用侧颈部胸锁乳突肌前缘切口，向上可达耳前腮腺区，向下可达肿瘤下方2~3cm，左右翻起皮瓣暴露颈鞘。

7. 在探查肿瘤前应上下分离颈总动脉和颈内动脉，并用血管吊带绕过上下端动脉，已备出血时紧急止血用，并提前准备好动脉分流器，以备动脉移植时使用。

8. 显露肿瘤表面，结扎，切断肿瘤滋养血管。由远离颈动脉处开始分离肿瘤，仔细、轻柔、细心地探查与颈动脉的关系。若与血管壁粘连尚可分离，尽量采用锐性分离肿瘤；若肿瘤完全包裹动脉且粘连紧密，要做出颈动脉结扎或切除的决定。

9. 对于BOT实验阴性，且年龄较轻者可直接结扎颈动脉，并切除肿瘤；若BOT阳性者，应考虑行血管移植，血管移植材料可以采用大隐静脉或人工血管，在移植血管前要先完成颈动脉分流，尽量减少大脑缺血时间。

## 二、经验教训

1. 由于现代影像技术和介入诊断技术发展迅速，暂时性球囊阻断实验可以非常准确地协助判断患者大脑缺血耐受情况，传统的体外压迫颈动脉及颈内动脉回流压测量法用于了解大脑缺血耐受情况的做法，已经不适用了。

2. 颈动脉体瘤切除手术剥离至颈总动脉分叉出时，动作一定要轻柔，并提前告知麻醉师，可能会压迫颈动脉窦影响到血压和心率。颈动脉窦位于颈内动脉内膜，是压力感受器，对压力变化反应非常敏感，持续压迫颈动脉窦会导致血压下降，有心率变慢或骤停的风险。手术行至该区域用2%利多卡因进行封闭也是一个行之有效的预防方法。

3. 动脉体瘤与血管粘连紧密，在剥离过程非常容易出现动脉破裂。对于较小的裂口，常规的考虑是直接缝合修补，但是这些裂口处的动脉管壁都非常脆，易撕裂成更大的裂口，一定要在远离该裂口处进行缝扎，当情况变严重时应立即行动脉结扎。

4. 颈动脉体瘤一般会累及其邻近的神经结构，因此，颈动脉体瘤切除手术要细心保护各组颅神经。最常见损伤的颅神经有迷走神经、舌下神经、舌咽神经、副神经和颈交感干神经等。

5. 若患者在术中行了颈动脉结扎，虽然术前BOT实验为阴性，亦应该采取积极措施进行大脑保护，术后将血压维持在正常上限，冰帽冰敷头部降温等，减少脑血管并发症的发生。

## 三、临床实践

1. 手术采用插管全麻。

2. 切口设计一般采用侧颈胸锁乳突肌前缘切口，若肿瘤已达颅底可以将就切口延伸至耳后并转向耳前腮腺区。

3. 分离胸锁乳突肌前缘，解剖颈鞘，清除Ⅱ～Ⅲ区脂肪结缔组织和淋巴结，在肿瘤下方解剖颈鞘内结构，解剖出迷走神经和舌下神经，并用血管吊带绕过颈动脉与颈内静脉，保护之。

4. 在剥离颈动脉体瘤主体前，应尽量结扎肿瘤的滋养血管，有助于保持术野清晰，减少出血量。

5. 由于结扎颈外动脉对机体无明显影响，故可由此入路理清肿瘤边界，在尝试剥离和探查肿瘤与颈总动脉或颈内动脉的具体关系时。发现粘连紧密（图1-13），范围较大，不应勉强进行，应即刻决定结扎血管或行血管移植（图1-14至图1-20），避免动脉破裂导致生命危险。

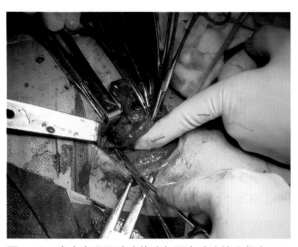 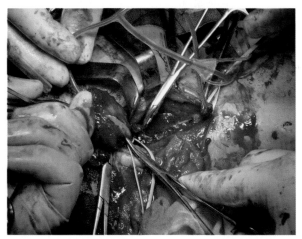

图1-13 术中发现颈动脉体瘤与颈内动脉粘连紧密，不能分离　　图1-14 术中切断颈内动脉，运用转流管建立旁路

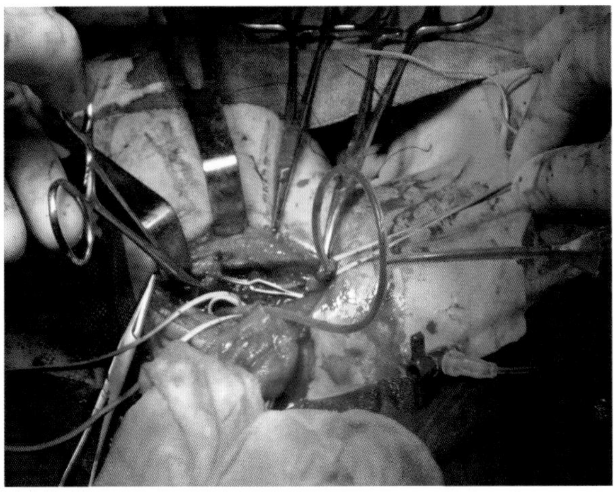

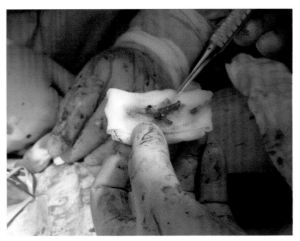

图1-15 术中运用转流管建立旁路，取同侧一段颈外动脉拟作为移植血管

图1-16 术中取一段颈外动脉作为移植血管

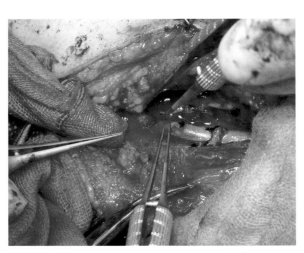

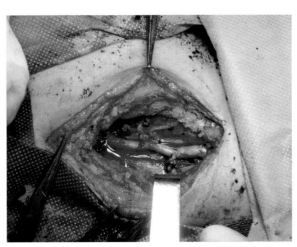

图1-17 将颈外动脉段与近心端的颈总动脉和远心端的颈内动脉断端行端端吻合

图1-18 应用颈外动脉重建颈内动脉后

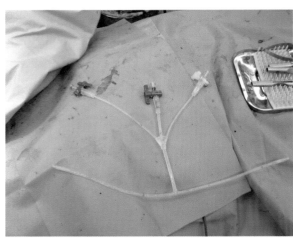

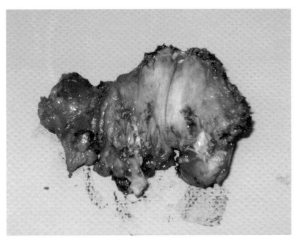

图1-19 术中应用的转流管

图1-20 手术切除标本

6. 若肿瘤可以完整顺利切除，伤口可常规放置引流，2～3天后拔出；若行动脉移植，引流管放置应避免横跨移植血管处，引流管的拔出可以延迟1～2天。

## 四、总结

颈动脉体瘤是较为罕见的头颈部肿瘤，手术风险高，特别对于老年患者。术前评估和充分准备是确保手术成功的关键。颈动脉体瘤也是一种发展非常缓慢的肿瘤，良性占了大部分，评估后若风险较大，可以观察，无须手术。

（宋明）

# 第六节  咽旁间隙肿瘤的外科治疗

咽旁间隙肿瘤较为少见，占头颈肿瘤的0.5%～2%。咽旁间隙由颅底一直向下延伸至舌骨水平，呈一倒椎体形，位置深在，结构复杂，发生肿瘤时不易发现，所幸的是咽旁间隙肿瘤85%以上都是良性病变，其中神经源性肿瘤是最为常见咽旁肿瘤，其次为涎腺来源肿瘤。神经源性肿瘤常累及神经包括后组颅神经Ⅸ，颅神经Ⅹ，颅神经Ⅺ和颅神经Ⅻ，交感神经链，膈神经，颈丛和臂丛神经。涎腺来源肿瘤多为发生于腮腺深叶或小涎腺的多形性腺瘤。咽旁间隙肿瘤起病时一般没有症状，多为颈侧无痛性包块来诊，或体检时发现有口咽侧或颌后区丰满，只能通过影像学检查发现肿瘤的具体位置。

## 一、实践技巧

1. 术前行增强CT或MRI检查，可以清晰了解咽旁间隙肿瘤解剖定位，内部结构及与邻近大血管的关系。

2. 腮腺深叶肿瘤一般位于茎突前间隙（图1-21），在增强CT扫描上表示出推压颈鞘向后移位；神经鞘瘤多位于茎突后间隙，一般会将颈鞘向前内侧推压移位。

3. 术前超声引导细针穿刺活检，可协助术前明确诊断，帮助制定合理的处理方案。

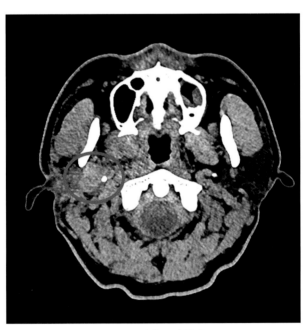

图1-21  腮腺深叶肿瘤CT

4．手术入路仍以颈侧切口入路为首选，一般情况下不推荐经口腔入路切除咽旁肿物，若已有熟练开展经口机器人手术经验，可在保证安全的情况下谨慎实施。

5．对于咽旁间隙肿瘤主体在下颌角下方的可采用沿胸锁乳突肌前缘作斜形切口，对于咽旁间隙肿瘤主体在下颌角以上的可采用平行下颌下缘的切口。

6．手术的关键在于要先暴露颈鞘，并保护颈鞘内的重要结构，在钝性剥离咽旁肿瘤前，最好能用血管吊带绕过颈总动脉或者颈内动脉及颈内静脉，以备大出血时止血用。

7．大部分的咽旁间隙肿瘤为良性病变，有完整包膜，可以用示指由下至上，由前至后轻柔的钝性剥离；若发现肿瘤无完整包膜，其周围疏松组织消失，不排除恶性病变，应立即送冰冻病理切片。确诊为恶性时，咽旁间隙肿瘤主体又位于下颌角以上，必要的情况下可行下颌骨裂开辅助暴露，尽量在直视下完整切除肿瘤。

8．当切除腮腺深叶肿瘤，多数情况下不必行腮腺浅叶切除，一般也不会损伤面神经，故术中可以不必解剖面神经主干。

9．采用下颌下缘切口切除主体位于下颌角以上咽旁间隙肿瘤时，不必要切除颌下腺，只需将其外侧松解并向内侧牵拉。若暴露仍有困难可以切断二腹肌与茎突舌骨肌，术后再将肌肉缝合回去。

10．巨大咽旁间隙肿瘤切除后留下的术腔，要仔细止血，放置合适口径的引流管，确保引流通畅。不建议常规填塞大量碘仿纱条的止血方法，有可能会出现术后咽腔水肿，导致呼吸道狭窄，出现紧急呼吸困难。若确实需要填塞碘仿纱条止血，建议行预防性气管切开术。

11．对于较为巨大的咽旁间隙肿瘤，术后可能出现咽侧黏膜水肿，引起呼吸道狭窄，建议拔出麻醉管后放置鼻咽通气管至术后第二天，确保呼吸道通畅。

## 二、经验教训

1．术前评估不充分，将动脉体瘤误诊为咽旁间隙肿瘤，术中盲目采用钝性分离，为手术带来巨大风险。

2．为了切除下颌角水平以上的咽旁间隙肿瘤，选择了下颌骨裂开暴露，明显增加损伤，延长住院日期。95%以上咽旁间隙良性肿瘤无须离断下颌骨均可经颈部切口切除，若有暴露困难，可在内镜辅助下进行暴露切除。

3．切除臂丛来源神经鞘瘤或其他运动神经来源的肿瘤，注意一定要在肿瘤的最内层包膜切除，尽量留下神经外层束膜，可以最大限度地保留运动神经功能。

4．咽旁间隙肿瘤手术切除过程中可能会遇见多组神经，如面神经、舌下神经、迷走神经、副神经和舌神经等，只要肿瘤不是来源该神经者，都应该将神经保护下来。

5．主体位于下颌角上方的咽旁间隙肿瘤，术后要特别注意其呼吸道管理，部分医生用碘仿纱条进行术后残腔填塞止血，很容易诱发咽腔黏膜急性水肿，致呼吸困难需行紧急气管切开处理。

## 三、临床实践

1. 由下颌角或乳突处为起点，作平行于下颌下缘的弧形切口，颈阔肌深面上下翻开皮瓣，暴露腮腺下极，颌下腺及胸锁乳突肌前缘，保护好面神经下颌缘支。

2. 分离胸锁乳突肌前缘，解剖颈鞘，必要时可将颈鞘周围脂肪结缔组织和淋巴结清除出，营造一个较宽敞的手术操作空间，解剖颈鞘内结构，用血管吊带绕过颈内动脉与颈内静脉，保护之。

3. 显露二腹肌后腹，在其下方寻找出舌下神经、副神经，保护之。

4. 切开腮腺与颌下腺之间的致密筋膜，松解颌下腺外侧结构并将其牵拉向内侧，有助于暴露。游离二腹肌后腹和茎突舌骨肌，于正中或靠近茎突端切断进一步增大下颌区暴露范围。

5. 可用食指伸入咽旁间隙一边探查一边进行钝性剥离，此时已基本可以在直视下切除咽旁间隙肿瘤，如仍有深面暴露不理想，可用内镜辅助进行切除。

6. 仔细止血，缝回二腹肌和茎突舌骨肌，术腔放置合适口径的负压引流管，分层缝合伤口。

## 四、总结

咽旁间隙肿瘤不是常见肿瘤，手术医生必须熟悉咽旁间隙解剖，术前对肿瘤要有充分的评估和准备，选择合适的手术入路。术中操作轻柔，止血彻底；术后加强呼吸道管理，可以最大限度地避免并发症的发生。

（宋明）

# 第七节　N0头颈鳞癌的颈部处理

## 前言

头颈部鳞癌的生物学行为特点与原发部位有较大关系，因此，其治疗模式也不尽相同。尽管如此，头颈部鳞癌也有共同的特点，那就是较易发生区域淋巴结转移，甚至在原发病变早期即可发生。因此，头颈鳞癌根治性治疗的方案必需包括原发灶的处理和区域淋巴结转移病变的治疗。对于颈淋巴结临床检查阳性（clinically neck positive，cN+）病例的颈部治疗基本上没有争议：cN+病例应常规行治疗性颈清扫，而当临床评价提示颈淋巴结阴性（clinically neck negative，cN0）时，临床医生往往面临着两难的选择。大量的研究结果表明，cN0头颈鳞癌发生隐匿性颈淋巴结转移（cN0pN+）的概率约15%～30%，加上微转移则可达25%～40%甚至更高。因此，若对头颈鳞癌cN0颈部均行淋巴清扫术或根治性放疗，则有70%的cN0pN0患者接受不必要的治疗；若不行手术或放疗，则30%的cN0pN+患者治疗不足，影响治疗效果。本节主要论述cN0头颈鳞癌的颈部处理原则和技巧。

## 一、实践技巧

1. cN0的诊断标准。头颈部鳞癌的诊断采用UICC/AJCC的TNM分期系统。单纯的颈部触诊评价颈淋巴结转移状况受检查者的经验影响较大，容易产生假阴性。因此，术前颈部淋巴结评价应结合彩超、CT/MRI或者PET-CT等影像学检查，甚至细针穿刺细胞学，粗针穿刺组织学检查、前哨淋巴结活检等方法进行。目前相对被接受的头颈鳞癌cN0诊断标准应包括临床检查标准和影像学标准。

（1）临床检查未发现颈部淋巴结肿大，或者肿大淋巴结质地软、光滑、活动。

（2）彩超检查颈淋巴结最小径＜1.0cm，包膜完整、淋巴门可见、皮髓质分界清楚。无淋巴结形态呈圆形或类圆形、淋巴门消失、高回声团块、囊性变、钙化及异常的血管分布等征象。

（3）CT或MRI增强扫描提示颈淋巴结最小径＜1.0cm，边界清楚、增强扫描无边缘强化、中央坏死或者钙化等。

2. 对于cN0头颈鳞癌的颈部处理应根据原发肿瘤的生物学特点、T分期、拟采取的治疗模式、患者的一般状况和期望等因素综合考虑。

3. 鼻咽癌和HPV+口咽癌颈部淋巴结转移率高，隐匿性颈淋巴结转移率也高，原发灶对放化疗较为敏感，首选治疗手段为单纯放疗或同步放化疗，对于N0病例，放疗靶区通常应包括至少第一站淋巴结转移分区。其他头颈鳞癌，首选治疗多主张手术±放疗，对于N0病例，除原发灶切除之外应同时行择区性颈清扫，即连续整块切除隐匿性转移的高危分区淋巴结及其周围脂肪结缔组织，目的在于准确评价颈淋巴结转移状况，以便根据pN分期准确制定术后治疗方案，对于pN1病例则可以起到治疗作用。

4. 头颈鳞癌的淋巴结转移存在一定的规律性。不同原发部位的肿瘤好发转移的颈部分区不尽相同，与相应解剖部位的淋巴系统空间结构有关。表1-2列出了原发部位与隐匿性转移好发分区的关系。应强调的是，当肿瘤达到或超过中线时，对侧颈部的处理应与同侧相同。

表1-2 头颈部鳞癌原发灶与颈部淋巴结隐匿性转移好发分区的关系

| 原发灶 | 好发转移分区 | 备　注 |
|---|---|---|
| 口腔 | 同侧Ⅰ~Ⅲ区 | Ⅱ区最常受累，行Ⅰ~Ⅲ区清扫时尤应强调Ⅱb区的清扫；口底癌则Ⅰ区最易受累 |
| 口咽 | 同侧Ⅱ~Ⅳ区 | 原发灶达或过中线、T3-4病例应考虑双侧清扫 |
| 声门上喉癌 | 双侧Ⅱ~Ⅳ区 | 由于声门上区淋巴组织丰富且多交叉，肿瘤易发生双侧转移 |
| 声门型喉癌 | 同侧Ⅱ~Ⅳ区 | T1-2很少发生淋巴结转移，T3-4病例易发生同侧颈淋巴结转移 |
| 声门下喉癌 | 双侧Ⅱ~Ⅳ区、Ⅵ区 | 特别注意Ⅵ区清扫 |
| 下咽 | 双侧Ⅱ~Ⅳ区、Ⅵ区 | 除少数局限于一侧的T1病变外，多主张双侧Ⅱ~Ⅳ、Ⅵ区清扫 |

5. 头颈鳞癌的淋巴结转移规律只是一种统计学规律，应注意"跳跃性转移"的存在，对于具体病例的颈部淋巴结转移状况的评价显得尤为重要。

## 二、经验教训

1. 对于cT1-2N0头颈鳞癌（除鼻咽癌和HPV+口咽癌外），目前的标准治疗模式为原发灶根治性切除+择区性清扫，清扫分区为上述淋巴结转移高危分区。最近新英格兰医学杂志发表的一项来自印度学者D'Cruz的单中心临床随机对照研究表明，对于cT1-2口腔癌采用选择性颈清扫的生存率优于采取观察+挽救性颈清扫。

2. 对于一般状况不良，有严重合并症等手术耐受力差的cT1-2N0患者，也可采取单纯原发灶切除手术，最大程度降低手术风险。但应强调术后密切随访，特别注意观察颈淋巴结状况。颈部彩超+彩超引导性细针穿刺细胞学检查（UG-FNAC）是有效的监测手段之一。一旦发现临床颈部淋巴结转移灶应按照cN+病例处理。

3. 对于cT1-2N0患者未行择区性清扫者，随访过程中一旦发现新近出现的肿大淋巴结应首先排除转移可能性，采取UG-FNAC或粗针穿刺组织学检查，必要时采用开放活检做进一步诊断，而不是先使用抗生素进行"抗炎"治疗。

4. 前哨淋巴结活检是采用各种淋巴结示踪方法，准确定位并切除区域淋巴结转移的第一站淋巴结的，一种颈部淋巴结转移状况评价手段，是解决N0病例颈部治疗"两难"抉择且具有良好前景的技术。尽管前哨淋巴结示踪技术已经常规应用于乳腺癌、皮肤恶性黑色素瘤、外阴癌等的临床治疗，但是，该方法在头颈部鳞癌治疗中的应用尚未获得广泛共识，多数研究报道为实验性研究结果。主要原因在于头颈部解剖特殊性，以及目前采用的前哨淋巴结示踪技术在头颈癌中的应用尚需技术改进。进一步阐述见"前哨淋巴结活检在头颈鳞癌中的应用"内容。

## 三、背景与解剖要点

1. 颈部淋巴系统是一个丰富的由淋巴管及淋巴结组成的三维网络系统，广泛分布于面部、头皮和颈部。全身淋巴结大约有1/3分布于颈部，头颈部淋巴结共约350枚。

2. 颈部淋巴系统可分为浅淋巴系统和深淋巴系统。前者主要为引流头颈部皮肤淋巴，沿着颈外静脉、颈前静脉分布，包括面部、颈外静脉、颈前静脉、枕部、乳突区和腮腺区淋巴结；后者主要引流上呼吸消化道黏膜和甲状腺的淋巴液，包括颈内静脉链、副神经、颈横静脉、咽后等淋巴结。

3. 为了便于描述和国际学术交流，AJCC和UICC目前采用Memorial Sloan-Kettering Cancer Center2008年提出的颈部淋巴结分区系统，将颈部淋巴结分为7个分区（Levels），由于甲状腺癌等肿瘤可发生上纵隔淋巴结转移，因而将前上纵隔淋巴结列为颈部淋巴结Ⅶ区。各区解剖边界见图1-22和表1-3。

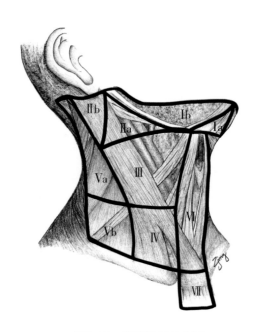

图1-22　颈部淋巴结分区

表1-3 颈部淋巴结分区的解剖边界

| 分界 | 上　　界 | 下　　界 | 前（内）界 | 后（外）界 |
|---|---|---|---|---|
| Ⅰa | 下颌骨联合 | 舌骨体 | 对侧二腹肌前腹 | 同侧二腹肌前腹 |
| Ⅰb | 下颌骨体 | 舌骨体 | 二腹肌前腹 | 茎突舌骨肌 |
| Ⅱa | 颅底 | 舌骨水平 | 茎突舌骨肌 | 脊副神经前 |
| Ⅱb | 颅底 | 舌骨水平 | 脊副神经 | 胸锁乳突肌后缘 |
| Ⅲ | 舌骨水平 | 环状软骨水平 | 胸骨舌骨肌后缘 | 胸锁乳突肌后缘 |
| Ⅳ | 环状软骨水平 | 锁骨 | 胸骨舌骨肌后缘 | 胸锁乳突肌后缘 |
| Ⅴa | 胸锁乳突肌和斜方肌交汇处 | 环状软骨水平 | 胸锁乳突肌后缘 | 斜方肌前缘 |
| Ⅴb | 环状软骨水平 | 锁骨 | 胸锁乳突肌后缘 | 斜方肌前缘 |
| Ⅵ | 舌骨 | 胸骨上 | 颈总动脉 | 颈总动脉 |

值得注意的是，颈浅淋巴系统及咽后淋巴结并未包括在颈部淋巴结标准分区系统内，因此，送检外科标本时，不属标准分区的淋巴结应按照解剖位置标示。

## 四、临床实践

1. 头颈鳞癌的术前评价除了原发灶外应重视颈淋巴结转移状况的评价，术前N分期应结合临床体检和影像学检查综合判断。

2. 除少数手术耐受力差的cT1-2N0患者或者淋巴结转移可能性很小的声门型喉癌cT1-2患者可以考虑采取"wait and watch"策略外，目前的主流的N0病例的处理方法为择区性颈清扫。

3. 择区性颈清扫的范围应由肿瘤原发部位和生物学特性决定，清扫颈部高危分区，如cT1-2N0口腔鳞癌推荐行同侧Ⅰ～Ⅲ区清扫，声门上型喉癌或下咽癌行双侧Ⅱ～Ⅳ区清扫，声门下区受累的尚应考虑Ⅵ区清扫。

4. 择区性清扫规范化，按照解剖分界进行，只有清扫到位方能准确分期；清扫Ⅱ区时应注意充分解剖显露副神经，彻底清扫Ⅱa和Ⅱb区淋巴结。此外，尚需充分显露二腹肌后腹，必要时将其往上牵拉以清除可能存在的位于该肌肉后方的淋巴结（图1-23）。

5. 择区清扫术中应强调功能保护和美容，切口选择以顺皮纹的颈部横行切口为首选，尽量避免纵行切口，一般来讲，采用下颌下缘下1.0～1.5cm皮纹切口长6～7cm配合拉钩就足以提供充分Ⅰ～Ⅲ区的术野显露。清扫过程除了应注意解剖显露和保护副神经、舌下神经外，尚应常规解剖显露并直视下保护耳大神经、颈丛神经等感觉神经。对于甲状腺癌侧颈清扫术，推荐的切口包括下颈弧形切口或加用下颌下缘切口的上下颈平行切口（MacFee切口）。当然，对于

第一章　颈部肿瘤

025

治疗性颈清扫，特别是N2、N3病例，切口应首先考虑最佳的术野暴露，宽蒂矩形切口能够更好地暴露术野，有利于颈清扫的彻底性。

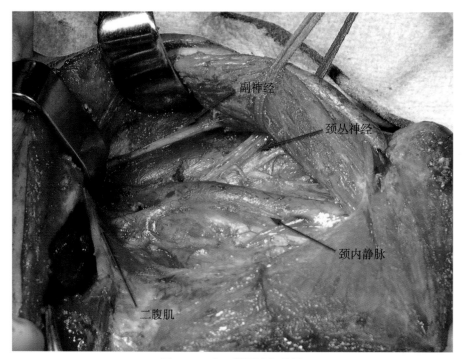

图1-23　Ⅰ~Ⅲ区清扫范围

6. 择区性清扫作为N0病例的治疗的一部分主要作用在于准确分期，对于N1病例也可以起到治疗作用。

## 五、总结

头颈鳞癌的颈部淋巴结转移状况的评价应结合体检和影像学检查综合判断。N0头颈鳞癌的颈部处理是一个两难的命题，目前主张个性化治疗模式，结合肿瘤生物学行为、患者一般情况及合并症决定是否行颈清扫。除少数手术耐受力差的cT1-2N0患者或者隐匿性淋巴结转移率很低的声门型喉癌cT1-2患者可以考虑采取"wait and watch"策略外，目前N0病例的主流处理方法为择区性颈清扫。择区性清扫术应强调清扫到位、保护功能。前哨淋巴结活检术在头颈N0颈部中的应用有一定的发展前景，但仍需进一步研究。

（彭汉伟　许少伟）

# 第八节　前哨淋巴结活检在头颈鳞癌中的应用

## 前言

前哨淋巴结（sentinel node，SN）是指特定解剖部位淋巴引流到达的第一站淋巴结，可以是一个或多个。恶性肿瘤细胞的淋巴通道转移过程一般如下：肿瘤细胞首先从瘤体脱落进入淋巴管内，沿着淋巴管向远处移动，通过输入淋巴管到达淋巴结进入淋巴结内，若能逃避宿主的免疫监视则可以在淋巴结内获取营养形成肿瘤，也可以继续沿着淋巴通道经输出淋巴管达到下一站淋巴结。因此，恶性肿瘤细胞发生淋巴道转移时首先到达的第一站淋巴结就是SN。真正的跳跃性转移实际上是第一站淋巴结未受累而下一站淋巴结有转移瘤的存在，这种可能性小于3%。因而，理论上讲，若能甄别出SN并对其进行病理分析，则可以准确评估97%以上患者的区域淋巴结的转移状况。另外，SN往往只有数枚，病理科医生完全可以集中精力对其进行更为深入的分子病理学分析，了解其微转移和/或分子转移状况；反之，对颈清扫标本中的所有淋巴结进行这种病理学分析要耗费大量的人力物力，这就是SN活检赖以应用的理论依据。目前SN活检技术已经成功地在乳腺癌、皮肤恶性黑色素瘤、外阴癌等肿瘤中应用并作为常规诊断和治疗程序，使众多的cN0pN0患者免除不必要的手术创伤及相关的并发症和后遗症。头颈部鳞癌由于其解剖位置的特殊性和生物学行为及现有SN定位技术的局限性，SN活检的研究稍显滞后。本节主要论述SN活检的定位技术及其注意应用价值、研究方向等。

## 一、实践技巧

1. SN定位的基本技术就是在肿瘤周围（一般包括四个象限和基底）注射淋巴示踪剂，利用淋巴示踪剂可直接进入淋巴管并且可被检测的特性，动态观察示踪剂所达到的第一站淋巴结，将其确认为SN，切除后送检。

2. 目前常用的SN示踪剂可分为两类。同位素示踪剂和染料示踪剂。前者主要为用Tc99m标记的白蛋白或硫胶浆，它能发射出γ射线，可采用γ照相机获取放射计数；后者主要为亚甲蓝（美蓝）、专利蓝、异硫蓝等，可以肉眼分辨。

3. 文献报道的标准SN示踪法往往结合同位素法和染料法。术前1天或术前局部麻醉下在肿瘤周围四个象限及基底注射Tc99m标记的白蛋白或硫胶浆各0.1～0.2mL，并用清水漱口清除口腔内残留的示踪剂，然后即刻行ECT动态扫描，出现放射浓集灶后进行体表定位标记；术前在瘤周同样位置注射蓝色染料，切开皮肤前使用γ探头进行再次体表定位，按照常规切口切开皮肤并进行颈清扫，根据术前体表定位点的辅助下肉眼观察淋巴管和淋巴结蓝染情况，并且每隔5～10分钟采用γ探头探测热点（hot spot）部位，将放射浓聚淋巴结和/或蓝染淋巴结切除后离体下再次检查γ闪烁计数值，将闪烁计数值大于背景值20倍以上者和/或蓝染者定义为SN。也有报道采用术中γ探头结合蓝染示踪法，或者单用术中蓝染法、术中γ探头示踪法定位SN。各种方法的敏感度和特异度与操作者的技术有关，报道的敏感度和特异度大多数在90%以上（图1-24至图1-27）。

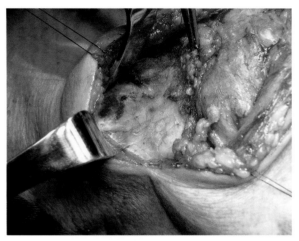

图1-24　蓝染淋巴管和淋巴结在活体组织中清晰可见

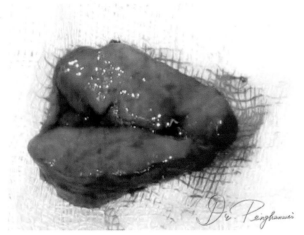

图1-25　离体SN，可见髓窦和边缘窦有蓝染

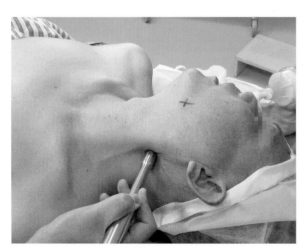

图1-26　术中采用γ探头进行SN体表定位

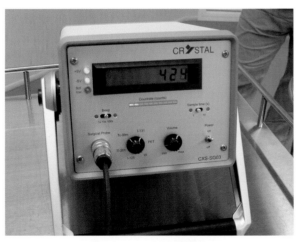

图1-27　γ射线探测仪

4. 近年发展的新一代示踪剂是吲哚氰绿（Indocaynine Green，ICG）及其衍生物，它们在近红外线（波长760nm左右）的激发下可以发出荧光，这种荧光可以采用特殊的荧光摄像机获取。这类示踪剂早在20世纪70年代已开始应用于肝功能检查、眼底造影，近年来被用于游离皮瓣的术前血管定位和术后血流检测。2005年首先报道成功用于乳腺癌的SN示踪。近年来该方法在头颈鳞癌中的应用也可见于少数文献报道。

5. 采用ICG近红外线荧光显像法必需使用近红外荧光显像系统。该系统由近红外光源部分和荧光成像部分。LED光源产生波长760nm的近红外光，荧光照相机能感受荧光并通过电子元件转换为可见光图像成像于显示器上（图1-28至图1-30）。

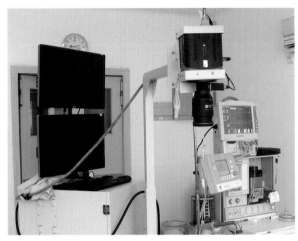

图1-28　ICG近红外荧光显像装置

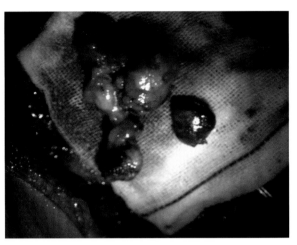

图1-29　离体SN，肉眼下可见蓝染

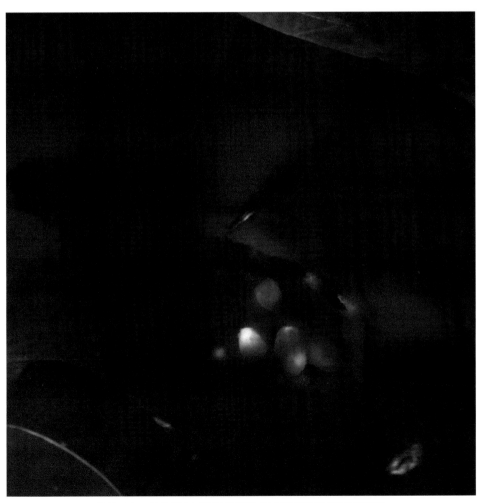

图1-30　离体SN在近红外线激发下发出可被捕获的荧光

## 二、经验教训

1. 前哨淋巴结示踪的各种方法均有自身的优缺点。

（1）核素示踪的优点在于可以术前采用ECT进行体表定位，动态观察示踪剂的引流位置，术中采用γ探头进行精确定位，γ探头可对放射热点和离体标本进行闪烁计数定量分析，因而准确度较高。但是，该方法使用的示踪剂为Tc$^{99m}$同位素，具有一定的放射性，会产生放射污染，而且对操作者有潜在的放射风险，尽管单次放射剂量只有1mCi。另外，下颌骨对放射线有阻挡作用，因而当SN位于下颌骨周围时往往不能准确示踪。

（2）蓝染法简单易行，不需要任何设备即可完成，在术中进行，无须增加额外工作量，而且能清晰观察淋巴管的走向。主要缺点在于无法体表定位，只有将术野彻底显露后才能观察到，创伤较大。另外，由于亚甲蓝微粒直径不一，50~150nm，染料在淋巴结中的潴留时间较短，手术时间长时易发生第二站淋巴结蓝染，因而所取得的SN数目往往较多。

（3）ICG近红外线荧光示踪法克服了核素法的缺陷，ICG没有放射性，在浅表器官肿瘤SN示踪时可以体表定位，术中精确示踪。然而，研究尚未深入。笔者的初步研究发现，由于ICG产生的荧光强度不足，组织穿透力差，只能穿透0.5cm软组织，而口腔癌SN往往位于Ⅱ、Ⅲ区，被胸锁乳突肌覆盖，因而难以成功进行体表显像。而解决这个问题正是目前研究的方向之一。

2. 目前SN在头颈鳞癌的适应证主要为无造影剂过敏史的cT1-2N0患者。对于T3-4或者N+患者不主张，因为T3-4病例隐匿性转移率较高，行SN活检以确定是否行颈清扫存在较大的风险，而N+颈部则由于SN内存在肿瘤细胞可阻塞淋巴通路并改变淋巴引流方向，导致示踪剂改道，故而可能无法准备定位SN。

3. 尽管已有多项多中心研究的报道显示SN在头颈鳞癌中有很高的应用价值，然而，目前的SN示踪的金标准（即核素法结合蓝染法）存在上述不足，导致该技术未能被广泛应用。另外，择区性清扫创伤小，基本无后遗症，有别于乳腺癌腋窝清扫所带来的明显上肢水肿和功能障碍，因而更容易被接受。因此，只有当SN活检方法更为简单、安全、可靠，方有可能取代择区性清扫成为N0头颈鳞癌的临床常规。从这个角度上看，ICG近红外荧光示踪是最有前途的新技术。

## 三、背景与解剖要点

1. 正常人的颈部淋巴结共有250~350枚，占全身淋巴结的1/3，分为浅淋巴系统和深淋巴系统。各淋巴结之间通过淋巴管相连接，因而整个淋巴系统形成了复杂的拓扑样网络结构，淋巴结之间的联系有多条通道，这就造成了头颈部器官淋巴结引流的复杂性和肿瘤细胞淋巴结转移途径的不确定性。

2. 淋巴结的形态呈蚕豆样，一侧有一凹陷为淋巴门，淋巴门有淋巴输出管，淋巴门的对侧有淋巴输入管。淋巴液在组织间生成后进入毛细淋巴管，直径小于25nm的物质可以直接穿过毛细淋巴管壁的内皮细胞间隙进入淋巴管内，大于25nm者必须通过胞饮作用进入淋巴结。淋巴液进入淋巴管后，经淋巴输入管汇流入淋巴结内位于包膜下的边缘窦，而后到达生发中心间的髓窦，最后由输出管输出淋巴门，继而进入下一站淋巴结。淋巴系统最终经静脉角汇入静脉系统。

3. 目前常用的SN示踪剂直径在50～150nm之间，均经过胞饮作用进入毛细淋巴管而进入淋巴结循环系统。

4. 由于淋巴结之间有星罗棋布的淋巴管交通，因而同一部位的淋巴引流途径不尽相同，SN示踪剂正是通过模拟淋巴引流途径来捕捉第一站淋巴结的。

## 四、临床实践

1. N0头颈鳞癌的颈部处理目前仍然以择区性淋巴结清扫为金标准。SN活检多数处于研究阶段，尚需大量的循证医学证据支持方可广泛推广。

2. SN活检主要的适应证为无造影剂过敏史的cT1-2N0M0病例；cT3-4N0M0病例隐匿性转移率较高，SN活检有较大风险，多不主张。

3. 实践模式。cT1-2N0M0头颈鳞癌患者进行术中SN检测，根据术前体表定位做顺皮纹小切口，在γ探头或ICG荧光显像系统的辅助下，解剖显露并确认SN，切除SN后送冰冻病理检查，甚至快速免疫组化检测，若有转移则按照cN+病例处理，否则结束手术；术后常规病理和微转移检测若提示有转移，则按pN分期补充颈清扫，否则观察。

4. 按照（欧洲）国际头颈鳞癌SN活检委员会的要求，只有完成至少40例SN活检的临床研究并取得敏感性和特异性超过90%的单位方可将该方法应用于临床作为常规。

## 五、总结

SN活检是目前评价cN0头颈鳞癌颈部淋巴结转移状况最有效的手段，也是最有前途的技术，值得探索和发展。制约其广泛应用的主要原因为SN示踪方法的局限性，因此，开发和研究新的更为安全有效的SN活检技术是未来主要的研究方向。

（彭汉伟）

# 第九节　颈淋巴结清扫术

颈淋巴结清扫指基于颈部分区（即：中央区、侧颈区），将颈部指定分区内的所有纤维脂肪组织和淋巴组织整块切除，同时保留重要结构。其术式来源于根治性切除肿瘤的理念，即将原发灶和可能发生的侵犯转移的区域淋巴结和软组织一并切除，减少肿瘤复发转移风险。

19世纪末，受对人体解剖及肿瘤的了解和外科手术的发展所限，恶性肿瘤切除后复发率很高。Crile 受到乳腺癌 Halsted 手术的启发，首次提出将全颈淋巴结清扫应用于头颈部恶性肿瘤中，并将结果发表在1905年JAMA杂志中，被视为根治性颈清扫术的鼻祖，也是各种形式的改良颈清扫术的开创者。颈淋巴结清扫术开始进入了制定规范化的时代，同时也是肿瘤外科学形成的早期，对恶性肿瘤需要大面积广泛整块切除的年代。

Martin于1951年在Cancer杂志发表了经典的文献，其总结了纽约Sloan-Kettering肿瘤中心1928—1945年的599例患者，共665例（双颈清扫66例）手术经验。Martin提出了颈清扫的范围（按照目前分区为Ⅰ～Ⅴ区），并需切除肌肉、神经、血管等。由于对肿瘤根治性治疗认识的历史局限性，为了提高生存率，以牺牲局部功能来保全整体。20世纪60年后改良性颈清扫（modified neck dissection）或功能性颈清扫（functionnal neck dissection）开始被提出，即保留如胸锁乳突肌、颈内静脉及副神经的非淋巴组织，减少手术创伤，清扫范围和经典的颈清扫范围一致。20世纪80年代后，择区性颈清扫术（selective neck dissection）被提出，例如cN0及cN1的舌癌患者，根据国内外文献报道，择区性颈清扫术疗效与全颈清扫术相当，但手术并发症减少。

在国内最早是于1943年由金显宅教授开展第一例颈淋巴结清扫，用于下牙龈癌根治术；李树玲教授于1963年首次将功能性颈清扫术术式应用于甲状腺癌治疗；李振权教授（中山大学肿瘤防治中心）于1964年提出改良颈清扫术式——李振权式颈淋巴结清扫术，随后在20世纪80年代成为国内的颈清扫术式规范。

20世纪80年代，纽约纪念Sloan-Kettering医院将颈淋巴结分为7个区（level），包括常用的6个区，还补充了第7区即纵隔上区。1991年美国耳鼻咽喉头颈外科学院提出将颈部淋巴结分为6个区，并将颈淋巴结清扫术分为4类（表1-4）：①经典性颈清扫术。②改良性颈清扫术。③择区性颈清扫术（包括肩胛舌骨肌上颈清扫、颈侧清扫、颈后侧清扫、颈前清扫4类）。④扩大颈清扫术。2002年建议将择区性清扫术分类改为注明清扫的分区，同时提出将Ⅰ区、Ⅱ区及Ⅴ区分为a和b两个亚区。2008年美国头颈学会建议头颈部淋巴结分区在6区以外加用解剖名称，如咽后淋巴结、枕淋巴结、腮腺淋巴结、上纵隔淋巴结等。

颈淋巴结分区（图1-31）：

1. Ⅰ区（level Ⅰ）。包括颏下（a）及下颌下区（b）的淋巴结群。

表1-4　颈淋巴结清扫术分类

| 名　　称 | 范　　围 |
|---|---|
| 经典性颈清扫术（radical neck dissection） | Ⅰ~Ⅴ区，切除胸锁乳突肌，颈内静脉和副神经，原发灶在中线清扫Ⅵ区 |
| 改良性颈清扫术（modified radical neck dissection） | Ⅰ~Ⅴ区，保留胸锁乳突肌，颈内静脉和副神经其中一种至三种组织结构，原发灶在中线清扫Ⅵ区 |
| 择区性颈清扫术（selective neck dissection） | 只清扫原发灶引流区的淋巴结，如口腔癌清扫Ⅰ~Ⅲ区，喉癌清扫Ⅱ~Ⅲ区或Ⅱ~Ⅳ区、Ⅵ区，甲状腺癌清扫Ⅱ~Ⅳ区、Ⅵ区 |
| 扩大颈清扫术（extended neck dissection） | 经典颈清扫+肿瘤侵犯的软组织切除术 |

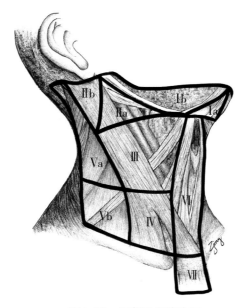

图1-31　颈部淋巴结分区

2. Ⅱ区（level Ⅱ）。前界为茎突舌骨肌，后界为胸锁乳突肌后缘上1/3，上界颅底，下界平舌骨下缘。以在该区中前上行向后下的副神经为界分为前下的a区和后上的b区。

3. Ⅲ区（level Ⅲ）。前界为胸骨舌骨肌外缘，后界为胸锁乳突肌后缘中1/3，下界为肩胛舌骨肌与颈内静脉交叉平面（环状软骨下缘水平）。

4. Ⅳ区（level Ⅳ）。为Ⅲ区向下的延续，下界为锁骨上缘，后界胸锁乳突肌后缘下1/3段。

5. Ⅴ区（level Ⅴ）。即颈后三角区及锁骨上区。前界邻接Ⅱ、Ⅲ、Ⅳ区后界，后界为斜方肌前缘。以环状软骨下缘平面分为上方的a区（颈后三角区）和下方的b区（锁骨上区），包括颈深淋巴结副神经链和锁骨上淋巴结群。

6. Ⅵ区（level Ⅵ）。带状肌覆盖区域，上界为舌骨下缘，下界为胸骨上缘，两侧颈总动脉为两边界，包括内脏旁淋巴结群。

7. Ⅶ区（level Ⅶ）。为胸骨上缘至主动脉弓上缘的上纵隔区。

（杨安奎　杨中元）

# 参 考 文 献

郭朱明，曾宗渊，陈福进，等，2005. 舌鳞状细胞癌临床N0颈清扫模式的探讨［J］. 中华耳鼻咽喉头颈外科杂志（02）：15-18.

郭朱明，王顺兰，曾宗渊，等，2005. 舌体鳞癌隐匿性颈淋巴结转移的外科治疗探讨［J］. 癌症（03）：368-370.

胡永杰，李亚东，曲行舟，等，2008. 鳃裂囊肿（瘘）284例临床分析［J］. 上海口腔医学，2008（05）：461-464.

黄德亮，杨桦，2012. 实用耳鼻喉·头颈外科临床治疗学［M］. 郑州：郑州大学出版社：355.

李二妮，罗德红，赵晶，等，2009. 颈部周围神经源性肿瘤的CT表现［J］. 当代医学，15（20）：87-90.

李思毅，吴开柳，陆伟，等，2015. 早期口腔癌颈部淋巴结处理［J］. 实用肿瘤杂志，30（01）：8-11.

彭汉伟，曾宗渊，陈福进，等，2004. 舌癌前哨淋巴结活检的临床研究［J］. 中华口腔医学杂志（02）：40-42.

彭汉伟，郭朱明，曾宗渊，等，2007. 舌癌cN0患者哨位淋巴结检测方法的比较［J］. 中国口腔颌面外科杂志（05）：340-343.

彭汉伟，曾宗渊，陈福进，等，2003. cN0舌癌前哨淋巴结定位方法研究［J］. 癌症（03）：286-290.

彭汉伟，郭朱明，曾宗渊，等，2008. 临床N0舌鳞癌哨位淋巴结微转移检测及其意义［J］. 中国口腔颌面外科杂志，6（06）：410-414.

邱蔚六，1998. 口腔颌面外科理论与实践［M］. 北京：人民卫生出版社：555-765.

邱蔚六，2001. 口腔颌面外科学第四版［M］. 北京：人民卫生出版社：219-313.

苏宇雄，杨小平，廖贵清，等，2006. 肩胛舌骨上颈清扫术对cN0口腔癌患者颈部复发影响的Meta分析［J］. 中国口腔颌面外科杂志（02）：102-105.

屠规益，2006. 颈清扫术100年——历史和今天［J］. 中国口腔颌面外科杂志（06）：461-466.

王宝东，2007. 头颈外科操作并发症及防治［M］. 长春：吉林科学技术出版社：339.

王保鑫，董频，谢芳，等，2014. 手术治疗颈部神经鞘瘤46例［J］. 山东大学耳鼻喉眼学报，28（04）：65-66+73.

王天铎，蔡晓岚，李梅，等，1998. 咽旁间隙肿瘤及手术入路［J］. 临床耳鼻咽喉科杂志（08）：339-342.

伍国号，2004. 头颈肿瘤外科手术术式与技巧［M］. 北京：人民军医出版社：12-13.

徐本义，尹志伟，钱海兵，等，2004. 头颈部神经鞘瘤275例临床分析［J］. 中国肿瘤临床（18）：29-30+34.

殷团芳，任基浩，2010. 简明耳鼻咽喉·头颈外科手术图解［M］. 长沙：湖南科学技术出版社：244.

尹所，汪春红，2015. CT、MRI平扫检查对成人鳃裂囊肿的诊断价值［J］. 中国CT和MRI杂志，13（03）：24-26.

ABU-GHANEM S, YEHUDA M, CARMEL N N, et al, 2016. Impact of preoperative embolization on the outcomes of carotid body tumor surgery: A meta-analysis and review of the literature［J］. Head Neck, 38 Suppl 1: E2386-2394.

ANDERSON J L, VU K, HAIDAR Y M, et al, 2020. Risks and complications of thyroglossal duct cyst removal［J］. Laryngoscope, 130（2）：381-384.

CARROLL W, STENSON K, STRINGER S, 2004. Malignant carotid body tumor［J］. Head Neck, 26（3）：301-306.

Chan W S, Wei W I, Tse H F, 2007. "Malignant" baroreflex failure after surgical resection of carotid body tumor［J］. Int J Cardiol, 118（3）：e81-82.

CIVANTOS F J R, ZITSCH R, BARED A, et al, 2008. Sentinel node biopsy for squamous cell carcinoma of the head and neck［J］. J Surg Oncol, 97（8）：683-690.

D'CRUZ A K, VAISH R, KAPRE N, et al, 2015. Elective versus Therapeutic Neck Dissection in Node-Negative Oral Cancer［J］. N Engl J Med, 373（6）：521-529.

DÜNNE A A, KÜLKENS C, RAMASWAMY A, et al, 2001. Value of sentinel lymphonodectomy in head and neck cancer patients without evidence of lymphogenic metastatic disease［J］. Auris Nasus Larynx, 28（4）：339-344.

EBRAHIMI A, ASHFORD B G, CLARK J R, 2012. Improved survival with elective neck dissection in thick early-stage oral squamous cell carcinoma［J］. Head Neck, 34（5）：709-716.

FAN S F, ZENG Z Y, PENG H W, et al, 2014. Sentinel lymph node biopsy versus elective neck dissection in patients with cT1–2N0 oral tongue squamous cell carcinoma [J]. Oral Surg Oral Med Oral Pathol Oral Radiol, 117 (2): 186–190.

FENG Z, GAO Y, NIU L X, et al, 2014. Selective versus comprehensive neck dissection in the treatment of patients with a pathologically node–positive neck with or without microscopic extracapsular spread in oral squamous cell carcinoma [J]. Int J Oral Maxillofac Surg, 43 (10): 1182–1188.

FERRIS R L, STEFANIKA P, XI L, et al, 2012. Rapid molecular detection of metastatic head and neck squamous cell carcinoma as an intraoperative adjunct to sentinel lymph node biopsy [J]. Laryngoscope, 122 (5): 1020–1030.

HART R D, HENRY E, NASSER J G, et al, 2007. Sentinel node biopsy in N0 squamous cell carcinoma of the oral cavity and oropharynx in patients previously treated with surgery or radiation therapy: a pilot study [J]. Arch Otolaryngol Head Neck Surg, 133 (8): 806–809.

HOGAN A R, SOLA J E, JERNIGAN S C, et al, 2018. A pediatric carotid body tumor [J]. J Pediatr Surg, 53 (7): 1432–1436.

HUANG S F, CHANG J T, LIAO C T, et al, 2015. The role of elective neck dissection in early stage buccal cancer [J]. Laryngoscope, 125 (1): 128–133.

HURTADO–LOPEZ L M, FINK–JOSEPHI G, RAMOS–MÉNDEZ L, et al, 2008. Nonresectable carotid body tumor: hybrid surgical procedure to achieve complete and safe resection [J]. Head Neck, 30 (12): 1646–1649.

KAMI Y N, CHIKUI T, OKAMURA K, et al, 2012. Imaging findings of neurogenic tumours in the head and neck region [J]. Dentomaxillofac Radiol, 41 (1): 18–23.

KELNER N, VARTANIAN J G, PINTO C A, et al, 2014. Does elective neck dissection in T1/T2 carcinoma of the oral tongue and floor of the mouth influence recurrence and survival rates? [J]. Br J Oral Maxillofac Surg, 52 (7): 590–597.

KIM G Y, LAWRENCE P F, MORIDZADEH R S, et al, 2017. New predictors of complications in carotid body tumor resection [J]. J Vasc Surg, 65 (6): 1673–1679.

KOHLER H F, KOWALSKI L P, 2011. Who are the low–risk patients that could benefit from watch–and–wait regarding the neck? [J]. Sao Paulo Med J, 129 (5): 285–290.

LANGERMAN A, RANGARAJAN S V, ATHAVALE S M, et al, 2013. Tumors of the cervical sympathetic chain–diagnosis and management [J]. Head Neck, 35 (7): 930–933.

LAW Y, CHAN Y C, CHENG S W, 2017. Surgical management of carotid body tumor–Is Shamblin classification sufficient to predict surgical outcome? [J]. Vascula, 25 (2): 184–189.

MA C, OW A, SHAN O H, et al, 2014. Malignant peripheral nerve sheath tumours in the head and neck region: retrospective analysis of clinicopathological features and treatment outcomes [J]. Int J Oral Maxillofac Surg, 43 (8): 924–932.

MONROE M M, GROSS N D, 2012. Evidence–based practice: management of the clinical node–negative neck in early– stage oral cavity squamous cell carcinoma [J]. Otolaryngol Clin North Am, 45 (5): 1181–1193.

NAKAMURA T, KOGASHIWA Y, NAGAFUJI H, et al, 2015. Validity of sentinel lymph node biopsy by ICG fluorescence for early head and neck cancer [J]. Anticancer Res, 35 (3): 1669–1674.

NAVAIE M, SHARGHI L H, CHO–REYES S, et al, 2014. Diagnostic approach, treatment, and outcomes of cervical sympathetic chain schwannomas: a global narrative review [J]. Otolaryngol Head Neck Surg, 151 (6): 899–908.

PATLOLA R, INGRALDI A, WALKER C, et al, 2010. Carotid body tumor [J]. Int J Cardiol, 143 (1): e7–e10.

PITMAN K T, JOHNSON J T, BROWN M L, et al, 2012. Sentinel lymph node biopsy in head and neck squamous cell carcinoma [J]. Laryngoscope, 112 (12): 2101–2113.

POESCHL P W, SEEMANN R, CZEMBIREK C, et al, 2012. Impact of elective neck dissection on regional recurrence and survival in cN0 staged oral maxillary squamous cell carcinoma [J]. Oral Oncol, 48 (2): 173–178.

PSYCHOGIOS G, MANTSOPOULOS K, KOCH M, et al, 2013. Elective neck dissection vs observation in transorally treated early head and neck carcinomas with cN0 neck [J]. Acta Otolaryngol, 133 (3): 313–317.

RODRIGUEZ FJ, FOLPE AL, GIANNINI C, et al, 2012. Pathology of peripheral nerve sheath tumors: diagnostic overview and update on selected diagnostic problems ［J］. Acta Neuropathol, 123（3）: 295-319.

ROHLFING M L, YANG B, JALISI S, 2019. Carotid body tumor with hidden internal carotid artery aneurysm ［J］. Head Neck, 41（5）: E79-E81.

ROSA M, SAHOO S, 2008. Bilateral carotid body tumor: the role of fine-needle aspiration biopsy in the preoperative diagnosis ［J］. Diagn Cytopathol, 36（3）: 178-180.

ROSS J, MANTEGHI A, RETHY K, et al, 2017. Thyroglossal duct cyst surgery: A ten-year single institution experience ［J］. Int J Pediatr Otorhinolaryngol, 101: 132-136.

SAADI R, GOLDENBERG D, 2015. An intrathyroidal thyroglossal duct cyst ［J］. Ear Nose Throat J, 94（10-11）: 446-447.

SEBBESEN L, BILDE A, THERKILDSEN M, et al, 2014. Three-year follow-up of sentinel node-negative patients with early oral cavity squamous cell carcinoma ［J］. Head Neck, 36（8）: 1109-1112.

SMITH V A, LENTSCH E J, 2012. Sentinel node biopsy in head and neck desmoplastic melanoma: an analysis of 244 cases ［J］. Laryngoscope, 122（1）: 116-120.

TANITAME K, KONISHI H, 2019. Thyroglossal Duct Cyst ［J］. N Engl J Med, 380（26）: 2563.

TE VELDE E A, VEERMAN T, SUBRAMANIAM V, et al, 2010. The use of fluorescent dyes and probes in surgical oncology ［J］. Eur J Surg Oncol, 36（1）: 6-15.

TEXAKALIDIS P, CHARISIS N, GIANNOPOULOS S, et al, 2019. Role of Preoperative Embolization in Carotid Body Tumor Surgery: A Systematic Review and Meta-Analysis ［J］. World Neurosurg, 129: 503-513.

THOMPSON L D, 2017. Thyroglossal duct cyst ［J］. Ear Nose Throat J, 96（2）: 54-55.

XIONG L, GAZYAKAN E, YANG W, et al, 2014. Indocyanine green fluorescence-guided sentinel node biopsy: a meta-analysis on detection rate and diagnostic performance ［J］. Eur J Surg Oncol, 40（7）: 843-849.

# 第二章

# 口腔及口咽肿瘤

# 第一节　舌及口底小型缺损的处理

　　早期（T1或部分T2）舌癌和口底癌病变切除造成软组织缺损，此时的缺损可以缝合或应用较为简单的方法直接关闭创面，称之为小型缺损。小型缺损亦需要严谨处理，才能保证伤口充分愈合，尽可能地保留舌功能和感知觉功能。

## 一、实践技巧

　　1. 舌切除不超过1/2，口底缺损直径不超过4cm，一般可以直接缝合（图2-1）。

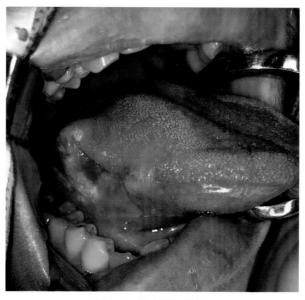

图2-1　舌右侧缘肿物

　　2. 舌切除创缘越靠后其创缘越宽，张力越大，此处要行多层缝合，缝合舌内肌时最好顺着肌肉走行，作八字缝合（图2-2）。

　　3. 部分舌切除时，因病变切除需要，口底黏膜保留太少时，可将部分残舌与同侧牙龈黏膜相缝，并将其固定于对应牙齿上（图2-3）。

　　4. 口底缺损缝合容易造成舌粘连，舌活动受限，会明显削弱正常的说话及吞咽功能，故超过4cm的口底缺损不宜行直接缝合（图2-4、图2-5）。

　　5. 对于部分只切除了口底黏膜，口底肌缺损较少者，可以采用植皮或生物膜进行修复。

　　6. 当预判舌或口底缺损较大，缝合张力大，不利于伤口愈合和功能恢复，应及时改用带蒂或游离组织瓣进行修复。

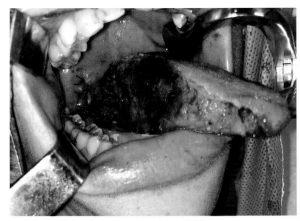

图2-2 半舌切除后创面

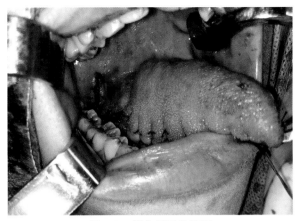

图2-3 缝合后舌体情况

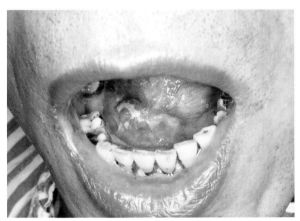

图2-4 口底小病灶

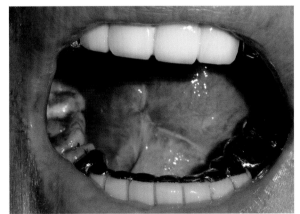

图2-5 舌骨下肌皮瓣修复口底小缺损术后

## 二、经验教训

1. 舌组织切除多，残舌缝合处理不佳，张力过大，术后伤口裂开。

2. 残舌后部单层缝合，止血效果差，常会导致术后渗血，伤口愈合时间长。

3. 舌后份靠近舌根部缺损较大时，一期缝合会致舌活动明显受限，语言和吞咽功能需要较长时间恢复。

4. 口底缺损大，植皮或生物膜加压修复拆除过早（一般是2周），导致口底伤口愈合不良，严重者可以出现口底瘘。

5. 口底创面缝合时，穿针过深、过宽，损伤舌下腺或者舌下腺导管，导致舌下腺分泌液潴留。

## 三、背景与解剖要点

舌位于口腔底，由横纹肌和表面的黏膜组成，是口腔内的重要器官，参与咀嚼、吞咽、语言和味觉等生理功能。

在舌的中后1/3交界处有轮廓乳头形成的界沟，又名"V"形沟。"V"形沟前2/3称舌体（活动部），后1/3为舌根（舌根部），舌根又被定义为口咽的一部分，由轮廓乳头构成的"V"形沟，只是一个分界线，并不能作为阻止肿瘤扩展的障碍。舌的活动部可分为四个解剖部位，舌体上表面称舌背，下表面为舌腹，以舌系带连接于口底前部黏膜上；两侧称舌侧缘；前端狭窄部为舌尖。舌体表面由复层鳞状上皮覆盖，舌背布满乳头，味蕾分布于丝状乳头、菌状乳头和轮廓乳头。舌腹黏膜光滑，向口底移行，在前方与舌系带相连接。

舌的肌肉结构由三组舌内肌和四组舌外肌组成。舌内肌起止点均在舌内，不附着于任何骨性结构，由三组不同走向（上/下纵向，垂直和横向）纵横交错的肌纤维构成，中线的肌间纤维（又称舌肌间隔）将舌体分为左右两半。舌外肌有颏舌肌、舌骨舌肌、茎突舌肌和腭舌肌，它们均起自同名骨骼而止于舌。

舌体黏膜的一般感觉及味觉受舌神经（三叉神经+面神经鼓索支）支配，舌根黏膜的感觉及味觉受舌咽神经（咽支）和迷走神经（喉上神经内支）支配，舌肌的运动主要受舌下神经（第十二组颅神经）支配（图2-6）。

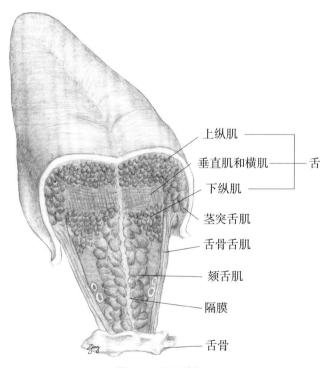

图2-6 舌肌的解剖

舌的血液供应主要来自颈外动脉的舌动脉。舌动脉发出舌背动脉、舌深动脉和舌下动脉。舌静脉汇入颈内静脉（图2-7）。

舌的淋巴管丰富，舌腹与舌侧缘淋巴回流至同侧颌下区淋巴结（Ⅰb区）与颈深上区淋巴结（Ⅱ区），往下回流到颈深中淋巴结（Ⅲ区），舌尖部淋巴回流可以流至颏下淋巴结（Ⅰa区）。

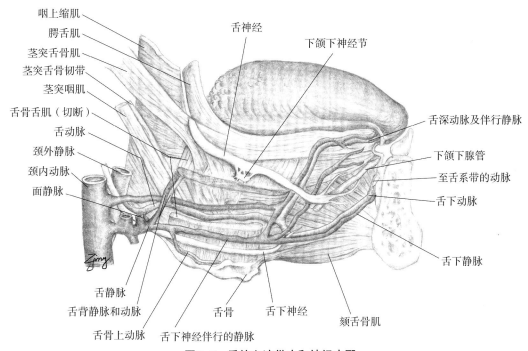

图2-7 舌的血液供应和神经支配

（图中标注：咽上缩肌、腭舌肌、茎突舌骨肌、茎突舌骨韧带、茎突咽肌、舌骨舌肌（切断）、舌动脉、颈外静脉、颈内动脉、面静脉、舌神经、下颌下神经节、舌深动脉及伴行静脉、下颌下腺管、至舌系带的动脉、舌下动脉、舌下静脉、舌静脉、舌背静脉和动脉、舌骨、舌下神经、颏舌骨肌、舌骨上动脉、舌下神经伴行的静脉）

## 四、临床实践

1. 舌或口底缺损一期缝合可以最大限度地恢复舌功能。

2. 术前要仔细检查病灶，认真研读影像资料（MRI对于判别舌肿瘤与邻近组织关系最佳），对于术后缺损范围进行预判，制定完善的一期修复的方案，并做好组织瓣修复的准备。

3. 缝合残舌可以从舌尖开始，一边牵拉舌体，一边分层缝合，缝一针肌层再缝一针黏膜，封闭死腔，并逐渐向后推进，直至将整个创面缝合好。

4. 残舌缝合好后，舌体会变长，部分情况下舌尖可以超出口腔，患者意识欠清的情况下，可能会误伤残舌。手术当天和术后第一天，嘱咐患者使用牙垫，保护好残舌。

5. 口底恶性肿瘤切除一期直接缝合，要严格把握指征，可疑累及舌侧牙龈黏膜，颏舌肌者，切除范围广，造成缺损较大较深者，建议用组织瓣修复。

6. 口底缺损直接缝合张力较大者，可用植皮或生物膜修复缺损，注意拆加压包扎的时间不要少于10天，最好两周。

7. 口底加压包要注意大小，太大会造成呼吸困难和术后吞咽困难。

## 五、总结

舌和口底小型缺损以直接缝合或应用植皮等手段一期修复为主，修复主要目标是保持舌活动性，减少口底粘连。

（宋明）

# 第二节 舌及口底大型缺损的处理

舌体切除超过1/2，口底缺损直径超过4cm，舌肌或口底肌缺失较多，无法直接缝合，或伴随有下颌骨缺失，必须用组织瓣进行修复重建，称之为大型缺损。口腔软组织的主要功能是吞咽和说话。重建舌要达到主要目标：①保持重建后舌的活动性。②填充缺损空间，封闭死腔。③维持新舌高度。④隔离舌与口底。⑤保留感知觉。⑥维持喉的呼吸功能。重建口底的目标：①减小牙槽和口底的软组织厚度。②恢复舌龈沟和唇龈沟的深度。

## 一、实践技巧

1. 舌切除缺损在1/2～2/3之间，前臂皮瓣修复最为理想。

2. 舌超过2/3的缺损，股前外侧皮瓣较为合适（图2-8、图2-9）。

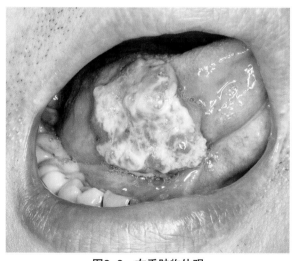 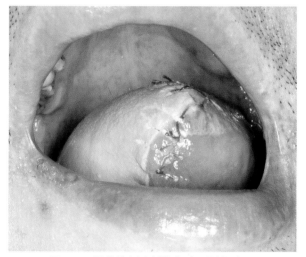

图2-8 右舌肿物外观 　　　　　　　 图2-9 股前外侧皮瓣修复半舌缺损术后

3. 口底缺损一般推荐前臂皮瓣（图2-10至图2-13），伴有下颌骨缺损，可选用腓骨皮瓣重建。

4. 若多于1/2的舌和口底被切除，修复应着重于让新舌前份的体积足够接触上腭，后份也要能给舌根提供足够的体积去协助吞咽，减少呛咳。

5. 残舌剩余少，重建舌时，增加舌体积，加强口底厚度和力度非常重要，股前外侧皮瓣和胸大肌肌皮瓣是较好的选择。

6. 一小部分患者对于生活质量要求较高者，可用前臂皮神经与舌神经断端缝合恢复一定程度的感觉功能。

7. 当出现较大范围的舌和口底联合缺损，皮瓣设计应考虑缺损处的组织形态。双叶设计可以防止舌与口底粘连，最大限度恢复吞咽和语言功能。

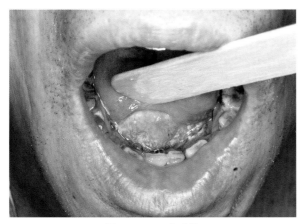
图2-10　口底肿物

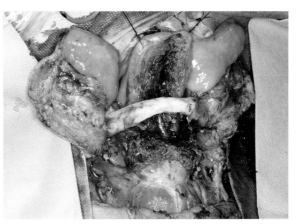
图2-11　口底癌根治性切除术后创面

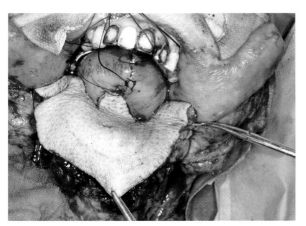
图2-12　股前外侧皮瓣修复口底、舌腹缺损术中

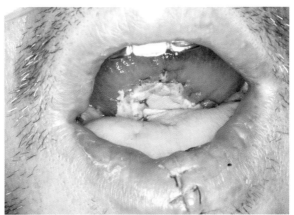
图2-13　股前外侧皮瓣修复口底、舌腹缺损术后

## 二、经验教训

1. 组织瓣选择不恰当，缺损较小，选择了较为肥厚的股前外侧皮瓣或胸大肌肌皮瓣，导致新舌活动明显受限；缺损较大，选择了菲薄的前臂皮瓣，术后组织萎缩，舌、口底体积不足，口腔功能亦严重受到影响。

2. 必须注意呼吸情况，口腔内组织瓣移植手术后，建议常规气管切开。

3. 创面大要仔细止血，创面大常会导致术后渗血，伤口愈合时间长。

4. 舌根部切除组织较多时，未采取合适手段改善吞咽和保护喉呼吸功能。辅助手段可包括喉悬吊、会厌成形、环状软骨-咽部肌肉切开、喉成形术等。

## 三、临床实践

1. 舌或口底大型缺损选择合适的组织瓣一期重建可以最大限度地恢复吞咽和语言功能。

2. 术前要仔细检查病灶,认真研读影像资料（MRI对于判别舌肿瘤与邻近组织关系最佳）,对于术后缺损范围进行预判,制定完善的一期修复的方案,并仔细检查组织瓣供区情况,保证所取组织瓣符合要求。

3. 仔细检查残舌和血管吻合成功后的组织瓣是否仍有出血,仔细处理,避免术后残腔血肿。

4. 当采用前臂皮瓣重建,缝合残舌与皮瓣可以从舌尖开始,一边牵拉舌体,一边向后缝合。当缝至舌根部时,部分舌根与口咽黏膜可以对缝;缝合后口底时,若口底黏膜不足,可将缝线固定在牙齿上。

5. 当采用股前外侧皮瓣重建,缝合残舌与皮瓣可以从舌根缺损处开始。当组织瓣过于臃肿,妨碍手术操作,可以对皮瓣进行塑形,去除一部分皮肤与组织;当缝至后外方,操作困难时,可以将缝线固定在牙齿上。

6. 术后行气管切开,维持呼吸道通畅。

## 四、总结

舌和口底大型缺损应选择合适的组织瓣进行一期重建,前臂皮瓣适合单纯舌或口底缺损,股前外侧皮瓣适合合并有舌、舌根和口底缺损。重建首要任务是覆盖创面,其次是尽量提升舌活动性,恢复一定的口腔功能。

（宋明）

# 第三节　口颊缺损重建处理

口颊肿瘤切除术后，会留下一定范围的组织缺损，缺损大小不一，处理亦不一样。中小型缺损可采用植皮、生物膜或邻近组织瓣修复，大型缺损要采用有皮瓣或带蒂胸大肌肌皮瓣进行重建。口颊是维持口腔张口度的重要组成部分，口颊缺损不恰当重建会导致张口受限，严重者会致牙关紧闭。所以，选择合适的修复方法对于恢复口颊功能意义重大。

## 一、实践技巧

1. 口颊单纯黏膜缺损范围直径小于4cm，一般可以直接缝合。

2. 口颊黏膜缺损或伴少量颊肌缺失，范围在4~8cm者，可以采用植皮、生物膜或邻近组织瓣重建（图2-14）。

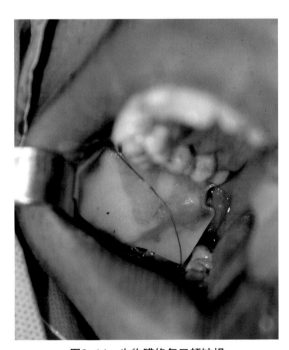

**图2-14　生物膜修复口颊缺损**

3. 口颊缺损范围大，向外达口角，向内达磨牙后或口咽，深部已达颊脂垫疏松层，这类缺损只适合组织瓣修复重建。

4. 口颊组织缺损量和范围中等，需组织瓣重建，前臂皮瓣是最为理想的皮瓣。

5. 当出现口颊黏膜与面部皮肤洞穿缺损，采用股前外侧皮瓣（图2-15至图2-21）或胸大肌肌皮瓣修复较为合适。

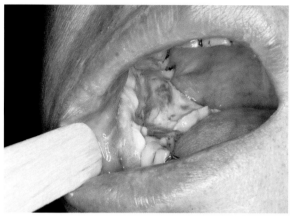

图2-15　右侧口颊癌侵犯右下牙龈及右侧磨牙后

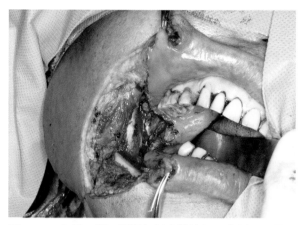

图2-16　右侧口颊、面颊部洞穿性缺损，右侧下颌骨矩形切除

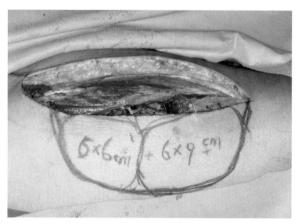

图2-17　制取股前外侧皮瓣，拟分成两个皮岛

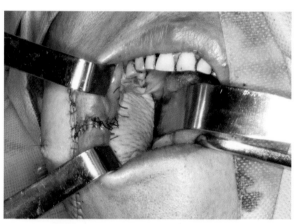

图2-18　一个皮岛修复口颊部缺损

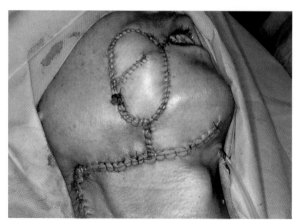

图2-19　另一个皮岛修复面颊部缺损

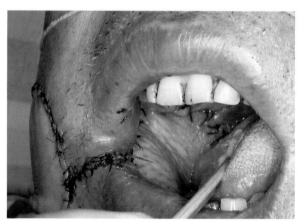

图2-20　术后右侧口颊部皮瓣血运良好

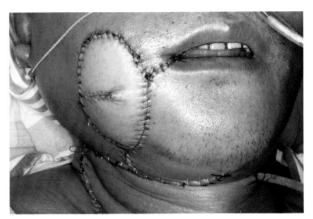

**图2-21　术后右侧面颊部皮瓣血运良好**

6. 当出现合并下颌骨或上颌骨缺损，需钛板坚强内固定者，首选胸大肌肌皮瓣，其次为股前外侧皮瓣。

7. 当口颊缺损较大时，应注意保护或者改道腮腺导管开口，避免腮腺瘘或积液。

## 二、经验教训

1. 修复方式选择不当，当口颊组织缺失较多，包括了黏膜、颊肌和脂肪层，采用非组织瓣方式修复，如植皮和生物膜，容易造成瘢痕，张口困难。

2. 组织瓣选择不恰当，缺损较小，选择了较为肥厚的股前外侧皮瓣或胸大肌肌皮瓣，导致一侧口颊非常臃肿，口腔活动明显受限；缺损较大，选择了菲薄的前臂皮瓣，术后组织瓣收缩，造成一定程度的张口困难。

3. 对于有张口困难风险的患者应尽早开始行张口功能训练。

4. 当出现较大范围口颊缺损合并下颌骨或上颌骨缺损，需钛板坚强内固定者，采用前臂皮瓣重建，无法充分包裹，术后一段时间容易出现钛板外露。

5. 当出现口颊黏膜与面部皮肤洞穿缺损，采用胸大肌肌皮瓣一分为二进行重建时，一定要注意远端皮瓣的血运，当胸大肌肌皮瓣修复较远距离时，容易出现远端血运欠佳。

6. 腮腺导管开口处与口颊黏膜一并切除，若处理不当将导管开口封闭，会导致腮腺瘘或腮腺积液。

## 三、临床实践

1. 口颊缺损选择合适的修复方式一期重建可以最大限度地避免张口困难。

2. 术前要仔细检查病灶，认真研读影像资料（MRI对于判别舌肿瘤与邻近组织关系最佳），对于术后缺损范围进行预判，选择合适的修复方案。

3. 选择植皮、生物膜或异体真皮修复缺损，要选用中厚皮片，加压时，所打的加压包大小要合适，太大会影响术后口腔闭合，一般加压时间为两周。

4. 当采用组织瓣重建时，建议用可吸收缝线进行缝合，避免术后拆线困难。

5. 当采用股前外侧皮瓣或胸大肌肌皮瓣重建时，当组织瓣过于臃肿，可以对皮瓣进行塑形，去除一部分皮肤与组织，调整至合适大小方缝合至缺损处。

6. 腮腺导管开口处切除后的处理：将腮腺导管改道，悬挂在组织瓣与健康黏膜结合部，若导管长度不足，术中可采用直径1mm的硅胶软管插入残存的腮腺导管内，并引到口腔内来。硅胶管留置4周以上，当创面形成一瘘管时，可将硅胶管拔出。

## 四、总结

小型口颊缺损可采用植皮、生物膜、异体真皮或邻近组织瓣修复，简单、快捷，但是术后容易出现不同程度张口困难；中型口颊缺损采用前臂皮瓣或塑形后股前外侧皮瓣修复，技术成熟，修复效果好；大型口颊缺损或洞穿性缺损采用胸大肌肌皮瓣或者股前外侧皮瓣修复，组织量丰富，覆盖面积大，有助于术后恢复。

（宋明）

# 第四节　口咽恶性肿瘤外科处理

口咽位于鼻咽下方，介于软腭到会厌平面。前壁上部为咽峡，下部为舌根部，后壁相当于第2和第3颈椎水平。通常所指的解剖部位有扁桃体、舌根、软腭和咽后壁（图2-22）。

口咽肿瘤以恶性为主，大多数发生于扁桃体，就诊时多有累及舌根、软腭、咽侧壁。口咽恶性肿瘤以鳞状细胞癌为常见，近年来，在世界范围内，与HPV相关的口咽鳞癌有明显上升的趋势。同期放化疗已成为当前口咽鳞癌的标准治疗模式，但是随着修复外科的进展，各类组织瓣的广泛应用，扩大了手术适应证，对于一些晚期病变，放疗控制不佳的病例，行广泛切除并用组织瓣修复，可以明显提升生存率、生存质量。故此，外科治疗依然是口咽癌的主要治疗手段之一。

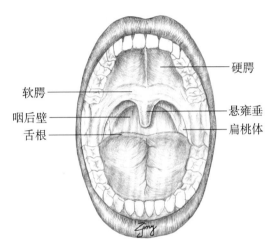

**图2-22　口咽解剖部位图**

## 一、实践技巧

1. 完善术前检查（图2-23）。常规电子喉镜检查了解病变上下界，MRI检查重点了解病灶与邻近结构的关系，以及颈淋巴结情况，特别是咽后淋巴结。若有咽后淋巴结转移，外科手术不作为第一选择。

2. 有条件的机构，HPV检测应该成为常规，HPV的状态可以作为治疗计划制定的重要依据。

3. 术前全面评估，选择治疗方案Ⅰ期、Ⅱ期病变单纯放疗或手术均可，若分化差且HPV（+）者，更为推荐放射治疗；Ⅲ期、Ⅳ期病变应以综合治疗为主，新辅助化疗+手术（放疗），或新辅助化疗+放疗+手术，部分身体条件许可者亦直接行广泛切除+修复手术，术后补充放疗。

4. N0颈淋巴结处理。口咽鳞癌的颈淋巴结转移发生率比较高，达30%以上，若选择外科手术治疗应该行预防性择区颈淋巴清扫；若行放射治疗，应选择颈部预防性照射，对于部分T1病变，可按要求随访者，可选择随诊观察。

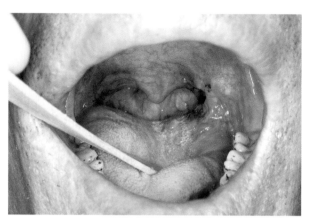

图2-23　示左侧口咽癌

## （一）经口进路手术切除

1. T1和部分T2、T3或T4病变患者经诱导化疗后肿瘤明显缩小，其深面与颈内动脉有一定距离者。

2. 在健侧置开口器，开大口腔，若肿瘤累及较低位置，如舌根、靠近下咽等，可以用内镜辅助下进行切除。

3. 用电刀距离病变0.5cm以上安全边界切除肿瘤，用手持式激光进行切除会更加便捷，高效。

4. 切除病变后，小创面可以直接缝合，也可以用邻近黏膜瓣进行修复，若修复有难度可以旷置，加强术后护理可观察。

## （二）下颌骨（正中或下颌角旁）劈开入路

1. 当肿瘤较大，累及范围广（如：磨牙后、舌根、会厌谷等部位），张口显露不佳，应采用下颌骨劈开入路（图2-24、图2-25），暴露清晰，更容易达到根治切除的目标。

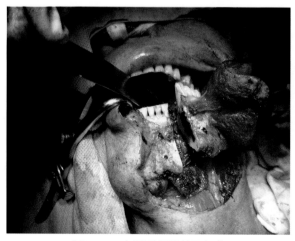

图2-24　左侧下颌骨断开入路

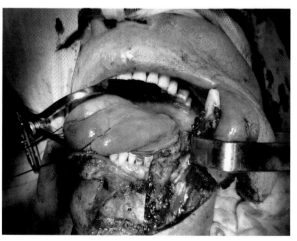

图2-25　左侧下颌骨断开入路暴露左侧口咽部肿瘤

2．下唇正中切口，沿一侧唇龈沟、下颌骨外骨膜表面向后分离至下颌骨角。拔除第2或第3磨牙，用电锯锯开下颌骨体，将其两端牵拉开，进入咽部，仔细检查肿瘤累及范围。该入路可以在直视下切除舌根、扁桃体、软腭和咽侧壁肿瘤口咽侧壁，暴露好病灶后，沿病变0.5cm以上安全边界切除肿瘤。

3．此切口入路切除口咽肿瘤，一般需要组织瓣修复创面，常用的是股前外侧皮瓣（图2-26至图2-28）与前臂皮瓣，舌体与口底组织切除较多者，胸大肌肌皮瓣也是一个比较好的选择。

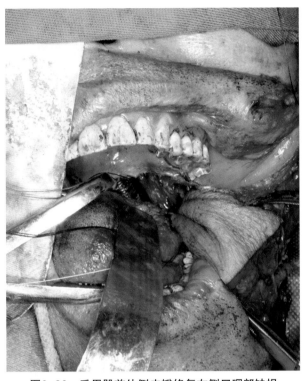

图2-26　采用股前外侧皮瓣修复左侧口咽部缺损

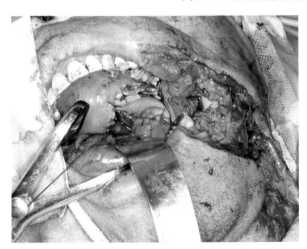

图2-27　采用股前外侧皮瓣修复左侧口咽部缺损

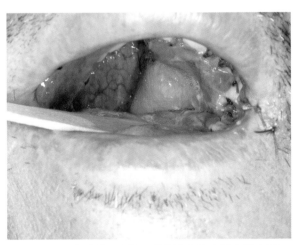

图2-28　术后显示左侧口咽部修复的皮瓣血运良好

4. 口咽创面覆盖好后，下颌骨离断处需要用钛板坚固内固定进行复位。对于术前有接受过全量放疗的患者，可能会出现下颌骨不愈合，造成感染或骨坏死，要慎重评估才实施。

## 二、经验教训

1. 当前，与HPV相关的口咽鳞癌病例明显增多，为制定更为合理的治疗方案，检测口咽癌HPV状态应作为一个常规。

2. HPV阳性的口咽癌病例优先推荐同期放化疗；HPV阴性且有手术切除机会者，可考虑手术切除。

3. 对于术前有过放疗病史，张口稍受限患者，经口进路口咽肿瘤切除不作为首选推荐。

4. 口咽鳞癌颈淋巴结转移率较高，预防性颈淋巴结清扫很有必要，若考虑术后补充放疗，行颈部预防性照射，放疗前亦可不做预防性颈淋巴结清扫。

5. 原发灶切除时，要特别注意肿瘤与颈内动脉的关系，若术前发现肿瘤距离颈内动脉比较近，术中有伤及血管的可能，应选择下颌骨裂开暴露更好的入路进行手术。

6. 口咽手术结束后应行预防性气管切开，维持气道通畅，提升术后护理效率。

7. 口咽手术后，患者的吞咽和进食功能将受到明显影响，鼻饲饮食非常必要，小部分患者可能会永久鼻饲饮食。

8. 术后部分患者原发灶切除范围大，肌肉与黏膜缺失多，容易造成张口困难，应在伤口愈合良好时开始张口训练。

## 三、总结

口咽鳞癌的常规治疗仍以放射治疗为主，特别是与HPV相关的口咽鳞癌，五年生存率明显优于HPV阴性患者。但是全量放疗后带来的长期副作用，如：颈部纤维化、口干、张口困难和吞咽困难等，明显降低了口咽癌患者的生存质量，这也是作为头颈肿瘤专科医生必须重视的问题。故此，对于原发病灶较小，或通过诱导化疗肿瘤显著缩小者，非HPV相关病例、放疗后未控或放疗后复发病例等，外科治疗是较好的选择。

（宋明）

# 第五节　HPV感染在口咽癌中的意义

人乳头瘤病毒（human papillomavirus，HPV）是一种主要感染皮肤鳞状上皮和黏膜鳞状上皮细胞的双链环状DNA病毒。自20世纪70年代发现HPV与宫颈癌的发生有关以来，人们对其进行了大量研究，发现HPV感染也是口咽癌重要的致病因素。

## 一、HPV结构与功能

HPV基因全长7.5～8.0kb，分为3个基因区，即：①早期区（early region，E区），负责编码病毒DNA复制、转录、翻译调控和宿主细胞转化的相关蛋白，其中E6和E7编码的癌基因蛋白负责调节p53和Rb两种主要抑癌蛋白生成，与口咽癌发生最为密切。②晚期区（late region，L区），晚期区L1和L2基因编码病毒结构蛋白。③长控区为非编码区（uncoding region，UCR），含有HPV基因组DNA复制起点和HPV表达所必需的调控元件，正性或负性调节病毒癌基因的转录和翻译（图2-29）。

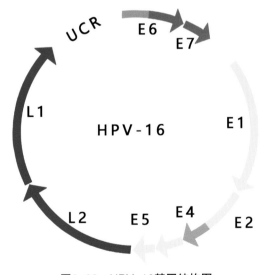

图2-29　HPV-16基因结构图

## 二、HPV与口咽癌发生的关系

口咽癌是指发生在扁桃体、舌根和软腭等部位的肿瘤，主要的病理类型为鳞状细胞癌，占所有病理类型80%以上，吸烟和饮酒是口咽癌主要的致病因素，但是15%～20%的口咽癌患者没有吸烟饮酒史，提示有其他危险因素参与口咽癌发病过程。1983年Syrjanen等首先报道在口腔鳞癌中检测到HPV感染，之后相继发现口咽、下咽和喉等多种头颈肿瘤中存在HPV感染，但口咽癌的HPV感染率明显高于头颈其他部位肿瘤。国内研究发现口咽癌HPV总感染率为16.7%，与国外文献报道相比处于较低水平，推测其原因可能与国内性生活方式有关。

在已知的100多种HPV型别中，25种型别与头颈部肿瘤有关，但口咽癌以HPV16型感染为主。HPV普遍存在于生物界，2010年一项研究显示，健康个体口腔中全部型别HPV感染率为4.5%，高危型别的HPV感染率为3.5%，其中以HPV16最常见，感染率为1.3%。2012年美国一项基于健康人群的大样本HPV感染研究发现，14～69岁健康人群口腔中HPV总感染率为6.9%，HPV16的感染率1.0%；男性感染率高于女性，性伴侣数量和每天吸烟量与口腔HPV感染风险正相关。2010年一项Meta分析显示，口咽癌中HPV感染率为41%，HPV16是口咽癌中主要的感染型别，占到所有HPV感染的90%以上；其次是HPV18，占5%。口腔黏膜感染HPV的途径主要有3种方式：①产道传播：分娩过程中新生儿感染了来自母体生殖道的HPV，但是口腔黏膜中HPV感染是否能从新生儿期持续到成年尚有待证实。②自体传播：生殖道HPV阳性妇女的口腔黏膜感染HPV风险较高。患有生殖器疣的男性个体发生口咽部肿瘤的风险增加2倍，推测是通过手将生殖器感染的HPV传播至口腔。③口交传播：口-生殖器直接接触是口腔黏膜感染HPV的最主要途径。

口咽癌HPV感染的主要检测方法有3种：在活检标本中检测HPV基因、口腔中检测HPV基因及血清中检测针对HPV的抗体。①活检标本中HPV基因的检出率因肿瘤发生部位不同而异，研究发现30.9%的口咽癌组织中可检测到了HPV16。②通过在口腔中检测HPV基因来确定近期是否感染HPV：收集口腔脱落细胞，如通过直接的擦拭液、唾液或者口腔灌洗液进行检测，目前尚无统一标准，而且标本采集的时间关系也可能影响检测结果。③机体感染HPV后产生血清抗体。研究表明，HPV16血清阳性的患者罹患口咽癌的风险增加14倍，但HPV血清阳性不能反映HPV感染的特定部位，只能反映累积曝光次数，且不是所有HPV感染者均能产生血清抗体。不同的检测方法发现HPV在口咽癌中的感染率差别很大，且目前没有证据表明高危险性HPV感染可以准确预测口咽癌的发生。

HPV感染如何导致肿瘤发生的具体机制尚不完全清楚，研究表明HPV通过皮肤或黏膜的微小损伤接触到上皮的基底细胞，病毒脱去衣壳蛋白，其DNA以游离或整合形式进入宿主细胞核。HPV E6基因编码的蛋白可通过泛素化途径降解野生型p53蛋白，而E7基因编码的蛋白可与细胞周期负调控蛋白-Rb结合并灭活其功能。因此，整合E6和E7基因的宿主细胞具有选择性生长优势，细胞增殖和分裂加速，最终导致细胞恶性转化。HPV这一潜伏、诱导肿瘤形成过程可长达10～20年。

## 三、HPV与口咽癌治疗及预后的关系

研究表明，感染HPV的口咽癌是一个独立的亚型，有其独特的分子生物学和临床特点。传统危险因素（吸烟、饮酒）相关头颈肿瘤基因多有突变，以p53突变及p16下调为主要特征。而感染HPV的头颈肿瘤基因突变少，以p53下调和p16蛋白上调为特征。

与HPV阴性口咽癌患者相比，感染HPV口咽癌患者发病年龄小、肿瘤分化程度差，局部转移早，但对放化疗更为敏感、复发率低、总生存期和无瘤生存期更好。此外，肿瘤组织中HPV拷贝数越高，患者总生存期和无病生存期就会随之提高，肿瘤复发的概率也显著降低。虽然感染HPV口咽癌患者有较好的预后，但是如果患者有持续吸烟或既往有吸烟史，其生存期、死亡风险和复发间隔时间等指标均差于从不吸烟的感染HPV口咽癌患者。此外，肿瘤中p16蛋白是HPV感染的分子标志物，提示患者具有更好的预后。

感染HPV的口咽癌患者对放化疗敏感的机制尚不明确，推测与放化疗复活p53蛋白功能有关。在感染HPV的口咽癌组织中，p53蛋白含量低但多为野生型，而在HPV阴性的口咽癌组织中p53多为突变型，p53野生型状态是对放化疗敏感的重要原因，因此，HPV感染状态有助于指导HPV感染口咽癌的临床治疗和判断预后。研究表明，HPV阳性患者的死亡风险只有HPV阴性患者的一半。正因为感染HPV口咽癌患者对放疗敏感性的提高使放射治疗强度的减低成为可能，降低放疗强度，既可以保证治疗效果，又降低大剂量放射治疗带来的副作用。另外，由于HPV感染口咽黏膜后，HPV的E6和E7基因将在宿主细胞中发挥致癌功能。因此，可探索针对E6和E7蛋白为靶标的特异抗体或靶向治疗药物。

## 四、HPV疫苗与口咽癌预防

HPV疫苗能激发机体的细胞和体液免疫应答，有效预防和控制HPV感染。HPV疫苗可分为预防性疫苗和治疗性疫苗两大类。一般而言，预防性疫苗主要诱导机体体液免疫反应，产生中和性抗体在HPV进入机体前即能与病毒的抗原结合，从而防止HPV感染。治疗性疫苗主要引起机体的细胞免疫反应，产生的活化免疫细胞能识别和攻击HPV感染的组织，包括HPV引起的恶性肿瘤组织。2006年6月8日，美国食品与药品管理局（FDA）正式批准默克公司（Merck.）生产的Gardasil（加德西）宫颈癌预防性疫苗上市。随后英国葛兰素史克公司（GSK）的宫颈癌预防性疫苗Cervarix也成功上市。美国FDA于2008年9月12日再次宣布，批准Gardasil用于预防6～26岁女孩和妇女HPV16、HPV18型所致外阴和阴道癌。我国HPV预防性疫苗的基础研究始于20世纪90年代末期，目前国内多家公司在进行HPV预防性疫苗的临床前研究。现有的预防性疫苗是由病毒衣壳蛋白L1或与衣壳蛋白L2共同组成，在细胞内自我组装成病毒样颗粒。病毒样

颗粒具有与完整病毒相同的抗原空间表位，激发机体CD4+T细胞介导的体液免疫应答，刺激机体产生高效价保护性中和抗体，从而保护疫苗接受者不被疫苗所代表类型的HPV病毒感染。由于病毒样颗粒只含病毒抗原，不含病毒DNA，不会导致病毒感染或诱发癌症。Gardasil为四价疫苗，包含HPV16、HPV18、HPV11、HPV6的病毒样颗粒。GSK公司开发的Cervarix疫苗为包含HPV16和HPV18的双价疫苗。Gardasil预防外阴和阴道癌的研究方面，HPV16、HPV18阴性的受试者的预防效果达到100%，未能证明疫苗对HPV16、HPV18感染者有利。鉴于HPV感染进展到宫颈癌是一个漫长的过程（10~20年），因此两类上市疫苗对宫颈癌的预防效果需要在2020年之后才能获得。目前上市的宫颈癌预防疫苗仅涵盖HPV16及HPV18两种高危型，只能预防约70%的宫颈癌，而且只对HPV16、HPV18未感染人群有预防作用。上述两种预防性疫苗价格昂贵、需要低温保存，限制了其在发展中国家广泛使用。HPV治疗性疫苗：预防性疫苗对已经感染相关病变没有治疗作用。而HPV治疗性疫苗可防止已经存在的癌前病变继续恶化，并清除HPV感染细胞和肿瘤细胞，但治疗性疫苗尚停留在Ⅰ~Ⅱ期临床试验阶段，真正应用于临床还需要时间。并且，由于不同癌症患者的免疫系统状态各有特点及众多的安全性问题，使得治疗性疫苗要比预防性疫苗面临更严峻的挑战。

虽然HPV疫苗研究取得了可喜的成绩，但是还存在诸多问题。比如：①致病的HPV种类很多，目前已有的无论是二价疫苗还是四价疫苗都不能预防所有型别HPV感染。②疫苗的不良反应还需要长期监测。③最佳免疫途径、最适剂量还有待探索。④疫苗适宜接种人群、性别、年龄及疫苗的保护期限需要长时间循证医学证实。⑤疫苗费用昂贵，有待开发廉价疫苗。⑥目前尚无对已感染和已存在病灶得以消除的有效办法。⑦口咽癌中常见的HPV16和HPV18感染也在疫苗的保护范围之内，但是对口咽癌高危人群的预防效果更需时日。

## 五、总结

（1）HPV感染口咽癌发病率呈急剧上升趋势。

（2）HPV感染口咽癌患者比HPV阴性口咽癌患者预后更佳。

（3）正在进行以HPV疫苗降低HPV感染口咽癌的研究和探索HPV感染口咽癌患者降低放疗剂量的有效性研究。

（4）加大HPV感染相关性口咽癌的宣传，可能是预防口咽癌的又一重大举措。

（孙传政）

## 参 考 文 献

高广周，朱琳，赵晓航，2014.人乳头瘤病毒感染与口咽癌研究进展［J］.中华肿瘤防治杂志，21（06）：481-484.
何保昌，徐钦，何斐，等，2013.HPV与头颈部鳞状细胞癌预后关系Meta分析［J］.中国公共卫生，29（03）：446-448.

胡凤玲，余优成，2013. 人乳头状病毒（HPV）与口咽癌相关性的研究进展［J］.复旦学报（医学版），40（04）：482–485.

黄辉，张彬，陈汶，等，2012. 口咽部鳞癌中人乳头瘤病毒感染的检测［J］.中国医学科学院学报，34（06）：545–549.

黄俊辉，李奉华，张凯，等，2012. HPV感染与口腔癌——口腔癌诊疗思路的变革［J］.口腔医学研究，28（06）：609–611.

李国俊，潘新良，雷大鹏，等，2013. 口咽部鳞状细胞癌与性行为和人乳头状瘤病毒感染［J］.山东大学耳鼻喉眼学报，27（01）：1–7.

林蓓，2010. 人乳头瘤病毒疫苗的研究与临床应用［J］.中国实用妇科与产科杂志，26（03）：190–192.

潘孟雄，毛峻武，马韬，等，2017. 面动脉黏膜肌皮瓣修复舌及口底肿瘤切除后缺损疗效观察［J］.中国修复重建外科杂志，31（04）：461–464.

宋明，陈福进，郭朱明，等，2009. 多种组织瓣在口颊缺损重建中的应用［J］.癌症，28（06）：663–667.

万德森，2015. 临床肿瘤学［M］.北京：科学出版社：164–168.

王鹤，乔友林，2007. 人乳头瘤病毒型别及其相关疾病［J］.中国医学科学院学报（05）：678–684.

伍国号，2004. 头颈肿瘤外科手术术式与技巧［M］.北京：人民军医出版社：170–179.

张志愿，2004. 口腔颌面肿瘤学［M］.山东：山东科学技术出版社：323–325.

BULSARA V M, WORTHINGTON H V, GLENNY A M, et al, 2018. Interventions for the treatment of oral and oropharyngeal cancers: surgical treatment［J］. Cochrane Database Syst Rev, 12: CD006205.

BYRD J K, FERRIS R L, 2016. Is There a Role for Robotic Surgery in the Treatment of Head and Neck Cancer?［J］. Curr Treat Options Oncol, 17（06）: 29.

CHATURVEDI A K, ANDERSON W F, LORTET-TIEULENT J, et al, 2013. Worldwide trends in incidence rates for oral cavity and oropharyngeal cancers［J］. J Clin Oncol, 31（36）: 4550–4559.

CHIU W K, LIN W C, CHEN S Y, et al, 2011. Computed tomography angiography imaging for the chimeric anterolateral thigh flap in reconstruction of full thickness buccal defect［J］. ANZ J Surg, 81（03）: 142–147.

CHUNG C H, ZHANG Q, KONG C S, et al, 2014. p16 protein expression and human papillomavirus status as prognostic biomarkers of nonoropharyngeal head and neck squamous cell carcinoma［J］. J Clin Oncol, 32（35）: 3930–3938.

CHUNG T K, ROSENTHAL E L, MAGNUSON J S, et al, 2015. Transoral robotic surgery for oropharyngeal and tongue cancer in the United States［J］. Laryngoscope, 125（01）: 140–145.

CRACCHIOLO J R, ROMAN B R, KUTLER D I, et al, 2016. Adoption of transoral robotic surgery compared with other surgical modalities for treatment of oropharyngeal squamous cell carcinoma［J］. J Surg Oncol, 114（04）: 405–411.

CUBIE H A, CUSCHIERI K, et al, 2013. Understanding HPV tests and their appropriate applications［J］. Cytopathology, 24（05）: 289–308.

DAHLSTROM K R, ANDERSON K S, CHENG J N, et al, 2015. HPV Serum Antibodies as Predictors of Survival and Disease Progression in Patients with HPV-Positive Squamous Cell Carcinoma of the Oropharynx［J］. Clin Cancer Res, 21（12）: 2861–2869.

DUDDING N, CROSSLEY J, et al, 2013. Sensitivity and specificity of HPV testing: what are the facts?［J］. Cytopathology, 24（05）: 283–288.

FANG Q G, LI Z N, ZHANG X, et al, 2013. Clinical reliability of radial forearm free flap in repair of buccal defects［J］. World J Surg Oncol（11）: 26.

FUJIMAKI M, FUKUMURA Y, MITANI K, et al, 2013. Histological subtypes and characteristic structures of HPV-associated oropharyngeal carcinoma: study with Japanese cases［J］. Diagn Patho（08）: 211.

GARDEN A S, 2017. Surgical Treatment for T4 Oropharyngeal Cancer［J］. JAMA Otolaryngol Head Neck Surg, 143（01）: 96–97.

HAMA T, TOKUMARU Y, FUJII M, et al, 2014. Prevalence of human papillomavirus in oropharyngeal cancer: a multicenter study in Japan [J]. Oncology, 87 (03): 173-182.

HOLSINGER F C, FERRIS R L, 2015. Transoral Endoscopic Head and Neck Surgery and Its Role Within the Multidisciplinary Treatment Paradigm of Oropharynx Cancer: Robotics, Lasers, and Clinical Trials [J]. J Clin Oncol, 33 (29): 3285-3292.

HUANG L, GAO X, SU T, et al, 2018. Vertical platysma myocutaneous flap reconstruction for oral defects using three different incision designs: experience with 68 cases [J]. Int J Oral Maxillofac Surg, 47 (03): 324-329.

KACZMAR J M, TAN K S, HEITJAN D F, et al, 2016. HPV-related oropharyngeal cancer: Risk factors for treatment failure in patients managed with primary transoral robotic surgery [J]. Head Neck, 38 (01): 59-65.

LECLÈRE FM, BOSC R, TEMAM S, et al, 2014. Reconstruction of large mandibulofacial defects with the composed double skin paddle fibula free flap: a review of 32 procedures [J]. Laryngoscope, 124 (06): 1336-1343.

LEE J T, CHENG L F, CHEN P R, et al, 2007. Bipaddled radial forearm flap for the reconstruction of bilateral buccal defects in oral submucous fibrosis [J]. Int J Oral Maxillofac Surg, 36 (07): 615-619.

LIN C H, CHIU Y H, PERNG C K, et al, 2016. Experience With the Use of Free Fasciocutaneous Flap in Through-and-Through Cheek-Buccal Defect Reconstruction: Surgical Outcome and Quality of Life Analysis [J]. Ann Plast Surg, 76 Suppl 1: S74-79.

LIU W W, ZHANG C Y, LI J Y, et al, 2017. A novel classification system for the evaluation and reconstruction of oral defects following oncological surgery [J]. Oncol Lett, 14 (06): 7049-7054.

MA C, TIAN Z, KALFARENTZOS E, et al, 2015. Superficial Circumflex Iliac Artery Perforator Flap: A Promising Candidate for Large Soft Tissue Reconstruction of Retromolar and Lateral Buccal Defects After Oncologic Surgery [J]. J Oral Maxillofac Surg, 73 (08): 1641-1650.

MIRGHANI H, AMEN F, MOREAU F, et al, 2014. Human papilloma virus testing in oropharyngeal squamous cell carcinoma: what the clinician should know [J]. Oral Oncol, 50 (01): 1-9.

OSAZUWA-PETERS N, 2013. Human papillomavirus (HPV), HPV-associated oropharyngeal cancer, and HPV vaccine in the United States—do we need a broader vaccine policy? [J]. Vaccine, 31 (47): 5500-5505.

SADEGHI N, LI N W, TAHERI M R, et al, 2016. Neoadjuvant chemotherapy and transoral surgery as a definitive treatment for oropharyngeal cancer: A feasible novel approach [J]. Head Neck, 38 (12): 1837-1846.

STEIN A P, SAHA S, KRANINGER J L, et al, 2015. Prevalence of Human Papillomavirus in Oropharyngeal Cancer: A Systematic Review [J]. Cancer J, 21 (03): 138-146.

TURNER M T, BYRD J K, FERRIS R L, 2016. Current Role of Surgery in the Management of Oropharyngeal Cancer [J]. J Oncol Pract, 12 (11): 1176-1183.

WOLFF KD, RAU A, KOLK A, 2018. Perforator flaps from the lower leg for intraoral reconstruction: Experience of 131 flaps [J]. J Craniomaxillofac Surg, 46 (02): 338-345.

# 第三章

# 颌骨肿瘤

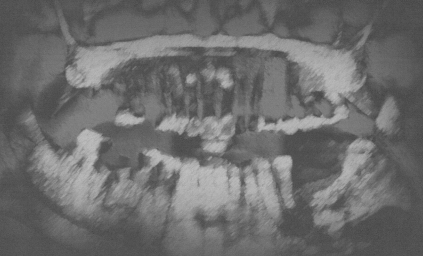

# 第一节　颌骨肿瘤的外科处理与重建

## 一、设备

1. 动力设备。用于下颌骨重建过程中供区骨的截取、移植骨的塑形；常用的动力器械包括往复锯、摆动锯、磨头和钻头。

2. 数字化外科软件。数字化外科软件主要用于下颌骨重建手术术前规划，需具备以下功能：①数据的三维重建和测量，包括长度和角度测量。②手术方案的规划，包括分割、融合、路径规划等多种功能模块。③手术方案的导出。

## 二、手术的特点

1. 手术复杂、时间长。由于需要对移植骨进行定位、塑形及固定，一般颌骨重建手术较软组织修复术平均多耗时2～3小时，因而手术创伤大，麻醉风险高，这需要患者对较大的手术创伤及较长时间的全身麻醉有较高的耐受能力，术前需要医师对患者全身系统状况进行全面评估，为颌骨重建手术进行充分准备。

2. 治疗周期长、步骤多。颌骨重建治疗周期长、程序复杂，为达到最终理想的修复目的，常要求患者具备良好的依从性，纠正可能影响治疗效果的不健康生活习惯如吸烟、饮酒等。颌骨缺损的修复重建治疗涉及多个学科，除重建手术外，患者还需进行口腔种植、义齿修复等治疗，对患者有较高的依从性要求，需要医师在颌骨重建手术前与患者进行必要的沟通和交流，避免影响最终的治疗效果。

## 三、术前评估

1. 全身情况的评估。详细排查患者系统性病变，除了排除手术禁忌外，对于患者营养情况也应该重视。无论是原发颌骨病灶、口腔鳞癌累及颌骨或放射性骨坏死患者，都属于消耗性疾病，在一定程度上影响营养摄入，一部分患者会出现营养不良，因此术前应给予纠正。

2. 颌骨缺损受区检查。

（1）缺损范围的临床评估：对病灶的评估中，除详细了解颌骨病损范围外，还需对周围软组织受累情况，比如颊舌侧、升支咬合肌群、巨大病灶与颅底关系等情况进行详细评估。一般认为，单纯骨组织的缺损比复合软组织缺损预后更好。

（2）影像学检查：颌面部螺旋CT及重建，曲面体层X线片可以为颌骨重建手术提供最为基础的参考，如需数字化设计则要求CT扫描层厚在1 mm以下。如果对患者受区及供区血供存在疑惑，则应该进行颌面部和供区的血管CT检查，明确血管走行的同时可以排除供区血管的血栓。对于有头颈部放疗病史的患者（如口腔鳞癌术后放疗再复发、鼻咽癌放疗后颌骨坏死），医师更应该通过CTA评估头颈部受区血管情况。

（3）局部检查：治疗前必须对患者的口腔颌面部局部情况进行详细检查，主要包括张口度和余留牙牙周情况。咬合关系的评估可为下颌骨重建方法的选择和功能预后提供重要依据，余留牙稳定的咬合关系对余留颌骨的准确复位和移植骨的准确固定均有指导意义；无法在术前获得余留牙稳定咬合关系的患者，宜在术前进行模型外科或数字化设计。

3. 供区评估。术前需排除供区的各类发育畸形（包括血管变异）、疾病、创伤并对皮岛穿支血管进行精确定位。宜通过超声多普勒、CT血管造影或磁共振血管造影对供区血管是否存在变异和皮岛的穿支位置进行判断。供区宜进行CT等影像学检查以更全面地了解骨瓣的骨量和形貌，使骨瓣的选择更具针对性，此点对需要进行数字化设计的病例尤其重要。

## 四、重建时机的选择

1. 一期骨重建。在颌骨切除手术的同时进行颌骨缺损一期即刻重建手术具备明显优势：残余颌骨、咬合关系和髁突位置容易记录，术中可获得稳定的咬合关系；下颌骨连续性和外形可早期得以恢复，以减少下颌骨缺损带给患者的心理负担和生理障碍；余留牙的咬合关系可得以早期恢复，便于恢复患者的咀嚼和吞咽功能，改善生活质量。

2. 二期骨重建。对于不具备即刻骨重建条件的颌骨缺损，如肿瘤多次复发或预后较差的患者，可采用单纯软组织瓣修复或软组织瓣复合下颌骨重建板修复，肿瘤随访两年未见复发者可进行二期骨重建，但二期骨重建可带来残余下颌骨偏斜、髁突旋转移位和下颌骨缺损区域瘢痕严重等问题。二期骨重建中单纯行下颌骨连续性重建常无法即刻恢复咬合关系和咀嚼功能，常需正颌外科和口腔正畸科联合参与治疗。对于单下颌骨缺损而未行同期修复的患者，通常利用余留下颌牙佩戴下颌翼状导板以维持咬合关系，保留患者部分咀嚼功能，经过约3个月的功能训练，患者可用余留下颌牙与上颌牙进行咬合。对于二期骨重建患者，下颌咬合导板有暂时维持咬合关系、降低二期骨重建难度、提高重建效果的作用。

术后皮瓣观测：

对接受游离组织移植和微血管重建的患者的术后护理，应重点关注游离皮瓣的监测，以确保皮瓣存活。虽然目前还没有一种普遍接受的皮瓣监测方法，但是许多技术已被证明足以满足这一需求。

　　监测方法主要通过目视检查，如皮划片的毛细血管充盈和用小针头针刺时出现鲜红的血液。手持多普勒探头通常用于评估血管蒂。植入式多普勒放置在动脉、静脉或两者的吻合处，也经常用于监测血管通畅性。虽然在皮瓣监测技术方面还没有达成共识，但早发现微血管衰竭有助于皮瓣挽救。皮瓣受损的风险在最初的48小时内最高，因此，在这一关键时期应进行谨慎而密切的皮瓣监测。

# 上颌骨缺损的外科处理

## 一、背景与解剖要点

　　上颌骨是颜面部中1/3最大的骨，内含上颌窦，左右各一，与颧骨、鼻骨、犁骨、蝶骨相邻接。参与眼眶底、鼻底及外侧壁、口腔顶、颞下窝、翼腭窝、翼上颌裂及眶下裂的形成。两侧上颌骨在其中央形成梨状孔。上颌骨的解剖形态不规则。且具有多面、多突与中空的特点。上颌窦可分为底，一尖及前外、后、上、下壁，其底为上颌骨体的鼻面，其尖伸入上颌骨之颧突，上壁即上颌骨之眶面，下壁为牙槽突，前外侧壁为上颌体之前外侧面。上颌骨的血供主要来自颌内动脉，同时还有相当一部分血供来自颌骨周围的软组织，血管吻合丰富，代偿极强。

　　上颌骨恶性肿瘤以鳞状细胞癌为多见，外科治疗是上颌骨恶性肿瘤的主要治疗手段之一，随着修复外科的进展，各类组织瓣的广泛应用，扩大了手术适应证，提升了生存率及生存质量。

　　1. 上颌骨切除术依切除范围及适应证为。

　　（1）上颌骨部分切除术：上颌骨部分切除术于眶下孔下，相当于牙槽突切除术。适应证为上颌骨下份的良性肿瘤及尚未侵及上颌窦底部黏膜的恶性肿瘤。

　　（2）上颌骨次全切除术：上颌骨次全切除术为保留眶底的上颌骨切除术。适应证为上颌骨良性瘤未侵犯眶底及眶下缘骨质，早期原发于上颌窦下部的恶性肿瘤及牙龈和硬腭的恶性肿瘤仅侵入上颌窦下份者。

　　（3）上颌骨全切除术：波及全上颌骨的良性肿瘤，原发于上颌窦的恶性肿瘤，切除全部上颌骨。

　　（4）上颌骨扩大切除术：除切除上颌骨外，还切除眶内容组织或蝶骨翼突等。适应证为晚期上颌窦癌或上颌骨恶性肿瘤已侵犯上颌窦的后壁、上壁、眶内容组织或蝶骨翼突等。

　　2. 上颌骨缺损分类目前较为常用的为Brown分类，该分类中上颌骨的缺损被分为垂直向和水平向两部分。

（1）垂直向缺损。

1类：仅有上颌骨牙槽突缺损，未有上颌窦瘘或口鼻瘘。

2类：低位上颌骨缺损，牙槽骨和上颌窦壁缺损，不累及眶底和眶周。

3类：高位上颌骨缺损，包括眶底、眶周或颅底缺损。

4类：全上颌骨缺损。

5类：眶上颌骨缺损。

6类：鼻上颌骨缺损。

（2）水平向缺损。

a类：单侧牙槽骨以及硬腭缺损，不超过中线或鼻中隔。

b类：双侧牙槽骨以及硬腭缺损，包括越过中线的小部分牙槽骨及鼻中隔缺损。

c类：牙槽骨以及硬腭完全缺损。

值得注意的是，垂直向的缺损出发点更多在于体现重建术对于上颌骨缺损面容的改善，而水平向缺损则重点来自于上颌牙槽功能。

## 二、实践技巧

上颌骨肿瘤术后造成上颌骨和腭部缺损，面中部广泛的软、硬组织缺失，伴随着牙的缺失和形成口鼻腔的交通，严重影响着患者的咀嚼和发音功能，对患者面中1/3的外形破坏大。上颌骨重建不仅要封闭口鼻腔交通并恢复颌骨的解剖形态，恢复良好的外形，更理想的是恢复牙列，达到口腔各项功能的重建。根据上颌骨缺损的类型，上颌骨缺损的修复方法包括：腭板、赝复体、邻近皮瓣、带蒂皮瓣以及血管化的游离皮瓣修复。邻近皮瓣常用的有颊黏膜瓣、颊脂垫瓣、腭瓣等。带蒂皮瓣常用的有面动脉瓣、逆行内眦动脉瓣、胸大肌瓣及下斜方肌瓣等。血管化游离皮瓣常用的有腓骨瓣、髂骨瓣、肩胛骨瓣、股前外侧瓣等。对于复合的组织缺损，推荐运用血管化的游离骨肌皮瓣修复，血管化的游离骨肌皮瓣可修复上颌骨缺损，重建上颌骨支架结构，为后期牙种植修复提供条件。对于复杂的3、4类缺损，目前应用计算机模拟手术、CAD/CAM及快速成型技术辅助取得了良好的效果。在术前首先在计算机中对颌骨病灶进行模拟切除，根据颌骨缺损范围设计腓骨瓣，后使用快速成型技术制作缺损模型及截骨导板，在缺损模型上预弯制钛网，使用钛网修复眶下壁及上颌窦前壁缺损，腓骨瓣修复牙槽突及上颌骨支架结构。

1. 1类缺损修复。对于较小的1类缺损可以不采用任何修复手段，或用腭板及赝复体修复。缺损较大者可以用邻近瓣（如颊黏膜瓣、颊脂垫瓣等）、带蒂皮瓣（如颏下瓣、面动脉瓣等）、游离皮瓣（如前臂皮瓣、胫后动脉穿支皮瓣等）修复。

2. 2类缺损往往造成牙列缺损及上颌窦瘘或口鼻瘘，其修复的目标是：关闭瘘口、为牙列修复提供支持体、恢复患者面型。赝复体和邻近皮瓣、带蒂皮瓣重建对此类缺损都可起到较好的效果，较大面积的缺损可以使用骨组织复合皮瓣修复，如使用以逆行颏下动脉为蒂的下颌骨瓣修复或者游离皮瓣腓骨肌皮瓣。

3. 对于3、4类缺损，用赝复体修复常常比较困难，骨肌皮复合瓣重建是最好的选择，眶底缺损重建时要恢复眶下缘，移植骨组织恢复患者面型，解决面部塌陷的问题。游离血管化骨移植是目前最常用的方法。目前应用计算机模拟手术、CAD/CAM及快速成型技术辅助取得了良好的效果。在术前首先在计算机中对颌骨病灶进行模拟切除，根据颌骨缺损范围设计腓骨瓣，后使用快速成型技术制作三维实体模型及截骨导板，在三维实体模型上预弯制钛网，使用钛网修复眶下壁及上颌窦前壁缺损，腓骨瓣修复牙槽突及上颌骨支架结构。对于预后较差的患者，可用组织量大的软组织瓣如股前外侧瓣、背阔肌瓣、胸大肌瓣、下斜方肌瓣等修复颌骨切除术后缺损，并用钛网重建眶底及上颌窦前壁，恢复患者面容。

## 三、经验教训

1. 靠上颌骨前部的上颌骨部分切除术一般可不做口外切口，直接口内进行。后部的肿瘤，如果同时做淋巴结清扫术，可以采用下唇或者口角切开，离断下颌骨向颊侧翻瓣这一入路进行。

2. 上颌骨血运丰富，手术中往往出血较多。术中采用降血压方法可减少出血。减少出血的关键是切除肿瘤前把各个连接点做到充分的断离，尤其是翼上颌连接。条件允许的情况下，可在切除肿瘤之前结扎颌内动脉。

3. 上颌骨部分切除术的颊部黏膜缺损及创面一般不大而颊脂垫在创口范围内，也可将其用于覆盖创面，修复效果优于植皮。此方法仅在不考虑组织修复的情况下使用，部分避免术后张口受限。

4. 上颌骨切除术的面部皮肤切口，鼻小柱根部处转折以直角为好，缝合后对位更易整齐。鼻侧与眶下切口在内眦下方的交角，一般应稍成圆形，以免皮瓣坏死。切口缝合一定要分层缝合，单缝一层可能导致局部不愈合，形成瘘口

5. 上颌窦肿瘤尚未破坏上颌骨壁时，可用分离掀起骨膜。如果肿瘤已破坏骨壁，应按肿瘤切缘原则在瘤外切开并翻起颊部组织瓣。切骨时需选用锐利且薄的骨凿，用力要适当，避免造成颅脑损伤。

6. 上颌骨全切除术在剥离眶下壁骨膜时尽量保持骨膜的完整性，使眶内容物不从骨膜裂口膨出，可减轻术后眶内容物下坠程度。在断离额突与鼻骨泪骨连接处及颧突和颧骨连接最好用电锯，可减少用骨凿凿断造成邻近骨块骨折的风险。

7. 在手术必须切除面部受累的皮肤时，应注意保证组织瓣有充足的血运。必要时应根据具体情况改变切口的位置。

# 下颌骨缺损的外科处理

## 一、背景与解剖要点

下颌骨是颌面部的主要支架，下颌骨占据几乎整个面部下1/3，是颌面部唯一可活动的骨骼，也是形态、结构及功能最为复杂的骨骼之一，承担着颌面部外形、进食、发音等角色。其中，下颌骨呈马蹄状，人为分为颏部、体部、下颌角、升支、喙突和髁突。结构上存在薄弱部位：正中联合、颏孔、下颌角及髁突颈部，这些部位除了在外伤中容易发生骨折，手术治疗中也可能因暴力不当发生医源性骨折。供应下颌骨血供的血管有经下颌小舌进入下颌管的下牙槽动脉及位于髁突内侧的颌内动脉。

目前，涉及颌骨的疾病治疗以外科手段为主，同期病灶的根治与同期骨修复已成为颌骨缺损治疗的标准模式。由于下颌骨有着人体最为复杂的联动关节——颞下颌关节；是颌面部唯一可活动的骨骼，主导咬合运动，颌骨缺损的重建修复手段不再单单依靠于医师的临床经验。随着生物材料学，计算机模拟技术及辅助设计技术的发展，而愈发追求精准化和个性化。早期的下颌骨重建仅仅着眼于下颌骨外形的恢复，而忽视了患者个性化的咬合，并过分看重医师的主观判断。现今的下颌骨重建更注重咬合重建，在恢复下颌骨功能性支架的基础上，再进行义齿修复及咬合功能重建，维持口颌系统平衡，实现真正的下颌骨功能恢复。

## 二、下颌骨缺损的分类

下颌骨缺损的分类至今还没有较为统一的方式。目前的分类方式基本可分为形态学导向和功能重建导向的。由于现今下颌骨重建的重点在于功能及外形，因此笔者倾向于使用功能重建导向的分类方法，并着重介绍其中几种：

1. CRABS分类。由廖贵清等于2008年提出：根据其承担功能、肌肉附着以及修复重建特点的不同，将一侧下颌骨分为5区，分别用C（Condyle）、R（Ramus）、A（Angle of mandible）、B（Body of mandible）、S（Symphasis）表示。从全景片上看，一个完整的下颌骨从右至左依次为"CRABSSBARC"。除C区缺损外，其余缺损分2种情况：①节段性缺损，下颌骨连续性中断，用大写字母R、A、B、S表示；②下颌骨方块缺损，保留升支后缘、下颌体部及颏部下缘，下颌骨连续性不中断，此时用小写字母r、a、b、s表示。任何一种类型的下颌骨缺损均可使用一组字母表示，如下颌前牙区牙槽突缺损记为ss；右侧下颌骨全部缺损记为CRABS；单侧单一区域的缺损，用下标l或r区分左右，如Br表示右侧下颌骨体部缺损。

2. CLP分类。由Lin等于2011年提出：将下颌骨缺损分为中央缺损（C）、侧方缺损（L）、后方缺损（P）3类，C为包括4个切牙及2个尖牙在内的下颌前部骨段的缺损，L为中央骨段以外的下颌骨体部和/或升支的缺损，P为包括髁突在内的下颌角以上的升支缺损。每类又分为"骨缺损合并黏膜或皮肤缺损"和"骨缺损合并穿通性软组织缺损"2个亚类。同时，Lin等还在每一类下给出了推荐的组织瓣选择。该分类与HCL分类类似，较为简洁，将下颌骨缺损分为前、中、后3段，同时考虑到软组织缺损的不同情况，加以每一类下推荐的组织瓣选择，对修复重建有一定指导作用。但其与HCL分类一样，每一类涵盖太广，精确性较差，不能准确地传达缺损的范围及其对患者的外形、功能的可能影响，故应用较少。

3. Brown分类。认为下颌骨有4个"角"，包括2个下颌角为垂直方向上的角；2个尖牙所在位置下颌骨常有明显转折，为2个水平方向上的角。修复重建手术涉及这些"角"时，往往需要对移植骨块截骨进行塑形，以恢复下颌骨的轮廓，在此基础上，Brown等以上述4个角为标志，按缺损累及的角数，将下颌骨缺损分为5类。Ⅰ类：一侧下颌骨缺损累及下颌角，但不累及同侧尖牙区，且不伴同侧髁突缺损；Ⅱ类：下颌骨缺损同时累及一侧下颌角及尖牙区，但未到达对侧尖牙区，且不伴同侧髁突缺损；Ⅲ类：下颌骨前部缺损累及双侧尖牙区，但不累及双侧下颌角；Ⅳ类：下颌骨广泛缺损，累及双侧尖牙区及一侧或双侧下颌角，且不伴髁突缺损。以上Ⅰ、Ⅱ、Ⅳ类缺损若同时伴有髁突缺损，则分别记为Ⅰc、Ⅱc、Ⅳc。

## 三、下颌骨切除术实践技巧

1. 下颌骨总体血供不如上颌骨丰富，主要来源于下牙槽动脉和骨膜的微血管。其血供方向主要从颈部向颏部，呈对称性，而一般认为对侧的血供不能代偿损害侧，靠近远心端的游离骨段因血供损伤，出现坏死的风险较高。因此，手术者更应该注意血供损伤是否会影响下颌骨病灶切除后余留骨段的存活。下颌骨知名动脉血供来源于颌内动脉的分支，下牙槽动脉。术中采用骨蜡填塞下颌管可以暂时止血，也可在髁突颈部翼外肌处做颌内动脉结扎，以减少出血。

2. 下颌骨骨皮质存在一定的层次，在做垂直下颌骨体长轴切口时候，尽量少用骨凿，而是要使用锋利的动力骨锯，减少不必要的骨质块脱落甚至医源性骨折。在颏孔及下颌角附近尤甚，切忌暴力使用骨凿。在方块切除后，对于下颌颏孔及下颌角的薄弱部位，可以在靠近下颌骨下缘处，安装坚固内固定板，以加强下颌骨的抗力性。

3. 在下颌骨方块切除后，如果口内软组织不能直接拉拢关闭创面，可以制作舌瓣或者颊黏膜瓣，以关闭创面。

4. 下颌骨颏下区皮肤切口注意避开面神经下颌缘支，减少损伤的风险。在下颌颏部联合到颏下区的切口，其转折处瓣尖不能成锐利角度，否则容易造成缺血性坏死。另外，出于同样的原因，引流管切勿放置在瓣尖处。

5. 下颌骨靠近颊侧病灶，如果没有明确的影像学、病理学或者临床体征提示已经穿透，累及舌侧组织，可以适当保留部分舌侧骨质。

6. 下颌骨来源的升支部位恶性肿瘤，如果已经侵犯周围咬合肌群，病灶根治时，切记在肌肉内做足够的安全缘，或者在拟切除处做结扎后，再做切除，以防止肌肉组织残端挛缩，进入颅底区，将肿瘤细胞带入不可控区域，造成不良后果。尤为值得注意的是，喙突切除后，残留的颞肌向颅底收缩，将极大概率引起肿瘤复发。

7. 口内创口是否需要腓骨瓣的皮岛覆盖，需要商榷，皮肤组织过于坚韧而不利于后期的牙列修复，而筋膜组织存在一定挛缩风险，应视具体情况而定。

8. 发生在下颌骨体部的恶性肿瘤，切除的范围应该考虑下牙槽神经血管束的走行范围，尽可能保证跨解剖区域切除。对于已出现穿破骨膜的恶性肿瘤，切除时切忌分离骨膜，应连同侵犯的软组织一起进行切除。

## 四、下颌骨重建的操作要点

1. 两端余留牙均具有稳定咬合关系的下颌骨重建。可通过咬合板复位及颌间结扎恢复残留下颌骨的原始位置，按缺损范围和下颌骨原有角度成形，建议将下颌骨体部的形态分解为"体部—颏部—颏部—体部"的四段式结构，在重建时注意恢复下颌骨颏部的正中结构，避免造成面中线偏斜，并避免造成颏部过宽或不对称的术后形态。

2. 单端余留牙具有稳定咬合关系的下颌骨重建。下颌骨缺损后可形成有余留牙和无余留牙的两侧残余下颌骨。对于有余留牙的残余侧可通过颌间结扎获得稳定的位置，而无余留牙的残余侧颌骨原始位置宜通过下颌骨定位支架进行咬合关系的记录，或通过数字化制作导板进行辅助，按上述四段式结构行下颌骨重建板和移植骨的成形与固定，体部成形推荐采用四段式成形方式，下颌支与体部间角度为125°。应注意下面宽的控制以及无余留牙的残余侧下颌骨髁突的复位，以达到稳定的、可重复的关节复位。

3. 余留牙不能保持稳定咬合关系的下颌骨重建。双侧余留下颌的原始位置均应采用下颌骨定位支架进行咬合关系的记录和恢复，推荐采用数字化技术进行术前辅助设计及导板制作。下颌骨重建板及移植骨的成形及固定同前。应注意恢复下面宽、颏颈角和鼻颏角，防止中线偏斜以及避免双侧髁突错位。

4. 下颌原始位置丧失的下颌骨重建。此类型是目前下颌骨缺损修复重建治疗的难点，关键在于下颌骨与颅骨间三维空间位置的确定，移植骨段除需恢复下颌骨外形外，还需接近种植位点；此类患者常伴软组织缺损，因此还需进行软组织塑形。对下颌骨体部推荐采用"体部—颏部—颏部—体部"的四段式成形方式（骨段间角度均为135°），此修复方式符合亚洲人群下颌骨的轮廓外形并便于后期进行口腔种植治疗；体部与下颌支间角度为125°。下颌骨四段式成形方式较传统成形技术操作更简捷明了、移植骨塑形就位更精确，且不受下颌骨破坏程度和形变的影响，但余留下颌骨位置的准确记录与复位是该技术应用的关键，同时下颌骨与其他颅颌面骨骼的空间定位关系对手术实施有重要意义。

目前提倡进行模型外科和计算机辅助设计，可通过对头颅正侧位X线片的三维测量精确推算下颌骨外形参数（下面宽、下颌体部长度、下颌支高度）以及制备下颌骨外形导板指导余留下颌骨复位、重建板与移植骨的塑形和固位；或通过数据库优化匹配，寻找最佳的下颌骨外形，指导下颌骨重建。

5. 咀嚼肌再附着与下颌骨筋膜悬吊。应尽可能将咬肌和翼内肌缝合于下颌角区，以保持重建下颌骨的正常位置，防止下坠。再将颏舌肌二腹肌前腹与移植骨段肌袖缝合固定以悬吊舌体和舌骨，防止舌后坠，维持呼吸道通畅。

6. 内固定接骨板的选择。对下颌骨重建患者宜选用下颌骨重建钛板（2.0螺钉）或小型钛板。两侧残余下颌骨端需行3枚以上钛钉（可选择自锁或非自锁钛钉）的双侧骨皮质固定，为保证双侧骨皮质固定，宜在选择钛钉前测定贯穿下颌骨双层皮质的钉道深度。同时还应注意：每个移植骨段均需有2枚以上的钛钉进行单侧骨皮质固定，以免钛钉植入过深而损伤内侧血管；若选用小型钛板，则应在移植骨块与余留颌骨间放置两块小型钛板确保稳定。

## 五、供区的选择及优缺点

1. 腓骨瓣。在大部分下颌骨缺损病例中，腓骨瓣可以提供足够的骨段，是目前应用最广的用于下颌骨修复的游离皮瓣。但是囿于骨段塑形损失等原因，单侧腓骨仍不能满足全下颌骨切除后的修复。黄志权报道首次通过数字化设计及术前CTA完善评估的供区受区血管，成功利用单侧腓骨瓣同期修复双侧下颌骨体部及升支区放射性骨坏死；这个病例的独特性及难点在于，单一腓骨制备成两个独立的血管化腓骨瓣，所以必须存在至少两处足够相互远离的穿支血管，以供应皮岛。此外，腓骨的形状相对一致，并且骨组织既接受骨间血液供应又接受节段性血液供应，因此可以间隔进行截骨手术，以使骨的部分符合在切除的下颌骨上模拟的锁定重建板。由此可见，腓骨瓣无论从骨架结构上或者是血运系统上，可塑性很强，是良好的骨组织供区。腓骨瓣血管的长度和口径足够大，通常可以与颈部的血管直接吻合。游离腓骨瓣的不足之处是，在节段性缺损部位，腓骨高度并不能充分重建下颌骨的牙槽高度。这可能潜在地影响下唇位置并使牙齿康复更加困难。"折叠骨瓣"或皮瓣的垂直牵张在一定程度上可以弥补这一限制。

2．髂嵴骨瓣。髂嵴皮瓣主要特点是其更接近天然下颌骨的轮廓。这种皮瓣的骨高度与天然下颌骨相当，可以有效恢复口腔功能。如果需要增加软组织体积，可以切取内斜肌用于口腔内黏膜缺损的重建。该皮瓣缺点包括血管蒂短，缺少节段性穿孔血管，以及明显的供区并发症。从腹股沟区域获取的髂嵴（深层旋髂动脉，DCIA）骨瓣提供了良好的骨骼和软组织储备。皮肤岛的体积和有限的大小可能不能完全适合颌面部重建。但是有可能需要额外的静脉移植。供体部位并发症包括慢性疼痛、疝气、步态问题和髂前上棘骨折。

3．肩胛骨骨瓣。肩胛骨骨瓣属于多功能的骨库，可以有不同的方式塑形，以用于不同部位的颌面部缺损。皮瓣可以用旋肩胛骨蒂或胸背角蒂抬起。此外，与腓骨和DCIA皮瓣相比，肩胛皮瓣提供了广泛的软组织重建选择，并且供区耐受性良好。肩胛下血管系统很少受到动脉粥样硬化性疾病的影响。肩胛骨的后方位置被认为是不利的，因为在获取皮瓣时需要重新定位患者。无论如何，在我们的机构中，我们现在执行的程序是将患者置于倾斜的卧位，这也是其他机构所描述的。关于肩胛骨骨瓣的骨材料，特别是在计划牙齿植入治疗时，已经引起了关注。

T. Wilkman研究比较了口腔颌面重建中最常用的三种复合皮瓣。其研究包括共163例下颌、上颌和眼眶缺损患者接受了肩胛骨、腓骨或髂嵴骨瓣重建术。其认为三种皮瓣均可用于下颌骨重建修复，但是综合考虑髂嵴骨瓣应该作为最后的备选方案了解几种游离骨瓣替代方法的优缺点，有助于为每个需要颌面骨缺损重建的患者选择最合适的方法。

4．手术时间最短的是腓骨重建，最长的是肩胛骨重建。

5．腓骨瓣的手术术中出血最少，考虑可能与术中应用止血带相关，但更少的手术时间将同样可以减少出血。

6．髂嵴骨瓣的存活率是三种组织瓣中最低的，但是也能达到90%以上。

7．另一方面，考虑术后并发症的不同，选择不同的供区也要慎重考虑，现有数据认为，髂嵴骨瓣的术后并发症危险性更大，但是并发症的发生率没有明显不同。

8．三种组织瓣的骨组织厚度都可以足够支撑后期种植体植入，三者没有明显差异。


## 六、总结

游离组织瓣修复颌骨缺损的前景广泛，并且随着材料学，计算机技术的发展，愈发占据重要地位。但是，如果从肿瘤序列治疗的角度出发，在头颈部晚期肿瘤，造成颌面部广泛缺损的病例中，游离组织瓣的修复并不一定是首选。此类患者手术治疗的首要目的多在于去除病灶，组织瓣的修复多在于覆盖创面以使其顺利进入后续的辅助放化疗，以延长生命；因此，虽然理论上，游离组织瓣已经显现出比带蒂瓣更高的存活率，但是并不一定能给晚期患者带来有效收益。囿于现阶段的肿瘤治疗手段，此类患者颌骨缺损修复是次要的，颌骨二期修复的病例较少见，也可能出自这样的原因。

病例：鼻咽癌放疗后左侧下颌骨放射性骨坏死，计算机数字化设计手术导板辅助腓骨瓣修复（图3-1至图3-13）。

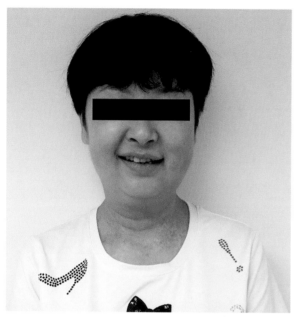

图3-1　患者术前正面照，可见张口受限

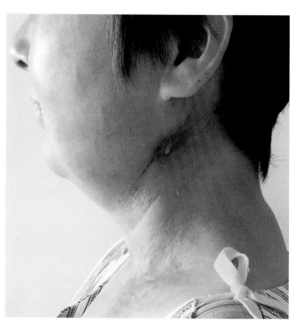

图3-2　患者术前侧面照，见皮肤瘘口

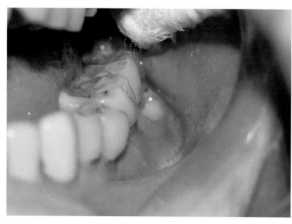

图3-3　口内瘘口

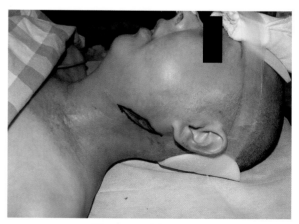

图3-4　手术标记切口

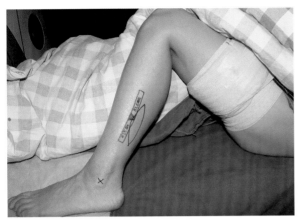

图3-5 腓骨瓣体表投影标记

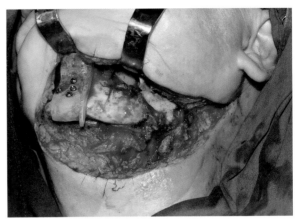

图3-6 导板辅助下切除病灶

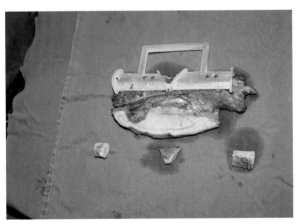

图3-7 数字化导板辅助下腓骨塑形

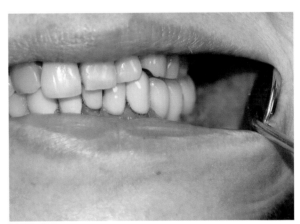

图3-8 术后7个月，种植体修复口内牙列缺损

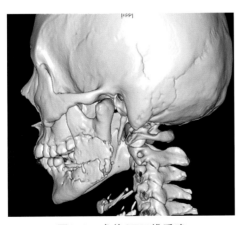

图3-9 术前CT三维重建

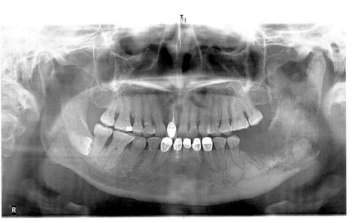

图3-10 术前全景片

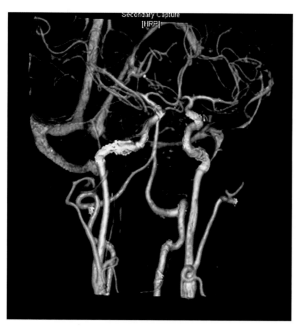

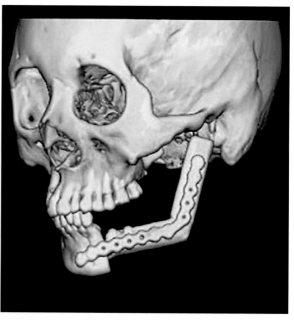

图3-11　颈部CTA评估受区血管情况　　　　图3-12　术后CT重建见腓骨瓣于钛板固定下稳固

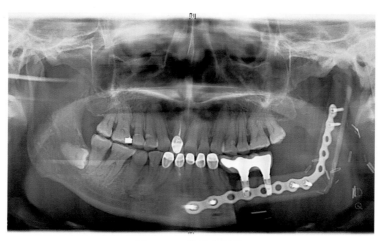

图3-13　术后全景片

（黄志权）

头颈肿瘤外科 临床实践与技巧
Clinical Practice and Surgical Skills of Head and Neck Tumors

# 第二节　放射性骨坏死的处理

　　放射性骨坏死（osteoradionecrosis，ORN）是骨组织受大剂量辐射后所引起的慢性疼痛性感染及骨坏死，以致形成死骨的特殊病理过程，头面部常见于下颌骨ORN。放疗是头颈部恶性肿瘤鼻咽癌、口咽癌治疗主要适应证，常规放疗技术中下颌骨的受量比较大，需二次放疗者更甚，放射性骨坏死发生率可明显升高。目前认为：放射、创伤和感染是放射性骨坏死的三大要素，三大要素的作用导致骨组织出现三低：低氧、低血供、低细胞增殖，这会严重损害正常的胶原合成和细胞生产而导致组织崩解和伤口的迁延不愈。故此，放射受区骨区域出现慢性持续性疼痛，自发性口腔黏膜或面部皮肤溃破流液，瘘管形成超过3个月仍不能愈合的情况。

## 一、实践技巧

　　1. ORN有医源性病因（81%）如手术创伤、拔牙、口腔卫生差，故此，放疗前洁牙与龋齿处理可减少ORN的发生率。

　　2. ORN一般在放疗后2~3年左右发生。

　　3. 下颌骨是ORN最为常见部位，通常表现为慢性骨髓炎，有骨面裸露，口腔黏膜或面部皮肤形成瘘管伴随恶臭或剧痛，长期流脓，经久不愈（图3-14）。

　　4. 颌骨ORN诊断。X线表现为呈现广泛散在的斑点状透射区，多为骨吸收与钙化混合存在或者界线不明确的大块不规则死骨（图3-15）。

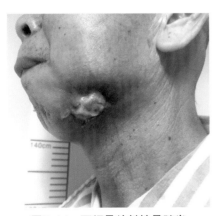

图3-14　下颌骨放射性骨髓炎

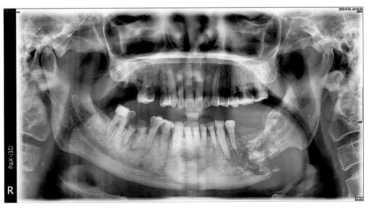

图3-15　下颌骨放射性骨髓炎的X线表现

　　5. ORN要与肿瘤复发鉴别，而现今并没有有效的临床手段将ORN和肿瘤复发区分开来，建议在每一次清创治疗都要行清创组织病理学检查。

## 二、临床实践

ORN的治疗关键在于预防。

1. 制订周密合理的放疗计划，尽量减少靶区周围正常组织的放射剂量。

2. 减少或消除对口腔颌面部的创伤因素。放疗前口腔洁牙，治疗牙周炎，拔除龋齿和残根、残冠。

3. 放疗前后，应该停止吸烟和饮酒，并勿进食坚硬食物，以减少口腔黏膜损伤。

4. ORN不应被认为只是骨疾病，周围软组织也是疾病进程的一部分。

5. 需要术后放疗的患者，手术区域要确保足够软组织覆盖，这对使用钛板行颌骨重建的患者更为重要，必要时用组织瓣修复。

6. ORN死骨形成不明显，但伴有瘘管，推荐保守治疗。应加强引流，创口清创。

7. 减少炎症刺激，部分患者可以行高压氧治疗，促进伤口愈合。

8. 对于ORN严重的患者死骨明显且广泛，如伴随骨折、多瘘管，以及大片骨裸露，邻近软组织健康程度差，推荐根治性死骨切除和带蒂（或游离）组织瓣修复ORN（详见第三章第一节），切除足够长度的病变骨和足够范围的周围病变软组织是关键。

## 三、总结

颌骨ORN是一个严重影响患者健康和生活质量的放疗并发症，预防是关键，一旦发展，必须早期诊断并积极治疗。牢记其有肿瘤复发的可能性，病理学的确认非常有必要。若保守治疗无效或病变广泛，推荐根治性切除，并用足够组织量的带蒂（或游离）组织瓣进行修复。

（宋明）

# 第三节　颌骨坚固内固定

颌骨断裂后需要绝对稳定固定才可以帮助骨直接愈合，采用钛板坚固内固定是目前最为常用的方法。对于颌骨骨折或手术需要离断下颌骨，应用小型接骨板坚固内固定最为适用；对于颌骨切除后颌骨重建，应用重建接骨板桥接固定技术，可以最大限度满足要求。坚固内固定相比于颌间固定和钢丝结扎的传统固定方式，更符合颌骨生物力学要求，其最大的优点是固定稳定可靠，并允许患者早期功能运动。

## 一、实践技巧

1. 应将小型接骨板固定在下颌骨应力线上，延缓接骨板应力疲劳的发生。

2. 小型板为单皮质固定，一般用6mm长的螺钉，低速钻钻孔（3 000r/min），钻针直径为螺钉底径，钻针方向与骨面垂直，并同时以水注冷却，减少骨孔表层骨坏死。

3. 固定前需弯制接骨板，使其与骨面贴合。

4. 除下颌角骨折允许单板固定外（接骨板可沿外斜线放置），下颌骨其他区域骨折固定需两个接骨板平行放置，固定的稳定性才能保障。

5. 下颌骨肿瘤术后骨缺损采用重建接骨板即刻桥接修复有利于维持骨外形，暂时恢复面部外形、下颌咀嚼及运动功能，为永久性植骨修复创造条件。

6. 固定重建接骨板前先行颌间固定，建立正确牙合关系保持有牙残余骨段位置，当重建接骨板固定就位后，便可解除颌间固定。

7. 按照缺失下颌骨外形进行重建接骨板弯制，与两端残骨面贴合。

8. 下颌体是牙齿承托区，承担加大的咀嚼负载。成人下颌骨体坚固内固定后不会产生明显的应力遮挡问题；儿童骨骼代谢旺盛，坚固内固定可能产生应力遮挡，骨折愈合后应及时拆除接骨板，以免影响骨骼发育。

## 二、经验教训

1. 术前或术后放疗都可以降低骨再生能力，使钛板植入后不能如期发生骨-钉融合，最终导致接骨板或螺钉松动和局部慢性感染，对于拟术后放疗患者要正确评估坚固内固定的可行性。

2. 操作不当导致固定稳定性不足，主要有两个方面：一方面是电钻预备骨孔时温度过高，致孔表面骨坏死，部分未能垂直钻孔，螺钉无法完全贴合钛板；另一方面为钛板结构，钉杆有横穿孔道的固定稳定性会更好一些，因为其允许骨组织长入，与螺钉形成交叉锁结。

3. 不适当的应力集中，主要发生在接骨板的折角区和弯曲段（下颌角和颏部）应力最为集中，长期反复的应力积累可以造成这些部位的机械疲劳，最终导致接骨板断裂（图3-16至图3-18）。

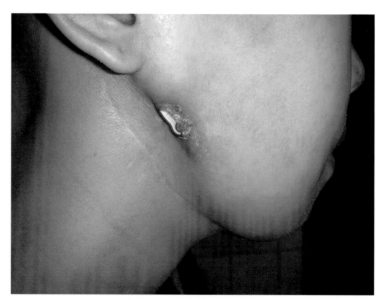

图3-16　下颌骨钛板外露

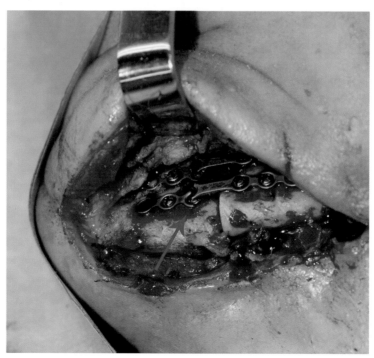

图3-17　下颌骨钛板断裂

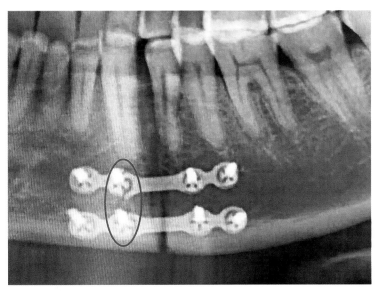

图3-18　下颌骨钛板断裂影像图

4. 覆盖软组织量少，缝合处张力大是造成钛板外露的主要原因，采用游离或者带血管蒂组织瓣修复可以增加缺损区组织量，可以让伤口在无张力条件下缝合，减少钛板外露概率。

5. 局部软组织感染和不恰当的放射治疗可以导致局部骨面缺血，骨钉不愈合，最终导致钛板松脱。

## 三、总结

坚固内固定是颌骨外科的一个重要组成部分，规范、良好的颌骨坚固内固定可以帮助患者尽快恢复功能，减少并发症的发生；血运良好，具有丰富组织量的软组织覆盖是避免钛板外露的保证。

（宋明）

## 参 考 文 献

邱蔚六，2008.邱蔚六口腔颌面外科学［M］.上海：上海科学技术出版社：1265-1275.

邱蔚六，吴煜农，2013.口腔颌面外科手术彩色图解［M］.南京：江苏科学技术出版社：203-204.

伍国号，2004.头颈肿瘤外科手术术式与技巧［M］.北京：人民军医出版社：12-13.

张益，孙勇刚，2003.颌骨坚固内固定［M］.北京：北京大学医学出版社：69-94.

周树夏，2013.口腔颌面外科手术学［M］.北京：人民军医出版社：323-332.

BROWN J S, SHAW R J, 2010. Reconstruction of the maxilla and midface: introducing a new classification［J］. Lancet Oncol, 11（10）: 1001-1008.

CHEN W L, DENG Y F, PENG G G, et al, 2007. Extended vertical lower trapezius island myocutaneous flap for reconstruction of cranio-maxillofacial defects［J］. J Oral Maxillofac Surg, 36（02）: 165-170.

CHEN W L, LI J S, YANG Z H, et al, 2008. Two submental island flaps for reconstructing oral and maxillofacial defects following cancer ablation [J]. J Oral Maxillofac Surg, 66（06）: 1145–1156.

CHEN W L, LI J, YANG Z, et al, 2007. Extended vertical lower trapezius island myocutaneous flap in reconstruction of oral and maxillofacial defects after salvage surgery for recurrent oral carcinoma [J]. J Oral Maxillofac Surg, 65（02）: 205–211.

CHEN W L, WANG Y Y, ZHANG D M, et al, 2016. Extended vertical lower trapezius island myocutaneous flap versus pectoralis major myocutaneous flap for reconstruction in recurrent oral and oropharyngeal cancer [J]. Head Neck, 38 Suppl 1: E159–164.

CHEN W L, YE J T, YANG Z H, et al, 2009. Reverse facial artery–submental artery mandibular osteomuscular flap for the reconstruction of maxillary defects following the removal of benign tumors [J]. Head Neck, 31（06）: 725–731.

CHEN W L, ZHANG D M, HUANG Z Q, et al, 2018. Comparison of outcomes with extensive segmental pectoralis major myocutaneous flap via the anterior axillary line and the conventional technique in oral and oropharyngeal cancer [J]. Head Neck, 40（02）: 349–354.

FAN S, WANG Y Y, WU D H, et al, 2016. Intraoral lining with the fibular osteomyofascial flap without a skin paddle during maxillary and mandibular reconstruction [J]. Head Neck, 38 Suppl 1: E832–836.

SUN J, SHEN Y, LI J, et al, 2011. Reconstruction of high maxillectomy defects with the fibula osteomyocutaneous flap in combination with titanium mesh or a zygomatic implant [J]. Plast Reconstr Surg, 127（01）: 150–160.

WANG Y Y, FAN S, ZHANG H Q, et al, 2016. Virtual Surgical Planning in Precise Maxillary Reconstruction With Vascularized Fibular Graft After Tumor Ablation [J]. J Oral Maxillofac Surg, 74（06）: 1255–1264.

WANG Y Y, ZHANG HQ, FAN S, et al, 2016. Mandibular reconstruction with the vascularized fibula flap: comparison of virtual planning surgery and conventional surgery [J]. J Oral Maxillofac Surg, 45（11）: 1400–1405.

# 喉部肿瘤

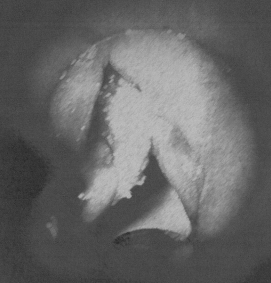

# 第一节　喉癌外科手术概述

## 前言

喉癌的传统性根治手术为喉全切除术，这是根据20世纪初期确立的恶性肿瘤要广泛切除才能根治的原则——肿瘤根治手术等于患瘤器官切除术——而为外科医师所遵循的。由于喉全切除术致残严重，100多年来外科医师不断寻找其他治疗方式。Billroth在进行历史上第一例（1873）喉全切除术后不久，即于1878年进行喉垂直部分切除术。

20世纪中叶开始，抗生素的应用、输血技术的发展、麻醉药物不断更新和医疗技术的进步，使喉癌手术的质量有了很大的提高。在这个时期，对喉的胚胎发育、解剖及肿瘤的病理及生物学特性等方面进行了深入的研究，学者们发现喉在胚胎发育早期左右两侧是分开的，喉的声门上区源于原始咽，声带及声门下区源于气管上端（喉气管沟），各区是在发生后于发育过程中融合起来的。在解剖上，喉左右两半的淋巴较少沟通，声门上、声门及声门下的淋巴引流各成体系。喉的各区之间亦有清楚的分界，声门上区与声门区之间有喉室外角为界，声门区及声门下区之间有弹力圆锥为界，都对癌的扩散起着屏障作用。在病理上，通过对喉切除标本的观察及对喉癌标本连续切片研究，了解到喉癌在各解剖区域的发展及扩散各有其特点，例如声门上区癌一般局限于喉前庭及会厌前间隙，即使病变发展到晚期亦是如此。以上各个方面的研究成果均给部分喉切除术提供了坚实的理论依据。

## 一、背景与解剖要点

1. 喉腔以声裂为界，分为声门上区、声门区和声门下区3个部分。

（1）声门上区占喉腔的大部分，包括会厌喉面、两侧杓会厌皱襞、杓状软骨、室襞和喉室。根据UICC 1978和1987年临床分类和分期规定，声门上区又分为两个亚区：上喉区和上喉区以外的声门上区。前者包括舌骨上会厌喉面和舌面，两侧为杓会厌皱襞和杓状软骨。后者包括舌骨下会厌喉面、两侧室襞和喉室。

（2）声门区狭小，由左右声襞及其前联合组成。前联合：位于甲状软骨后方双侧声带在前方连接处由声韧带增厚形成，有前联合腱固定于甲状软骨板，前联合腱，又称Broyles韧带，是一条1mm宽、10mm长的纤维组织束，自声韧带发出，止于甲状软骨内侧面中线上，它的重要性不仅在于它含有血管和淋巴管，还因为它在甲状软骨附着点处，缺乏软骨膜，因而成为肿瘤向邻近软组织或喉前淋巴结（Delphian淋巴结）扩散的通道。

（3）声门下区位于声襞下缘和环状软骨下缘之间，呈上窄下宽的锥体形，声门上区、下区与声门区之间均无明确的界限，声门上区与声门区之间在临床应用上通常以喉室的外下角为界。声门区和声门下区的分界则以声襞的厚度计算，声门下区的上界，在声襞前部在声襞游离缘向下2~3mm处，中段则为向下5mm处。

2. 喉的间隙。喉内有3个间隙，即会厌前间隙、声门旁间隙和任克间隙。认识这些间隙对了解恶性肿瘤的局部扩散和外科治疗具有重要意义。

（1）会厌前间隙（preepiglottic space）位于会厌软骨之前，呈底向上，尖向下的倒置锥形，其上界为舌骨会厌韧带，前界为甲状舌骨膜和甲状软骨的前上部，后界为舌骨的下部分的会厌软骨。间隙内充满脂肪组织。会厌癌常向该间隙扩展。

（2）声门旁间隙（paraglottic space）左右各一，位于喉室的外侧，是一个狭长的间隙。其上部和会厌前间隙相通，前外界是甲状软骨板，内下界为三角形膜，内界为喉室和方形膜，后界是梨状隐窝黏膜。间隙内有疏松结缔组织。声门上癌在后界及会厌前间隙后易循此间隙向下发展至声门区，跨声门癌易侵入此间隙。由于声门旁间隙位于喉的深处，受癌肿侵犯时不易被发现，常是部分喉切除术失败的原因。

（3）任克间隙（Reinke's space）是一潜在性间隙，左右各一，位于声襞上皮下层和声韧带之间，占声襞的全长。前起甲状软骨内膜声襞附着处；后达杓状软骨声带突，上、下各距声襞游离缘约2mm。在正常情况下，该间隙不易辨认，但在炎症时，上皮下层水肿，间隙扩大。声带息肉形成于此间隙内。

3. 肿瘤根据TNM分期并结合AC分级。AC0为前联合部位无侵犯；AC1为侵犯前联合中线的一侧；AC2为侵犯部位越过前联合中线，但只是纵向延伸；AC3为侵犯前联合中线两侧的全部。根据TNM分期及AC分级分别采用欧洲喉科学会关于声带切除术的分型：Type Ⅰ 切除至黏膜层以下；Type Ⅱ 声韧带下；Type Ⅲ 越过肌层；Type Ⅳ 全层；Type Ⅴa 包含对侧声襞和前联合的切除；Type Ⅴb 包含了杓状软骨，杓状肌的切除；Type Ⅴc 包含声门下的切除；Type Ⅴd 包含了喉室的切除；Type Ⅵ 前联合及两侧声带前部切除。

## 二、实践技巧

1. 喉裂开声带切除术（cordectomy via thyrotomy）。

（1）适用于：声门型喉癌T1a病变，即一侧声带中部癌，前端不到前联合，后端不到杓状软骨声带突。

（2）切除组织：甲状软骨裂开，切除一侧声带，从前联合到声带突。以往常规手术时做气管切开术，用全身麻醉。近年来，已有一些单位改用局部麻醉手术，可以免去气管切开术。

　　注：在有激光设备的单位，这一手术已被激光切除术替代，称为：声带癌激光切除术，下同。

　　2. 喉垂直部分切除术（vertical partial laryngectomy）。

　　（1）适用于：声门型喉癌或声门上型喉癌T2，即肿瘤侵及声带和室带，后端不超过声带突，前端不到前联合。声带活动正常或受限。

　　（2）切除组织：甲状软骨裂开，切除声带及室带，有时切除声带突。甲状软骨可保留。

　　3. 喉额侧部分切除术（frontolateral partial laryngectomy）。

　　（1）适用于：声门型喉癌T1b，即声带癌，有前联合侵犯，俗称"马蹄形"病变。

　　（2）切除组织：一侧声带，部分室带，前联合及前联合处的一条甲状软骨，对侧声带前1/3。保留杓状软骨。

　　4. 喉扩大垂直部分切除术（extended vertical partial laryngectomy）。

　　（1）适用于：声门型喉癌T3，声带和杓状软骨已固定。对侧声带完整。

　　（2）切除组织：一侧甲状软骨（前2/3），一侧声带和室带，一侧杓状软骨，必要时切除部分环状软骨背板以完整切除环杓关节。

　　5. 喉声门上水平部分切除术（supraglottic horizontal partial laryngectomy）。

　　（1）适用于：①声门上型喉癌T1。②声门上型喉癌T2，肿瘤占据声门上组织，舌骨上、舌骨下（会厌舌面、喉面及室带）均有肿瘤，喉室及声门没有侵犯。③声门上型喉癌T3，肿瘤已侵入会厌前间隙或会厌谷。

　　（2）切除组织：舌骨体或一侧舌骨、甲状软骨上半、会厌、双室带、会厌前间隙、部分杓会厌皱襞，必要时部分舌根。

　　6. 喉声门上水平垂直部分切除术（supraglottic horizontovertical laryngectomy）即为俗称喉3/4切除术。

　　（1）适用于：①声门上型喉癌T2，室带后端及声带突周围受侵，杓状软骨活动。②声门上型喉癌T3，侵及声带，一侧杓状软骨固定。

　　（2）切除组织：舌骨体或一侧舌骨、甲状软骨上半、会厌、双室带、会厌前间隙、一侧声带、一侧杓状软骨，必要时包括部分环状软骨背板。

　　7. 喉环状软骨上部分切除术Ⅰ型（supracricoid partial laryngectomy，TypeⅠ）环状软骨舌骨固定术（CHP）。

　　（1）适用于：声门上型喉癌T2-3。

　　（2）切除组织：甲状软骨、会厌、双侧室带、双侧声带、一侧杓状软骨、杓会厌皱襞。

　　8. 喉环状软骨上部分切除术Ⅱ型（supracricoid partial laryngectomy，TypeⅡ）环状软骨舌骨会厌固定术（CHEP）。

　　（1）适用于：声门型喉癌T2-3。

（2）切除组织：甲状软骨、双侧室带、双侧声带、一侧杓状软骨、杓会厌皱襞。

9. 喉近全切除术（near total laryngectomy，Pearson's laryngectomy）。

（1）适用于：喉癌，声门型或声门下型T3~4。

（2）切除组织：甲状软骨、部分舌骨、会厌、双侧室带、双侧声带、一侧杓状软骨、杓会厌皱襞、环状软骨。喉内在一侧杓状软骨表面处，留一条宽约5mm黏膜，直达声门下。

10. 喉全切除术（total laryngectomy）。

（1）适用于：声门上型或声门型喉癌T3~4。

（2）切除组织：舌骨、甲状软骨、环状软骨、会厌软骨、杓会厌皱襞、室带、声带、杓状软骨及喉内软组织。部分舌根、气管、下咽、颈部软组织等。

11. 喉全切除环咽吻合术（Arslan或Vega手术）。手术如同喉全切除术，适用于喉癌声门型T3~4，但通常保留会厌软骨及环状软骨，双杓状软骨均切除。将环状软骨与舌根及会厌根部对合。

## 三、经验教训

声带癌激光切除术适应证方面，关于前联合受侵问题的讨论，支撑喉镜下激光切除可能不彻底的原因主要有三点。①前联合结构特点：前联合是位于甲状软骨后方双侧声带在前方连接处由声韧带增厚形成，有前联合腱固定于甲状软骨板，前联合腱，又称Broyles韧带，是一条1mm宽、10mm长的纤维组织束，自声韧带发出，止于甲状软骨内侧面中线上，它的重要性不仅在于它含有血管和淋巴管，还因为它在甲状软骨附着点处，缺乏软骨膜，因而成为肿瘤向邻近软组织或喉前淋巴结（Delphian淋巴结）扩散的通道。②支撑喉镜下前联合完全暴露有一定难度。③个体差异造成暴露的程度不同及术者的经验不同。

喉额侧部分切除术：这一手术后，由于甲状软骨前端切除，喉前后径缩短，喉内修复后容易狭窄。近年来已采用喉环状软骨上部分切除术代替；也有人用颈前转门皮瓣修复。

喉全切除环咽吻合术（Arslan或Vega手术）：20世纪70—80年代在我国应用本术式较多，由于双侧杓状软骨全切除，术后有呛咳较重及拔管率较低的问题，近年来已有取消趋势。

## 四、临床实践

1. 喉裂开声带切除术。喉裂开声带切除术时，分离患侧声带必须在甲状软骨内膜下进行，下界切缘必须与声带根部相距约0.3cm。如此深度和宽度才具有安全边缘保障。如果有条件，提倡术中做切缘冰冻病理检查，以此来指导安全切缘处理。

喉垂直部分切除后，喉腔修复是一个至关重要的研究课题。目前临床应用的主要有3种修复方法：甲状软骨板外骨膜、双蒂或单蒂颈前肌瓣（胸骨舌骨肌、甲状舌骨肌及包裹其表面的筋膜）和颈阔肌皮瓣。这3种方法应根据患者病变范围来选用。患侧甲状软骨板未受肿瘤侵犯者，应以第1种方法为首选；如肿瘤累及甲状软骨板内侧骨膜，喉部CT报告肿瘤与甲状软骨板分界不清，但无明显破坏甲状软骨板者，应选择双蒂或单蒂颈前肌肌瓣来修复喉腔外侧壁；如外骨膜及患侧颈前肌被累及而不能保留者，应选择颈阔肌皮瓣来修复。

甲状软骨板外骨膜修复：本术式的应用技巧在于沿甲状软骨板联合处纵行切开外骨膜，与甲状软骨板稍分离后，即将其与颈前肌前缘缝合3针，固定于颈前肌内侧，有利于喉腔外侧壁重建及其术后生长。经临床观察，外骨膜在新的环境里，发生黏膜化性改变，变得柔软、光滑，有利于喉功能的恢复。此术式在根治肿瘤的前提下，既能保留喉的发音功能，又能保留喉的呼吸通道功能，深受患者欢迎。

双蒂或单蒂颈前肌瓣（胸骨舌骨肌、甲状舌骨肌及包裹其表面的筋膜）修复：本术式具有众多的优越性：①手术适应证扩大，适合一些较晚期T3声门型喉癌。②双蒂复合肌瓣张力较强，能抵御吸气时所产生的负压，维持呼吸道通畅。③复合肌瓣覆盖的筋膜在新环境里，逐渐增厚，变得韧实光滑，有利于喉功能的恢复。本术式的临床应用较为广泛，其并发症较少，临床效果较好，武乃旺报道102例双蒂肌瓣病例，气管拔除率为66.7%，局部复发率为13.9%，5年生存率为76.5%，喉发音功能恢复较好，全部病例均能发音，进行日常对话。

颈阔肌皮瓣修复：颈阔肌皮瓣具有组织层薄且柔软等优点，折叠修复喉腔侧后壁不占空间，能保证呼吸道通畅，同时折叠后具有较强支撑力，能抵抗吸气时的负压，不会塌陷。实行本术式时，应特别注意喉前淋巴结清扫。累及甲状软骨板的喉癌往往容易发生喉前淋巴结转移。同时要注意切缘的安全性，屠规益认为喉黏膜安全区在0.3cm以上，甲状软骨、胸骨舌骨肌等切除亦应广泛，保证有足够安全边缘。

喉声门上水平部分切除术后最常见并发症为误咽。为减少术后误咽，双侧杓状软骨不能受损，双侧杓会厌皱襞被切除的部分范围不能过大。重建缝合时应注意保护其围堤阻挡食物流向喉腔的作用。会厌和双假声带被切除后，喉腔、甲状软骨残端上移，在与甲状舌骨膜舌骨下缘缝合时，应特别注意褥式缝合甲状软骨和舌骨，克服张力，使喉腔残端与舌根下缘紧贴连接，对避免术后误咽能起到重要作用。

2. 喉次全切除术。

（1）喉次全切除双颈阔肌皮瓣喉重建术。

（2）喉次全切除并会厌下移修复术。会厌下移形成声门，重建喉腔是本术式的独特之处。会厌下移能替代切除的大部分甲状软骨的支架左右，保持呼吸道通畅，加上双蒂肌瓣重建声门，当讲话时或吞咽时有收缩声门之功能，既有利于发音，又可避免误吸。会厌下移时，舌面黏膜的分离要小心，黏膜下分离层次要清楚，保持黏膜血循环。双蒂肌瓣的分离要注意肌膜保护，甲状软骨外骨膜的分离要注意保持其完整。这样包裹的肌瓣重建声门，才能避免肌瓣因裸露感染而致坏死或纤维化改变，进而影响新喉腔的功能恢复。

3．环状软骨上部分喉切除术。

（1）环状软骨舌骨会厌固定术（CHEP）。

（2）环状软骨舌骨固定术（CHP）。

（3）若声门型喉癌向声门下侵犯超过1cm，累及环甲膜和环状软骨前上缘，但未超过2cm，可在经典的环状软骨舌骨会厌固定术的基础上，同时切除部分环状软骨弓，用舌骨直接与气管固定吻合，即气管环状软骨舌骨会厌固定术（TCHEP）。

4．喉近全切除术，也称Pearson手术。喉近全切除术的基本原理是利用健侧半喉的杓状软骨、杓会厌皱襞、室带、声带等与气管相连的黏膜软组织瓣，形成与咽相通的发音管，可以获得良好的发音功能，同时避免吞咽时的误吸。尽管牺牲了正常的呼吸功能，需要永久的气管造瘘，但由于切除范围广泛，使其手术适应证扩大，同时保证了切缘的安全，显示出这种术式的彻底性和根本性。

切除健侧甲状软骨板时，要注意保护好健侧入喉的神经和血管，一般来说，只要保留了健侧甲状软骨板后1/3，就不会伤及入喉神经血管。

进入喉腔的方式有3种，各具优点，可根据临床实际情况及术者临床经验选用。Pearson主张于健侧喉室处进入，在无瘤的地方切开一个小窗口，逐步扩大。另一种方法为唐平章等主张的由会厌谷入路，可以先切开梨状窝及会厌谷，自健侧杓会厌皱襞处进入喉腔，逐步扩大，有利于充分暴露喉腔及病变。第3种是从声门下区，环形切开环状软骨与第1气管环之间组织，探查肿瘤侵犯声门下区情况，然后向声门区、声门上区逐步扩大切口。

发音管缝合的技巧：手术过程中如果能保留喉黏膜平均宽度超过1.5cm，就可以将黏膜对缝，缝合后发音管直径为0.4～0.5cm。如果残留的黏膜宽度少于1.5cm，缝合后的发音管直径小于0.4cm，对发音功能的恢复有着很大的影响，为了改变这种情况，可以采用多种方法修复，包括局部的下咽黏膜瓣、颈阔肌皮瓣、胸大肌皮瓣及舌根黏膜肌瓣等，为慎重起见，还可以在发音管内留置导尿管或扩张管，2周后拔除。

唐平章报道了93例行该术式的病例，术后发音成功率93%，3年生存率为67.5%，局部复发率仅为3.5%。喉近全切除术在晚期喉癌等恶性肿瘤的应用，具有适应证广，手术重建方法简单，成功率高的优点。

## 五、总结

技术提高需要概念更新，概念更新要在大量信息和丰富经验的基础上，要在医师勇于为患者创新的条件下，才能实现。在近几十年间，部分喉切除术的术式及切除后的整复方法得到了迅速的发展。实践证明，部分喉切除术在彻底切除病变的基础上保留喉的正常黏膜，经过整复而恢复喉的全部或部分功能是安全而且可行的。其手术效果及患者的术后生存率并不亚于喉全切除。

　　局部晚期喉癌患者，通过术前放疗和/或新辅助化疗，结合术前CT与电子喉镜检查，并根据术中肿瘤侵犯范围及冰冻病理切缘，把握好适应证，灵活选择最合理的部分喉或近全喉手术切除及修复方式，在根治肿瘤的前提下，最大限度地恢复患者呼吸、吞咽和发音三大功能，提高喉癌或喉咽癌患者术后生活质量，向个体化治疗的方向努力实践。

（陈文宽）

# 第二节　$CO_2$激光喉癌切除

## 一、实践技巧

1. 手术前根据电子喉镜检查结果及喉CT薄层扫描结果，准确评估肿瘤的范围，尤其是深层的浸润情况。

2. 支撑喉镜对肿瘤的暴露是手术的关键。只有在支撑喉镜下完全暴露的肿瘤，才能选用激光手术治疗。

3. 由于喉的解剖特点和喉癌的生物学特性，在大多数喉癌患者中，有3~5mm的切缘已可保证肿瘤切除彻底。

## 二、经验教训

1. 显微激光手术之前，要做好开放喉手术的准备。一旦支撑喉镜对肿瘤暴露不佳，可立刻改开放手术。

2. 气管套管被误击引起的燃爆损伤是显微支撑喉镜下喉癌$CO_2$激光手术的最严重手术并发症。激光击发前，一定要保护好麻醉插管的气囊，并将麻醉机的供氧浓度控制在40%以下。发生燃爆意外时立即停止使用激光，停止麻醉机供氧，改面罩吸氧或口咽通气管通气，拔除气管套管，仔细检查烧伤范围，用冷生理盐水冲洗咽部。使用支纤镜检查气管，检查、清理、冲洗气管，尽可能减少烧灼及有毒烟雾的继发损伤。根据烧灼伤的程度，决定是否行气管切开术。有气管及肺的热损伤，要保留气管插管并用呼吸机辅助通气，使用激素及抗生素治疗呼吸道水肿及肺部感染。

3. 双侧声带及前联合手术的患者，术后易出现声带前部的粘连致声门狭窄，严重者可出现呼吸困难。有报道手术后在创面涂抹丝裂霉素可以预防粘连。

## 三、背景

1. 喉癌激光手术是利用激光的切割作用。而显微支撑喉镜使喉肿瘤直接显露且放大，有利于切除的精确性，在切除喉肿瘤与保留喉功能之间找到最佳平衡点。

2. 激光作用于组织的生物学效应，由两方面的因素决定：激光释放能量和组织吸收能量。激光释放至组织的能量受三方面因素影响：激光输出功率、激光作用于组织的光斑大小和作用时间。激光输出功率越大、光斑越小、作用时间越长，释放到组织的能量就越大。而激光释放的能量是否被组织吸收，与激光的种类和被激光所作用的组织性质直接相关。激光释放的能量被组织吸收越多，作用就越强。$CO_2$激光易被水吸收，组织的水含量越高，激光所释放的能量被吸收得越多。

3. 在理论上，支撑喉镜下所暴露的组织结构均可以用激光切除，但在实际操作中，受到许多因素的制约。要强调遵照以治愈为目的的完全切除肿瘤的原则，术式由手术医师决定。喉癌显微激光手术的切缘通常参考部分喉切除术的标准，在肿瘤边缘外3~5mm。由于显微镜的放大作用，肿瘤在镜下被放大，更加有利于肿瘤边缘的判断。近年来，借助内镜窄带成像技术（narrow band imaging，NBI）判断肿瘤边缘，可使手术切缘更加精确。

4. 由于喉显微激光手术缺少了喉功能重建技术，在治疗较高T分期的喉癌时受到了限制。

5. 喉癌的颈部淋巴结转移具有一定的规律。对于cN0的喉癌，显微激光手术有一定的优势；对于cN+的喉癌，则激光手术没有突出优势。由于声门上型喉癌存在较多的隐匿性颈淋巴结转移，是否适合单纯显微激光手术，仍有不少争论。

6. 手术适应证：要求肿瘤在支撑喉镜下充分暴露，肿瘤各界均在视野内，激光束能直接到达，肿瘤可被完整切除。

（1）声门型喉癌T1-2病变，未累及前联合。

（2）舌骨上会厌癌T1-2病变。

（3）杓会厌皱襞癌T1病变。

（4）室带癌T1-2病变。

7. 相对适应证：目前此类患者选用激光手术治疗仍有争议。是否采用激光手术，要根据患者具体情况及手术者经验而定。

（1）声门型喉癌T1病变、侵犯前联合，或前联合癌。

（2）声门型喉癌T1病变侵犯声带突或杓状软骨。

（3）声门型喉癌T2-3病变。

（4）声门上型喉癌T2-3病变。

8. 声门型喉癌激光手术分型。声带结构分：黏膜上皮、黏膜固有层、肌层。黏膜固有层又分：浅层、中层、深层。黏膜固有层中层与深层移行部分为声韧带。

声带激光手术根据切除范围和深度而定，通常分五型：

（1）Ⅰ型：声带黏膜表层切除。

（2）Ⅱ型：声韧带以浅切除。

（3）Ⅲ型：声带肌以浅切除。

（4）Ⅳ型：声带肌切除。

（5）Ⅴ型：声带、室带及声门旁间隙切除。

## 四、临床实践

1. 经口插入气管插管，静脉复合麻醉，用支撑喉镜暴露喉部。将手术显微镜的视野调整到病变部位，显露肿瘤（图4-1、图4-2）。必要时可用25°或30°内窥镜伸至喉腔内及声门下，以了解肿瘤的侵犯范围。

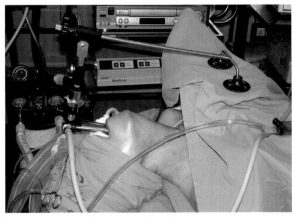

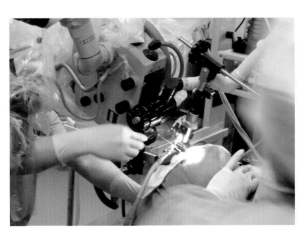

图4-1　经口置入直接喉镜，用支撑架固定直接喉镜，
　　　　暴露喉部肿瘤

图4-2　在显微镜下观察肿瘤范围

2. 在使用激光进行切割之前，要将麻醉机的供氧浓度控制在40%以下，保护好麻醉插管的气囊，以防气管套管被误击引起的燃爆损伤。

3. 用吸引器吸净喉内分泌物，根据肿瘤的范围（图4-3）和浸润深度选择适当的功率，用$CO_2$激光在红色指示光的指引下，在肿瘤安全切缘外将肿瘤完整切除（图4-4、图4-5）。

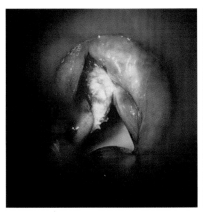

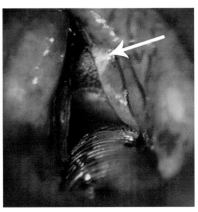

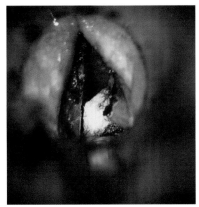

图4-3　显微镜下观察肿瘤范围

图4-4　$CO_2$激光切割黏膜

图4-5　$CO_2$激光切除肿瘤术后创面

4. 肿瘤切除后，应取切缘组织行病理检查，如发现切缘阳性，需扩大切除直至切缘组织病理检查阴性。

5. 术后创面涂抹金霉素眼膏，以防感染（图4-6）。

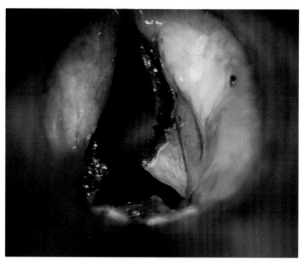

图4-6　术后创面

## 五、总结

显微支撑喉镜下喉癌$CO_2$激光手术切除，与传统手术比较，有突出的优越性。具有：①微创，颈部无手术切口。②在显微支撑喉镜下，肿瘤暴露彻底，术野清晰。③激光切割精准，手术出血少。④术后创面愈合快，瘢痕小，喉功能保全好。⑤手术时间短，患者痛苦少。⑥住院时间短，医疗费用低等优点。目前已成为早期喉癌治疗的首选治疗方法。

（张诠）

# 第三节　额侧部分喉切除术

## 一、实践技巧

1. 严格掌握额侧部分喉切除术（frontolateral vertical partial laryngectomy，FVPL）的适应证。

2. 额侧部分喉切除术的修复组织常用的有胸舌骨肌肌瓣（单双蒂）、胸舌骨肌软骨膜、筋膜、颈阔肌肌皮瓣等。

3. 钛网（titanium mesh）喉支架修复术中甲状软骨板仅需保留1/4来固定钛网，这样在没有影响肿瘤治疗情况下，可以保留喉的吞咽、讲话及呼吸功能。钛网具有良好的组织兼容性，因此可避免瘢痕组织形成及狭窄。

## 二、经验教训

1. 额侧部分喉切除术后可出现喉狭窄，发生率7.0%～29.3%，喉垂直部分切除术后约有10%～20%的患者拔管困难，原因在于喉前后径的缩小、修补组织太厚、喉内疤痕增生肥厚等因素导致喉腔窄小，呼吸不畅而无法拔管。

2. 必须要让患者充分了解可能的术后并发症如：术后喉腔狭窄、感染、呼吸困难、声嘶加重等并发症。

3. 为预防术后喉头水肿等致呼吸困难，可行预防性气管切开。

## 三、背景与解剖要点

1. 喉癌是头颈部常见的恶性肿瘤，其中声门区癌约占50%～70%，患者由于出现声嘶来诊，治疗以手术为主。各类部分喉切除术尤其是额侧部分喉切除术的迅速发展使声门区癌的治愈率、术后功能恢复率大为提高，改善了患者的生存质量。

2. 当癌变累及前联合时，由于前联合处缺少甲状软骨内膜，只有部分喉切除术才能彻底完整切除。

## 四、临床实践

1. 部分喉切除。行 "T" 形切口，暴露并分离颈前带状肌，暴露从舌骨至环状软骨的喉气管前壁，切开甲状腺峡部，于双侧甲状软骨板行垂直切口。从正常的一侧入喉，向下依次经过假声带、喉室、声带及弹性圆锥，在直视下继续分离声门下至肿瘤侧的杓状软骨下缘。若肿瘤离杓状软骨近，可将杓状软骨、甲状软骨板及两侧声带一起完整切除。于肿瘤侧，只有杓状软骨、杓会厌皱襞及大约1/4～1/3的甲状软骨后份保留。留取切缘送冰冻病理检查保证肿瘤切除彻底。

2. 钛网喉功能重建。根据重建修复所需的大小及长度选择合适的钛网。①钛网置于甲状软骨板的缺损区，然后根据大小用剪刀裁剪。②经修剪的钛网要与甲状软骨板缺损适合（图4-7）。为了可以充分固定钛网，残余的甲状软骨板宽度不少于8mm。③用合适的霍尔德骨螺丝将钛网固定在甲状软骨板上（图4-8），推荐使用较短的骨螺丝（长4mm，直径2mm）。将胸骨舌骨肌作为内衬置于钛网内侧（图4-9）用肩胛舌骨肌及皮肤覆盖于钛网外侧（图4-10）。

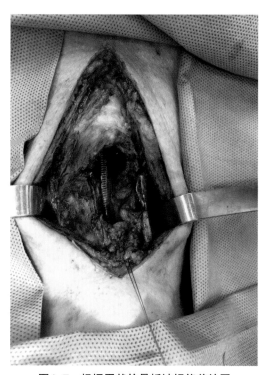

图4-7　根据甲状软骨板缺损修剪钛网

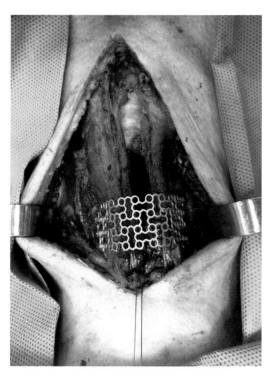

图4-8　将钛网用螺丝固定在甲状软骨板上

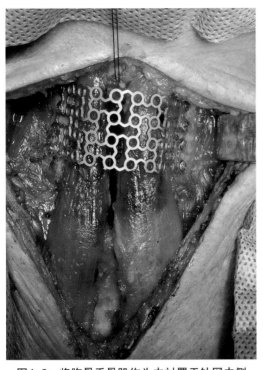 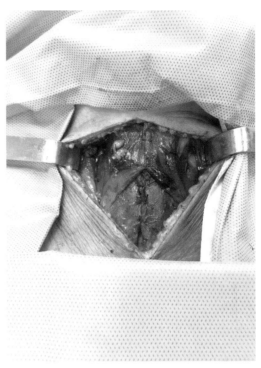

图4-9　将胸骨舌骨肌作为内衬置于钛网内侧　　　　图4-10　将肩胛舌骨肌及皮肤覆盖于钛网外侧

## 五、总结

　　额侧位部分喉切除术适用于侵犯前联合的T2、T3声门型喉癌，该术式有利于喉解剖结构的完整性，术后缺损修复方式较多，但会有喉狭窄并发症的出现。新型材料钛网的使用，很大程度减少了额侧部分喉切除术后并发症，是一种较理想的修复方法。

（刘学奎）

# 第四节　部分喉切除后喉功能重建

## 一、实践技巧

1. 喉功能重建手术方法需依据部分喉切除的方式及喉腔缺损范围选择。

2. 垂直部分喉切除、垂直侧前位部分喉切除术、垂直喉次全切除术等三种常见的部分喉切除后导致喉腔缺损，会严重影响喉功能，有相应的修复方法。

3. 常用的修复方式。会厌瓣加颈前带状肌肌筋膜瓣、双蒂胸骨舌骨肌筋膜瓣、胸骨舌骨肌舌骨瓣等。

## 二、经验教训

1. 必须最大程度地在切除（控制）病灶和获得良好功能进行权衡，关键还需掌握手术适应证。

2. 必须要让患者充分了解可能的术后并发症如：术后喉狭窄、喉腔肉芽形成、误吸、喉漏、皮瓣坏死、感染、咽漏等。

3. 喉腔修复尽量宽敞，提高术后拔气管套率、减少喉狭窄，提高声音质量，改善生活质量。

4. 术后先进食糊状、黏团状食物，可以尽早让患者克服误吸这一并发症。

## 三、临床实践

1. 垂直部分喉切除术后喉腔缺损的修复。

（1）垂直部分喉切除后至少要保留患侧后1/4～1/2甲状软骨板以使修复后的喉有足够的骨性支架。

（2）颈阔肌瓣上翻时要保持颈深筋膜的完整性，不要使筋膜与胸骨舌骨肌分离；筋膜组织韧性好、抗感染能力强，肌筋膜瓣内翻修复喉腔缺损后上皮化快。

（3）双蒂胸骨舌骨肌筋膜瓣修复喉腔缺损时，内翻后两侧直接对位缝合，容易形成修复过度，造成术后喉腔狭窄拔管困难。

（4）双蒂胸骨舌骨肌筋膜瓣修复喉腔缺损适合修复T1a、T2（垂直部分喉切除）及T1b（额侧位垂直部分喉切除）术后缺损（甲状软骨板切除不多），也适合于T3（扩大垂直半喉切除）术后保留甲状软骨板后部并且对侧没有切除过多的甲状软骨板（0.5cm以内）。一般不适合T3声带受累较大需要切除患侧全部甲状软骨板或侵犯前联合需要切除过多的对侧甲状软骨板的患者，此类患者行会厌下拉或环状软骨上部分喉切除术较为合适。

2. 垂直侧前位部分喉切除术后喉腔缺损的修复。

（1）双蒂胸骨舌骨肌软骨膜瓣：于甲状软骨膜及胸骨舌骨肌内侧缝合缘向外1.5～2cm处纵行切开甲状软骨膜及胸骨舌骨肌，分别切开至甲状软骨上缘、下缘之上下1.5cm处，形成双蒂胸骨舌骨及软骨膜瓣，将患侧甲状软骨膜瓣由切口牵出，肌骨膜瓣移至喉内创面，使软骨膜面向喉腔，将软骨膜与喉内黏膜各缘分别对位缝合。

（2）单蒂胸骨舌骨肌软骨膜瓣：制备一蒂在上的适当大小的胸骨舌骨肌瓣，移至甲状软骨外骨膜内侧喉腔缺损区，肌膜向喉腔与缺损周黏膜切缘对位间断缝合；将对侧声带、室带前端与甲状软骨外膜缝合数针，再将患侧保留的甲状软骨膜前缘、喉内胸骨舌骨肌筋膜前缘与对侧声带、室带前缘对位间断缝合。

（3）颈前皮瓣修复术：根据喉腔缺损大小，制备一蒂位于患侧的，相当于喉腔缺损的肌皮瓣，置入喉腔创面，将皮瓣上、下及远端切缘与喉黏膜上、下及后断缘对位缝合。自皮瓣基部向内切制约1cm的半厚皮瓣，向内翻转分别与会厌、环甲膜及喉黏膜缝合。注意缝合时不可过紧；颈前皮肤有毛发、瘢痕及萎缩者不宜使用。

3. 垂直喉次全切除术。

（1）对仅留有一侧杓状软骨的次全喉切除术，用邻近下咽黏膜与杓状软骨缝制成内含活动杓状软骨的发音管最便捷。

（2）颈部肌皮瓣松弛取材余地大且肌瓣血供丰富容易展平，伤口愈合快，不易造成喉腔狭窄，术后拔管率高。

（3）会厌瓣可用于修补喉前部对称性缺损，亦可用于修补侧前位的非对称性缺损。对于声门上型喉癌会厌修补时，将会厌侧缘与喉口侧壁缝合，可减轻误吸；对于声门型、声门下型喉癌，可上提喉将甲状软骨或环状软骨固定于舌根或舌骨，可减轻误吸。

## 四、总结

喉的组织来源不同，彼此间有天然屏障作用，因此，部分喉切除可达到根除喉癌的目的，喉肿瘤切除后的修复对喉功能的重建至关重要。对修复方法和修复组织材料的选择应遵循取材方便、具有较好的组织相容性和有利于喉功能重建的基本原则，使修复过程简便易行，尽量减小对患者的损伤。

（刘学奎）

# 第五节　喉环状软骨上次全切除术–环状软骨舌骨（会厌）固定术

## 一、实践技巧

1. 根据喉癌临床分型（声门上型、跨声门型和声门型）、通过影像学（CT或MRI）了解喉癌癌灶范围，判断是否有环杓结构（杓状软骨、环状关节、环杓侧肌和环杓后肌、喉上神经和喉下神经）和环状软骨侵犯，据此来决定手术是喉环状软骨上次全切除术–环状软骨舌骨固定术（supracricoid partial laryngectomy–cricohyoidopexy，SCPL–CHP）还是喉环状软骨上次全切除术–环状软骨舌骨会厌固定术（supracricoid partial laryngectomy–cricohyoidoepiglottopexy，SCPL–CHEP）。声门上型及跨声型喉癌采用SCPL–CHP；声门型喉癌采用SCPL–CHEP。

2. 不管采取哪种术式，术中至少保留一侧活动环杓结构（杓状软骨、环状关节、环杓侧肌和环杓后肌、喉上神经和喉下神经）和完整的环状软骨是非常重要的。

## 二、经验教训

1. CHP术适应于声门上型及跨声门型喉癌，CHEP术适应于声门型喉癌。如果患者严重的肺功能障碍，术后主要并发症是吸入性肺炎，CHEP及CHP术后要康复是非常困难的，不建议这样做。

2. 必须要让患者充分了解手术的风险及患者同意如果需要有喉全切除的可能性时才可进行CHEP及CHP术，交代可能的术后并发症，如暂时的气管切开、暂时的吞咽困难和永久声嘶等。术后发声质量较差及术后呛咳较重。

3. 术中甲状软骨板后上缘切断咽下缩肌，注意不要损伤喉上血管神经束。分离环杓关节时，可直接用厚剪剪断甲状软骨下角，以避免损伤喉返神经。切除病变时从病变较轻的一侧开始。

## 三、背景与解剖要点

喉环状软骨上次全切除术（supracricoid partial laryngectomy，SCPL，又称环状软骨上部分喉切除术）是Major和Rieder在1959年首先报道，Alajmo（1971），Piquet等（1974）和Laccourreye等（1994）改进，随后在世界上广泛应用。该术式手术方法简单规范，拔除气管套管率高，疗效与其他部分喉切除术相近，避免了喉全切除和近全喉切除及永久性气管造瘘。

目前，SCPL基本术式有两种：喉环状软骨上次全切除术–环状软骨舌骨固定术（SCPL-CHP）和喉环状软骨上次全切除术–环状软骨舌骨会厌固定术（SCPL-CHEP）。SCPL扩展术式：喉环状软骨上次全切除术–气管环舌骨会厌固定术（supracricoid partial laryngectomy-tracheocricohyoidoepiglottopexy，SCPL-TCHEP）。近期我院对CHEP术式中进行改良，报道了环状软骨甲状软骨固定术（supracricoid partial laryngectomy-cricothyroidopexy，SCPL-CTP）。

SCPL-CHP、SCPL-CHEP与SCPL-TCHEP术式区别：SCPL-CHP术式要点是将甲状软骨及会厌软骨一并切除，然后环状软骨与舌骨拉拢缝合；SCPL-CHEP术式要点是将甲状软骨及部分会厌软骨切除，残留会厌、舌骨与环状软骨拉拢缝合；SCPL-TCHEP术式要点是在SCPL-CHEP术式的甲状软骨及部分会厌软骨切除同时再切除环状软骨前弓，残留会厌、舌骨与环状软骨后部和第一气管环拉拢缝合。SCPL-CTP术式要点是将甲状软骨行甲状软骨下部切除，残留甲状软骨上部与环状软骨拉拢缝合（图4-11）。

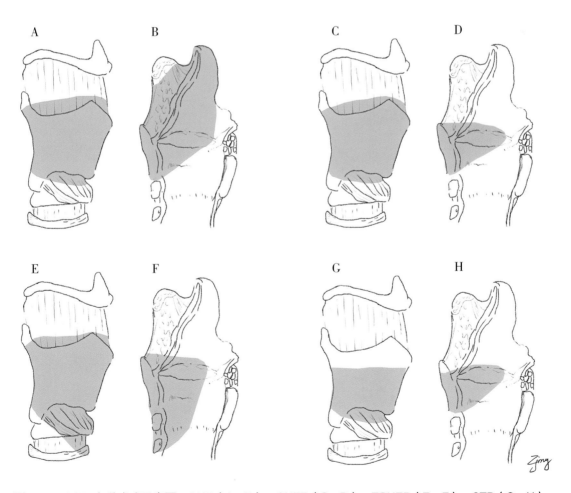

图4-11 SCPL各种术式示意图：CHP（A，B），CHEP（C，D），TCHEP（E，F），CTP（G，H）

## 四、临床实践

### （一）喉环状软骨上次全切除术-环状软骨舌骨固定术

1. SCPL-CHP适用于。喉室、声带受侵或/和声带活动受限的T2跨声门型或声门上型喉癌；声带固定或/和会厌前间隙受侵、甲状软骨局部受侵的T3跨声门型或声门上型喉癌。

2. 术前一天下鼻饲管，术前先局麻行气管切开并置入麻醉插管行全身麻醉。气管切开口与手术切口不要在一起，尽量两个术腔不要相通，如术中二者术腔无意中相通了，术毕时不要忘记采用缝合方法将二者术腔分开，以免相互感染及影响术腔充分引流。

3. 一般来说，如计划做颈清扫术，要先完成了颈淋巴结清扫，再进行喉环状软骨上次全切除。

4. 沿舌骨下缘切断甲状舌骨肌和胸骨舌骨肌，在甲状软骨板斜线肌肉附着处分离切断甲状舌骨肌和胸骨甲状肌。保留带状肌的下蒂，以尽可能保证神经支配和血液供应。保留喉上神经血管束以保证喉神经支配。

5. 沿舌骨小角之间切开舌骨下骨膜，剥离舌骨后方骨膜，这样可使甲舌膜、舌骨会厌韧带和全部会厌前间隙连同肿瘤组织一起切除。

6. 沿甲状软骨后上缘切断咽下缩肌和外侧软骨膜，找到甲状软骨下角，用厚剪在下角根部剪断下角，这样可以避免损伤喉返神经。

7. 从上方的会厌前间隙进入会厌谷或下方的环甲膜进入喉腔对肿瘤进行评估及直视情况下进行喉环上部分切除。从病变轻的一侧开始，用锐利的拉钩牵拉会厌并拉向内侧，会厌与杓会厌皱襞、室带、声带、声门旁间隙、甲状软骨、受累的单侧杓状软骨和需要切除的肿瘤组织一并切除。受累单侧杓状软骨切除后，要用残留的环后黏膜和小角软骨瓣缝合，制作一个组织团块。用3-0线将杓状软骨向前与环状软骨缝合在一起，防止后滑。

8. 环状软骨和舌骨由黏膜下在中线及中线旁1cm三处的1-0线牵引（有时也可五处），缝线绕过环状软骨弓，从黏膜下舌根肌肉穿出，绕至舌骨前方，拉拢并打结缝线，对合好舌骨与环状软骨。

9. 术后第3天更换气管套管。术后第7天开始，患者如可吞咽唾液且不呛咳，则可拔除鼻饲管进行进食训练，否则拔鼻饲管时间要向后推。进食时不要进流质，而进稠状固体物（面包沾水，面条等），进食时体位不作要求，坐位、半卧位及卧位均可，以患者进食不呛为准，以后慢慢地恢复到正常位进食。

### （二）喉环状软骨上次全切除术-环状软骨舌骨会厌固定术

1. SCPL-CHEP适用于T1b，T2和T3的声门型喉癌。

2. 沿甲状软骨上缘水平切断甲状舌骨膜，在会厌柄上方切断会厌软骨后进入室带上方的喉腔或下方的环甲膜进入喉腔，对肿瘤进行评估及直视情况下进行喉环上部分切除。将会厌柄与杓会厌皱襞、室带、声带、声门旁间隙、甲状软骨、受累的单侧杓状软骨和需要切除的标本一并切除。受累单侧杓状软骨切除后，要用残留的环后黏膜和小角软骨瓣缝合，制作一个组织团块。

3. 环状软骨和舌骨由黏膜下在中线及中线旁1cm三处的1-0线牵引（有时也可五处），缝线绕过环状软骨弓，穿过残留会厌软骨、会厌前间隙，从黏膜下舌根肌肉穿出，绕至舌骨前方，拉拢并打结缝线，对合好舌骨与环状软骨。

4. 其他手术要点同SCPL-CHP。

### （三）喉环状软骨上次全切除术-气管环舌骨会厌固定术

1. SCPL-TCHEP适用于声门下侵犯达环状软骨上缘或侵犯环状软骨的T2和T3声门型喉癌。

2. 将环状软骨前弓与会厌柄、杓会厌皱襞、室带、声带、声门旁间隙、甲状软骨、受累的单侧杓状软骨和需要切除的标本一并切除。

3. 环状软骨后部、第一气管环前部和舌骨由黏膜下在中线及中线旁1cm三处的1-0线牵引（有时也可五处），缝线绕过环状软骨后部、第一气管环前部，穿过残留会厌软骨、会厌前间隙，从黏膜下舌根肌肉穿出，绕至舌骨前方，拉拢并打结缝线，对合好舌骨与环状软骨后部、第一气管环前部。

4. 其他手术要点同SCPL-CHEP。

### （四）喉截断部分切除术（MFPL）

1. 适用于侵犯前联合的T1b声门型喉癌。

2. 分离双侧胸骨舌骨肌及甲状软骨膜至甲状软骨后缘，分别大约自甲状软骨前上1/3（约离甲状软骨上切迹0.5cm），至后缘中点，前下1/3（约离甲状软骨下缘0.5cm）至后缘中点锯断甲状软骨（图4-12a），根据喉CT提示声带前联合与甲状软骨的轴位关系（一般位于中间），选择距离声带前联合较远的甲状软骨截断口，切开深面喉内肌肉黏膜进入喉腔（图4-12b），直视下距肿瘤缘0.5cm以上，完整切除肿瘤。

3. 切除范围。上界为双侧室带游离缘，下界声门下0.5cm以上，后到杓状软骨声带突，前方到甲状软骨，完整切除肿瘤及喉中间部分（图4-12c）。全部病例均多点距离肿瘤5mm以上取手术安全切缘。修复方法：利用室带构建新声门，如肿瘤毗邻室带前联合处，为了保证切缘安全，切除室带前联合部分，室带前部残端需与保留的甲状软骨前端进行拉拢缝合，重建新声门，注意前联合处至少保证一侧黏膜完整，避免术后粘连，Vicryl线自甲状软骨板上部分入针，室带黏膜下出针，与甲状软骨板下部分入针，声门下黏膜下出针，对位拉拢缝合四针，关闭喉腔（图4-12d），甲状软骨外覆盖胸骨舌骨肌软骨膜。

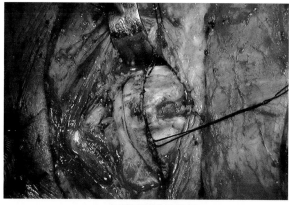
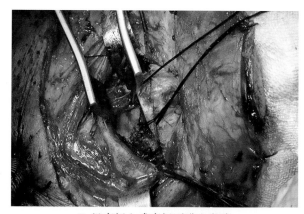

A. 水平切开甲状软骨　　　　　　　　　　B. 经声门上或声门下进入喉腔

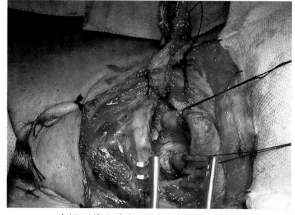
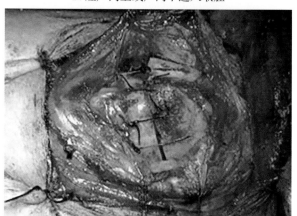

C. 直视下将喉中部连同肿瘤切除后的缺损　　　D. 将残留喉部对接缝合

**图4-12　喉截断部分切除术**

## （五）环状软骨甲状软骨固定术

1. 侵犯前联合的中早期声门型喉癌（T1b、T2、T3），包括累及甲状软骨或声门下区。排除肿瘤向上侵犯声门上区、向下侵及环甲膜、向后侵犯环杓关节或杓间区（图4-13）。

2. 沿颈前白线分离带状肌（胸骨舌骨肌），在甲状软骨板斜线肌肉附着处分离切断甲状舌骨肌和胸骨甲状肌。

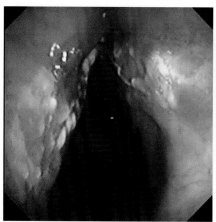
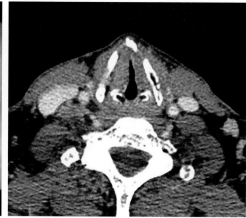

**图4-13　SCPL-CTP术前电子喉镜图片及术前CT**

3．沿甲状软骨后上缘切断咽下缩肌和外侧软骨膜，找到甲状软骨下角，用厚剪在下角根部剪断下角，这样可以避免损伤喉返神经。

4．在平甲状软骨上1/3与中1/3相交处稍上3mm，横行锯断甲状软骨，从环甲膜进入声门下区，直视完整切除癌肿及"相对前联合及声带的甲状软骨水平部"，将残留喉体上部（甲状软骨上部残留下缘）与环状软骨间断拉拢缝合（中线及中线旁1cm三至五处的3-0线）。在间断缝合之前应将甲状软骨上部残留下缘用4-0线间断缝合在中线及中线旁五处，以便残留甲状软骨上部中的甲状软骨与喉组织帖敷紧密，这样可避免术后喉狭窄（图4-14）。

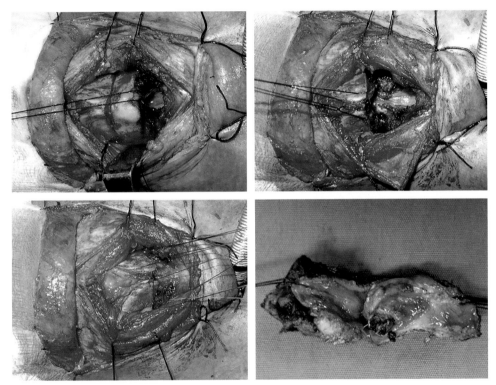

图4-14　SCPL-CTP术中及肿瘤大体图

## 五、总结

喉环状软骨上次全切除术，该术式手术方法简单规范，拔除气管套管率高，疗效与其他部分喉切除术相近，避免了喉全切除和近全喉切除及永久性气管造瘘。近期编者对CHEP术式中进行改良，报道了喉截断部分切除术（MFPL）及环状软骨甲状软骨固定术，疗效肯定，相对于SCPL手术方法简单，特别是环状软骨甲状软骨固定术，在临床中值得推广及应用。

（祝小林　雷文斌）

# 第六节　近全喉切除术

## 一、实践技巧

1. 近全喉切除术切除范围通常包括声门上区、声门区的3/4和声门下区的1/2。手术切除肿瘤组织包括患侧整个半喉，上从舌骨，下到环状软骨，患侧不留喉组织。

2. 健侧保留杓状软骨及附着的喉组织必须要有感觉和运动功能，这要求手术时必须保证健侧喉返神经不受损伤，同时尽最大可能保留健侧喉上神经也不要受损伤，否则就不能行近全喉切除术，只有改行喉全切除术。

3. 近全喉切除术做"发音管"时，必须切除全部环状软骨，清除健侧甲状软骨下角附近的环状软骨时避免损伤喉返神经，这样可避免术后吞咽时出现误吸；必须保证气管和咽之间的黏膜连续性，不能切断，尽可能多地保留声门下黏膜。

4. 近全喉切除术的"发音管"又称动态的咽气管发声瘘（dynamic tracheo-pharyngeal fistula，TPF）。患者发音时，用手按住气管造瘘口，肺内气体通过发音管由气管进入咽腔，在发音管近咽腔部分的软组织黏膜波动而产生音调，产生元音。通过患者的舌、软腭和唇活动而产生辅音，即发出语言。

5. 术前必须向患者交代做近全喉切除术时有行喉全切除术可能性；术中根据冰冻病理切片的结果来决定安全缘及提示行喉全切除还是近全喉切除术。

## 二、经验教训

1. 近全喉切除手术主要适应于一侧声带固定的T3声门型喉癌或一侧声带固定的T3下咽癌（梨状窝癌）。肿瘤已侵犯环后区中线或过中线、构间区、双侧杓状软骨的患者则不能行近全喉切除术，而是行喉全切除术。

2. 必须要让患者充分了解手术的风险及患者同意如果需要有喉全切除的可能性时才可进行近全喉切除术，交代可能的术后并发症，如误吸，发音管狭窄。近全喉切除术后仍有15%不能经发音管发声，仍需要选择其他发音方法（气管食管造瘘发声、电子喉和食管发声等）。

3. 术中注意不要损伤健侧喉返神经及血管。分离患侧下咽侧壁时，不要进入患侧声门旁间隙。

4. 有放疗、化疗失败的T3喉癌患者一般不做近全喉切除术，而是行喉全切除术。T3喉癌患者的治疗方式是手术+放疗，建议选择术后放疗，术后放疗对近全喉切除功能效果影响很小。手术切缘必须阴性，原发灶要彻底切除。手术切缘阳性，随诊后放疗补救一般没有效果。术后病理如有转移淋巴结包膜外侵、侵犯血管或神经时，则需要术后放疗。

## 三、背景与解剖要点

近全喉切除术（near-total laryngectomy，NTL）是Pearson在1981年首先报道应用于一侧声带固定的T3声门型喉癌或一侧声带固定的T3下咽癌（梨状窝癌）的患者，保留患者发声功能及牺牲患者呼吸功能而设计一种手术方法，又称Pearson手术。该术式疗效与喉全切除术相近。该术式如手术成功，其发音效果优于喉全切除术后气管食管造瘘的发音。

目前，NTL术式是近全喉切除术-咽气管发音管形成（near-total laryngopharyngectomy-dynamic tracheo-pharyngeal fistula，NTL-TPF），NTL-TPF适用于喉癌。NTL扩展术式：近全喉及部分下咽切除术-咽气管发音管形成（near-total laryngo-dynamic tracheo-pharyngeal fistula，NTLP-TPF），NTLP-TPF适用于下咽癌。两种术式的发音管制作方法是一致的。该方法将保留健侧杓状软骨、杓会厌皱襞、室带、声带和声门下黏膜，以缝制成咽气管相通的发音管。

## 四、临床实践

1. NTL适用于T3声门型喉癌。NTLP-TPF适用于T3下咽癌（梨状窝癌）。

2. 先做气管切开及颈部清扫术。气管切开切口尽量低一些，气管切开切口与近全喉切除术切口要隔开。

3. 健侧甲状软骨板由上至下垂直切开或楔形切开，显露健侧喉旁间隙及会厌间隙，进入健侧喉室，上下进一步扩大切口，向上切断会厌侧缘、右室带和杓会厌皱襞，向下经过声门下，再朝前横断环状软骨弓，检查肿瘤范围。肿瘤可能侵犯前联合或健侧声带前部；肿瘤如跨过前联合侵犯太多的健侧声带或健侧喉室，则改喉全切除术。继续从后正中线切开杓间肌，裂开环状软骨后部，直视下将患侧近全喉及患侧梨状窝病灶一并切除。

4. 将残留健侧喉气管相连的条状黏膜软组织（杓状软骨、杓会厌皱襞、室带、声带和声门下黏膜）包绕14号导管缝成发音管。如果残留健侧喉气管黏膜瓣过窄可旋转邻近带蒂咽壁及梨状窝黏膜瓣，以加宽喉气管黏膜瓣。

5. 缝合咽腔时采用内翻缝合咽部黏膜，间断缝合黏膜下组织和咽下缩肌及筋膜等三层缝合关闭咽腔；也可将残留咽部黏膜、黏膜下组织这二层合并一层进行内翻缝合，咽下缩肌及筋膜再加固缝合关闭咽腔。

## 五、总结

近全喉切除术适用于不适合行各种部分喉切除的喉癌患者，但不包括杓间区受侵、环后受侵、声门下环周受侵的晚期喉癌患者。术式要点：除保留一侧杓状软骨体及其下方与之连接的一条喉黏膜和其相对应的一部分环状软骨背板外，其余喉结构（包括部分气管）全部切除。将残留的喉黏膜缝成管道，这样肺部的气体通过气管经此管道通向咽腔而发声。发音管上口由于有杓状软骨的保护和神经支配，术后出现误咽少。近全喉切除术较之喉全切除发音重建术的优点是发音成功率高，术后进食不发生呛咳，发音量在不需要安装扩张管及发音钮的情况下，保持通畅，降低了患者的费用。其缺点是手术时间相对稍长且相对较复杂。

（祝小林　雷文斌）

# 第七节  喉全切除术

## 一、实践技巧

1. 喉全切除术（total laryngectomy）。

（1）适用于：声门上型或声门型喉癌T3-4。

（2）切除组织：舌骨、甲状软骨、环状软骨、会厌软骨、杓会厌皱襞、室带、声带、杓状软骨及喉内软组织。部分舌根、气管、下咽、颈部软组织等。

2. 喉全切除环咽吻合术（Arslan或Vega手术）。

手术如同喉全切扫术，适用于喉癌声门型T3-4，但通常保留会厌软骨及环状软骨，双杓状软骨均切除。将环状软骨与舌根及会厌根部对合。

## 二、经验教训

1. 患者年龄和全身情况对手术的耐受能力十分重要。所以肺功能差，年老体弱者或喉癌放疗后复发的中晚期喉癌患者应选择喉全切除术，而不应刻意行喉功能保全手术。

2. 喉癌术后咽瘘。咽瘘是咽喉恶性肿瘤行喉全切除术后较常见且棘手的早期并发症，近年国外报道咽瘘占喉全切除术的9%～23%，国内报道8%～35%。形成咽瘘的因素很多，如肿瘤的TN分期，患者体质差，营养不良或合并糖尿病，贫血，术前放疗病史等，大部分患者的咽瘘通过保守换药治疗，局部切口缝合，基本能够治愈。有文献报道咽瘘明确后，创口越早开放，咽瘘有可能越早愈合。

3. 喉全切除环咽吻合术（Arslan或Vega手术）。20世纪70—80年代在我国应用本术式较多，由于双侧杓状软骨全切除，术后有呛咳较重及拔管率较低的问题，近年来已有取消趋势。

## 三、背景与解剖要点

见本章第一节内容。

### 四、临床实践

1. 喉全切除术的切口有多种，较常用"U"形或"T"形切口（图4-15、图4-16）。在临床实践中，可以根据患者的临床情况来选择。T形切口有利于术野暴露，术后如发生感染形成咽瘘，引流容易，亦利于咽瘘修补或邻近转移皮瓣修复。

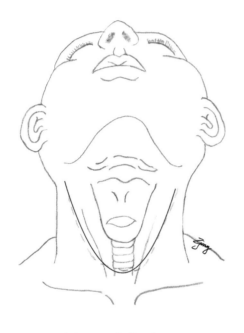

图4-15 "U"形切口

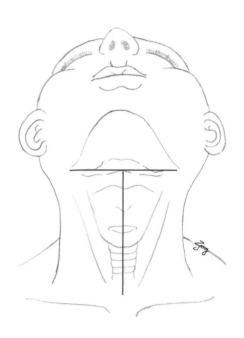

图4-16 "T"形切口

2. 喉全切除术进入喉腔有两种途径。对局限于喉腔内的肿瘤或向会厌前间隙，会厌谷方向侵犯的喉癌，选择食管入口处进入喉腔。这样，有利于直视下切除梨状窝黏膜，切除会厌谷黏膜及舌根部。如喉癌向杓会厌皱襞、梨状窝方向侵犯，宜选择从会厌谷处进入喉腔。

3. 全喉喉咽修复方式。喉全切除术是治疗喉癌的常见手术方式。手术方式分为2种：①传统手术方法：切除喉体后采用人工方法缝合下咽漏口。②采用吻合器行喉全切除术，同时以吻合钉封闭下咽漏口。采用吻合器行喉全切除术（图4-17至图4-19），虽然具有操作简单、方便的优点，但该手术方式也存在较高的吞咽障碍、鼻腔反流、术后出血发生率及医疗经济学效益差等不足之处。临床工作中，应严格适应证选择标准。

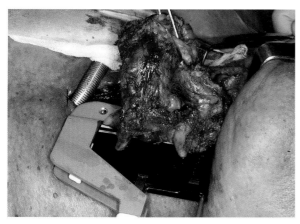
图4-17 喉全切除术中使用直线闭合器（侧面观）

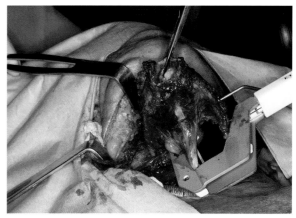
图4-18 喉全切除术中使用直线闭合器（从下向上观）

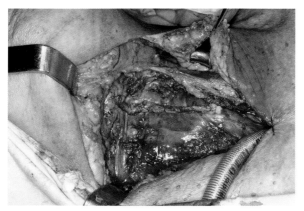
图4-19 直线闭合器闭合下咽创面

## 五、总结

喉全切除术因需完整切除喉器官，虽然严重影响患者的发音功能，但对局部晚期喉癌患者，喉全切除术能够根治肿瘤的前提下，明显解决患者术前呼吸或吞咽困难，肿瘤晚期疼痛等症状，结合围手术期间与患者进行充分心理指导，最终能够明显改善局部晚期喉癌患者生活质量。

（陈文宽）

# 第八节 发音重建

喉全切除术后发音重建分为：食管发音，电子喉发音，气管食管瘘发音等。其中食管发音是通过食管内或胃内进入气体，然后将这些气体冲击下咽食管（pharyngoesophageal，PE）黏膜产生振动，从而发音。这种发音方式的优点是患者无需行额外的手术，无额外的经济费用。缺点是每次吞吐的气体量有限，发音时间只能维持1~2秒，明显差于正常的喉发音（20秒以上）。而且很多患者很难掌握食管发音技巧，不超过60%的患者可掌握食管发音，而有良好发音效果的患者不超过10%。电子喉发音是利用电子喉产生的振动通过皮肤传导至PE黏膜，从而发音。这种发音方式的优点是易学，缺点是声音单调，机械音，而且需要额外的费用购买电子喉。而气管食管瘘发音是通过发音辅助装置（voice prosthesis，VP）将肺内气体从气管单向进入PE区域，从而发音的方式。优点是外科医生可在全喉手术中同期完成或二期完成气管食管瘘（tracheoesophageal puncture，TEP），不增加患者的经济和心理负担，此种发音方式成功率高，而且发音效果良好，备受医生和患者关注。本文将重点介绍气管食管瘘发音重建方式。

## 一、实践技巧

1. 术前行食管吹气法来预测该种术式的可行性。

2. 术前准确评估肿瘤范围，尽量保留环后黏膜及梨状窝和咽侧壁黏膜。

3. 术中从下咽黏膜向气管后壁直接进行穿刺，穿刺孔大小以可放置16号导管为准。

4. 术后1周，气管食管音（气管下咽瘘道）形成。可置放19 gauge Ryles 管持续6周，之后可以用Blom Singer发音假体置换该管。

5. 该术式发音成功的关键在于术中纵向行环咽肌切开术，因为包括环咽肌在内的食管上段和部分下咽缩肌区域的痉挛是导致发音不清的重要因素。

## 二、经验教训

1. 年龄70岁以上患者要慎重。

2. 术前未行食管吹气法检测，未能准确评估咽缩肌对食管扩张的反应，应重新评估。

3. 术中未纵向切开环咽肌，术后气管食管瘘口狭窄或痉挛，应重新评估。

### 三、背景与解剖要点

随着生活水平的日益提高，患者对生活质量的要求逐渐提高。晚期喉癌患者，除了行放疗化疗治疗外，喉全切除术是主要的治疗方式。既有高的生存率，又有高的生活质量是肿瘤治疗的关键。而由于气管食管穿刺造瘘法，因为术式简单，发音成功率高，发音质量高备受关注。

因为全喉手术中已经充分暴露气管食管壁、下咽侧壁，只要术者认真操作，避免损伤颈部大血管、膈神经、臂丛神经等重要组织，手术相对容易同期完成。

### 四、临床实践

1. 仰卧位，肩部垫枕头，颈部呈过伸位。常规外科消毒，行喉全切除术。

2. 喉全切除之后，冲洗术野，游离2～4气管残端后壁与食管间隙。

3. 纵向切开环咽肌，气管食管穿刺要保证食管黏膜位低于气管黏膜位，这样误咽少。穿刺孔大小以可放置16号导管为准。

4. 完成喉全切除术，气管造瘘。

5. 术后1周气管食管瘘道形成，拔出导管，放入19 gauge Ryles管持续6周，然后拔出19 gauge Ryles管置入Blom Singer发音假体。

### 五、总结

气管食管穿刺造瘘术是目前最常用的发音重建的方法，手术方法简单，可于喉全切除术中同期完成，或喉全切除术6周后二期完成。手术成功的关键在于术前行食管吹气法判断咽缩肌对食管扩张的反应，术中纵向切开环咽肌，术后按期置换发音假体，在发音训练专家的指导下完成发音。

（陈艳峰）

# 第九节　喉狭窄的处理

喉气管狭窄由于发生原因、狭窄部位、严重程度、持续时间和功能损伤状态存在较大差异，所以在诊断手段和治疗措施上各有不同；气管狭窄的评价必须采取系统和全面的检查，以确保准确的诊断和治疗计划。

喉气管狭窄的分期方法比较多，Cotton法是目前文献报道中使用较多的方法，分为四期，Ⅰ期：管腔阻塞<70%；Ⅱ期：管腔阻塞介于70%~90%；Ⅲ期：管腔阻塞>90%，但仍有可辨认的管腔存在，或对声下狭窄者而言，管腔完全闭塞；Ⅳ期：无管腔，声带不可辨认。

## 一、实践技巧

1. 喉气管狭窄的评价需系统、全面，确保诊断和治疗的准确，需详细询问病史；局部及全身查体，应用电子喉气管镜或硬性气管内窥镜直接检查喉及气管狭窄部位、MRI和螺旋CT及其三维重建明确病变的情况。首先，准确判断狭窄的发生部位、范围（直径）、性质（软组织，瘢痕或支架破损）、功能受损程度；其次，准确描述患者主观受损症状和客观检查结果；最后评估预期的治疗效果，即喉气管功能恢复情况以及治疗手段可能给患者造成生活质量的影响，并与患者充分交流和沟通，使其期望值归于理性。

2. 支撑喉显微内镜下喉狭窄手术和颈部开放手术，虽然喉开放性手术并发症相对较多，但内镜手术对部分喉气管狭窄可能无效，故术前应权衡利弊，择优选之。总之，较轻的喉气管狭窄可通过内镜手术来解决，对病情较重的患者则需行开放性喉器官重建手术，对伴有严重复杂喉气管软骨骨折和碎裂的患者，经内镜手术应视为禁忌证。

3. 随着显微喉手术器械的改进和喉气管内镜手术的变革，特别是配备数字成像系统的手术显微镜和喉镜的应用，过去只能靠颈部开放手术解决的问题，现在部分可用内镜手术取代。内镜下操作主要包括以下几种方式：狭窄部位的扩张，瘢痕组织剥离或微黏膜瓣制作与吻合，应用显微手术器械进行瘢痕组织的切除，扩张子的置入与更换，$CO_2$激光瘢痕消融术和喉微型动力旋切钻吸切术等。

4. 喉狭窄伴喉梗阻Ⅱ度或以上时需要先行气管切开术，解除呼吸困难后再处理喉狭窄。

5. 外伤除造成喉软骨支架、特别是环状软骨的损伤外，还会因黏膜损伤、感染而造成狭窄，如处理不及时或不恰当发生率更高。

6. 手术时要注意将喉支架软骨复位扩大喉腔，尽量保留喉腔黏膜及喉软骨支架并对位固定缝合，对喉软骨支架缺损较多的可采用邻近的组织进行修复。术中根据狭窄的程度及部位放置合适的"T"形硅胶管，术中"T"形硅胶管不要超过假声带平面，术后"T"形硅胶管视情况停留一定的时间后拔除（图4-20）。

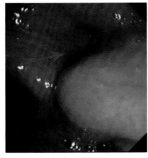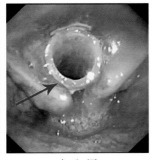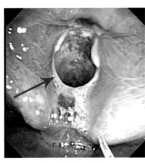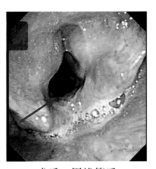

| 术前喉狭窄 | 术后2周 | 术后12周 | 术后24周拔管后 |

图4-20  喉狭窄置"T"形硅胶管术前、术后及拔除后电子喉镜图片

## 二、经验教训

1. 手术时要注意将喉支架软骨复位扩大喉腔，尽量保留喉腔黏膜及喉软骨支架并对位固定缝合，对喉软骨支架缺损较多的可采用邻近的组织进行修复。

2. 必须要让患者充分了解手术的风险及需要多次手术的可能性时才可进行喉狭窄手术，交代可能的术后并发症如：终生带气管套管。术后需较长时间（3～12个月）放置"T"形硅胶管扩张喉腔及塑形，根据狭窄的程度正确选择"T"形硅胶管（表4-1），以恢复呼吸、发音及吞咽功能。

表4-1  常规"T"形硅胶管规格

| 规格编号 | 主管外径（cm） | 支管外径（cm） | 适用年龄 |
| --- | --- | --- | --- |
| 1 | 0.8 | 0.6 | 幼儿 |
| 2 | 1.0 | 0.8 | 儿童 |
| 3 | 1.1 | 0.9 | 儿童 |
| 4 | 1.2 | 1.0 | 青少年 |
| 5 | 1.3 | 1.1 | 青少年 |
| 6 | 1.4 | 1.2 | 成年女性 |
| 7 | 1.6 | 1.4 | 成年女性 |

＊来源于苏振忠主编《耳鼻咽喉创伤学》。

3. "T"形硅胶管管径大小要根据不同年龄及气管内径而选择。管径太小不能维持正常呼吸，而管径太大则会摩擦损伤气管壁，引起肉芽增生。术后应定期行纤维喉镜检查，如发现"T"形硅胶管下端有肉芽（图4-21），量少应及时予以去除，量多则说明"T"形硅胶管管径大，摩擦损伤，应及时予以更换，防止日后形成新的瘢痕狭窄；"T"形硅胶管长端应超过狭窄达1cm左右，短端长1.0～1.5cm，"T"形硅胶管顶端距声门不少于0.5cm（图4-22）。若"T"形硅胶管顶端距声门近，则其长度应超出声门，平杓状隆突。如"T"形硅胶管上端距声门太近，可造成声门下水肿引起呼吸困难，如预计短期内不能拔除"T"形硅胶管，则应调整"T"形硅胶管位置。"T"形硅胶管置入术后的护理也很重要。每隔3～4小时"T"形硅胶管内滴入抗生素及稀化痰液的药液，直到切口愈合。

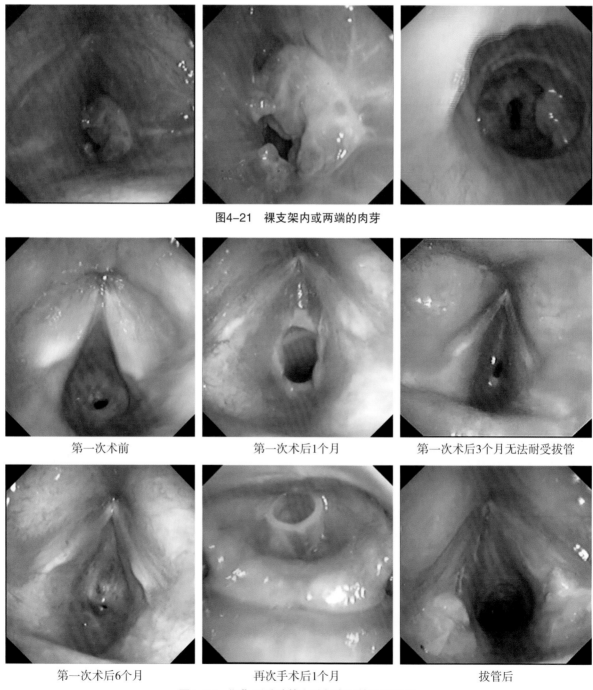

图4-21　裸支架内或两端的肉芽

第一次术前　　　　　　第一次术后1个月　　　　第一次术后3个月无法耐受拔管

第一次术后6个月　　　　再次手术后1个月　　　　拔管后

图4-22　"T"形硅胶管上端与声门的位置关系

### 三、背景与解剖要点

喉狭窄（stenosis of the larynx）是不同原因所致喉腔变窄或闭锁，导致呼吸、发声或吞咽功能障碍。喉狭窄在临床上的发生率逐渐上升，主要原因是交通的迅速发展，车祸导致的喉外伤不断增加。喉狭窄的治疗是临床上的难题，喉狭窄的治疗方法在不断改进，手术成功率也在不断提高，但仍有相当部分的喉狭窄患者需终生佩戴气管套管辅助呼吸。

临床多采用狭窄部位分型，按喉解剖分区分4型：声门上型狭窄、声门型狭窄、声门下型狭窄及贯声门型狭窄。

根据患者的年龄、病因、狭窄的部位、范围、程度和声带的活动程度情况选择治疗方式，治疗方式有探条扩张治疗、激光治疗、腔内支架治疗和手术治疗等。喉部电子喉镜及CT、MRI扫描在评估喉狭窄的范围中是最常见的检查，可以从多个层面了解喉狭窄的部位、程度、范围、有无软骨支架缺损、移位。

切除狭窄部位组织，整复喉软骨支架，恢复喉正常呼吸、吞咽及发声功能。注意将喉框架软骨复位，尽量保留喉黏膜及喉软骨，对喉进行塑形，对喉软骨支架缺损较多的可采用邻近的组织进行修复。

### 四、临床实践

#### （一）手术治疗

1. 外科手术是喉狭窄主要治疗方法。需根据患者的年龄、病因、狭窄的部位、范围、程度和声带的活动程度情况来制订手术治疗方式。

2. 声门上区狭窄的手术有从会厌前间隙进入喉腔或切除甲状软骨板后1/3～1/2进入喉腔的两种入路。处理喉腔瘢痕组织，恢复喉腔的解剖形态；如会厌与声门上、组织粘连较广、难以分离，可行会厌及声门上瘢痕切除，保留双侧披裂完整，勿损伤环杓关节；如合并声门前部粘连，可行甲状软骨板中线裂开，从中线分离瘢痕，置入喉模，也可置入前联合支撑架（龙骨）。

3. 声门区狭窄的手术有从环甲膜进入喉腔或喉裂开进入喉腔的两种入路。切除后联合瘢痕组织，杓间肌大部分已被切断，可采用附近下咽黏膜瓣转至后联合覆盖创面；尽量保留正常的黏膜及做黏膜下切除，如创面大，可切取鼻中隔或口腔黏膜片覆盖创面。喉腔留置喉模或"T"形硅胶管，拔除时间视情况而定4～24周（图4-23）。

第四章 喉部肿瘤

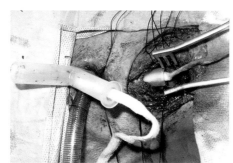 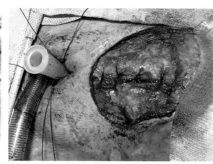 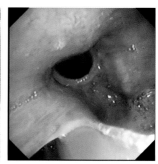

图4-23　声门区狭窄喉裂开瘢痕松解"T"形硅胶管植入

4. 声门下区狭窄的手术：进入喉腔后切除喉腔的瘢痕组织，尽量保留正常的黏膜及将未游离的软骨支架恢复其解剖形态，根据狭窄的部位、程度、范围及患者的年龄，采用邻近组织重塑喉腔及放置喉模或"T"形硅胶管扩张，放置3～6个月；如环状软骨前弓缺损，取大小合适的舌骨或连带胸骨舌骨肌的舌骨。将舌骨或胸骨舌骨肌舌骨瓣置于缺损处进行整复；切除环状软骨前弓缺损较大，也可使气管提高到环状软骨后板之前，将气管与甲状软骨下缘吻合，术中保留喉腔后部黏膜完整，处理到环甲关节附近时注意保护喉返神经。

5. 贯声门型狭窄的手术：将会厌牵拉到环状软骨上缘，将会厌与环状软骨、两侧的喉咽黏膜缝合，此方法适用于会厌及环状软骨完整的贯声门喉狭窄；将舌骨垂直置于甲状软骨前切开缘间，舌骨与双侧甲状软骨前缘钻孔缝合，此方法适用于声门前联合累及声门上下区的贯声门喉狭窄。

### （二）内镜下扩张子

1. 内镜下扩张子扩张仅适用于喉气管狭窄的早期阶段，对陈旧的、质地较硬和软骨性狭窄则疗效差。狭窄扩张需配合局部或全身系统应用类固醇激素治疗，而后天性声门下狭窄不建议使用类固醇激素。

2. 探条扩张治疗适用于早期轻度狭窄范围小、无喉支架缺损的病例。在直接支撑喉镜下，用不同型号的硬质橡胶探条或支气管镜反复扩张。多次治疗，效果不满意，常需与喉模置入同时应用。目前此方法在成人较少应用，仅见小儿轻度喉狭窄。

### （三）喉微型动力旋切钻

1. 喉微型动力旋切钻，为喉气管内镜手术的开展开辟了另一新的途径。配合显微成像设备和不同型号的吸切钻头，可以切除喉气管腔内引起狭窄的瘢痕及肉芽组织等。具有耗时少、切割准确、周围组织损伤轻和适用范围广等优点，避免了$CO_2$激光手术可能会出现的气管燃爆和传染性疾病播散等危险。

2. 开放性外科手术是喉狭窄主要治疗方法，临床上最常用的手术进路为喉裂开术。喉裂开术及环状软骨板裂开术适用于任何年龄组患者。适应证：①声门后区和声门下区联合狭窄。②软骨缺失的中度喉气管狭窄（声门下型）。③完全性声门裂和声门下型狭窄。④可不完全去除声门下区瘢痕组织，部分环状软骨切除+甲状软骨气管吻合术的适应证：①10岁以上患者。

②距声门下约＞10mm的全声门下型及气管上段型狭窄。

## （四）激光治疗

1. $CO_2$激光具有气化瘢痕、精确切割和止血、对周围正常组织创伤小等优点。内镜激光手术无须气管切开，麻醉时间较短，不容易引起大量失血、气胸、感染及瘢痕形成等并发症，术后恢复快，而且如果内镜手术失败，对下一步开放手术也无不良影响。一般在气管内麻支撑喉镜联合喉显微镜或喉内镜下，建议采用$CO_2$、KTP激光等，低功能脉冲激光气化或切割，切除瘢痕时以城垛状或放射状切割，避免弧形切割，部分病例术后需放置喉模。

2. 对于声门区病变，内镜下手术更符合微创手术的要求；对于声门下病变，往往需要声门下喉镜的协助。对于部分声门下狭窄患者，＜80%管径的狭窄，环行切割是激光手术的禁忌，应进行放射状切割。对于严重声门下狭窄，切除瘢痕后，可用一软质硅胶管保持其腔道，4~6周后拔除硅胶管。激光术后，应常规应用抗生素预防感染发生（图4-24）。

3. 对于以下情况，激光手术可能效果不佳。既往内镜手术失败者；软骨支架严重缺损者；喉气管联合狭窄者；环状瘢痕长度＞1cm且合并其他喉气管疾病，如气管软化、软骨炎或软骨膜炎等；严重喉气管细菌性感染状态；杓状软骨固定及杓间区大量瘢痕增生者。

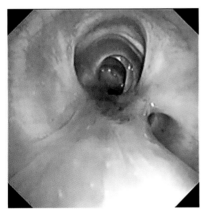 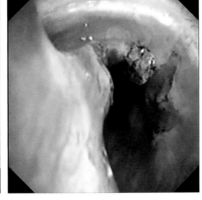 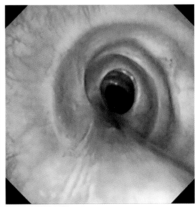

术前　　　　　　　　　　　　术中　　　　　　　　　　　术后1年

图4-24　$CO_2$激光喉气管狭窄的处理（放射状切割）

## （五）喉模（"T"形硅胶管）及腔内镍钛支架置入治疗

1. 喉模（"T"形硅胶管）置入法是治疗喉狭窄最常用的方法。

2. 喉模（"T"形硅胶管）置入法一。取2~4cm长、外径约为0.8~1.3cm的硅胶管制作喉模，将上端缝合（减少误吸），在双侧甲状软骨板将不锈钢丝依次穿过一侧皮肤—甲状软骨—硅胶管—对侧甲状软骨板—皮肤，同法在上方处再穿过细钢丝一条。判断上缘水平略超过损伤区域后，分别用纽扣穿钢丝固定于双侧颈部皮肤（需同时戴气管套管）。

3. 喉模（"T"形硅胶管）置入法二。常用"T"形硅胶管（图4-25）置入在喉狭窄的喉腔重塑，短时间可放置4~6周后取出，或长时间放置3~12个月（图4-26）。

4. 根据狭窄的程度正确选择"T"形硅胶管，以恢复呼吸、发声及吞咽功能。

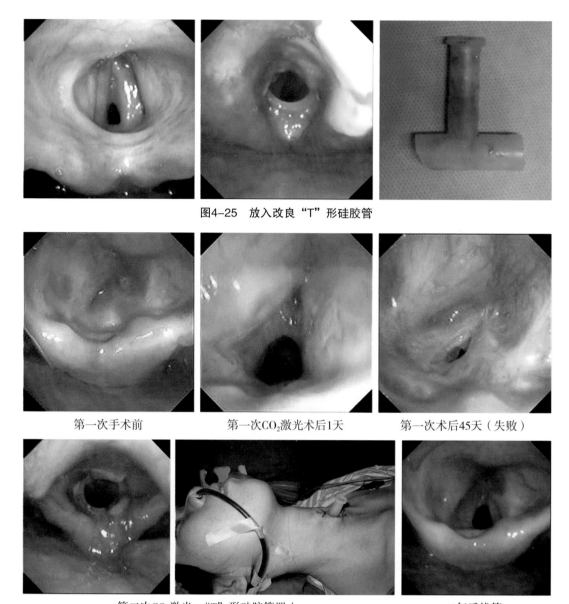

图4-25　放入改良"T"形硅胶管

第一次手术前　　　　　第一次$CO_2$激光术后1天　　　　第一次术后45天（失败）

第二次$CO_2$激光+"T"形硅胶管置入　　　　　　　　1年后拔管

图4-26　支撑喉镜$CO_2$激光瘢痕松解+"T"形硅胶管置入治疗喉狭窄

5. 腔内镍钛支架治疗，由于裸支架置入时间长，后出现肉芽继续向支架内或两端生长，而再次出现狭窄及支架取出困难等因素，腔内镍钛支架治疗喉狭窄呈逐渐减少趋势。

## 五、总结

喉狭窄的治疗是临床上的难题。喉狭窄的原因临床上除喉外伤因素外，还常见气管插管术引起。喉狭窄治疗采取以外科手术为主的治疗。外科治疗目标是恢复喉腔呼吸、发声及吞咽功能。有相当部分的喉狭窄患者，往往多次手术后仍然不能成功，需终生佩戴气管套管辅助呼吸。

（祝小林　雷文斌）

# 参 考 文 献

陈晓云，李智渊，陈建福，2003. 全喉切除术后咽瘘发生的多因素分析［J］. 中国耳鼻咽喉颅底外科杂志（01）：52-55.

陈志俊，华辉，黄沂传，等，2007. 喉癌喉部分切除及喉功能重建［J］. 中国耳鼻咽喉颅底外科杂志（04）：269-271.

董频. 额侧位垂直喉部分切除术的改良经验. 山东大学耳鼻喉眼学报，2010，24（03）：1-3.

范献良，张大良，荣宝刚，李新英，等，2005. 显微喉镜$CO_2$激光喉癌切除术的远期疗效观察［J］. 临床耳鼻咽喉科杂志（18）：828-829.

高树峰，张少容，刘月辉，等，2013. 支撑喉镜下$CO_2$激光微创手术治疗早期喉癌的疗效分析［J］. 肿瘤，33（10）：909-913.

古庆家，奚玲，冯勇，等，2013. $CO_2$激光喉显微手术治疗早期声门型喉癌疗效观察及相关因素分析［J］. 中国耳鼻咽喉颅底外科杂志，19（04）：334-337.

胡艳红，王东海，李翔宇，2014. 早期声门型喉癌$CO_2$激光术后复发相关因素分析［J］. 临床耳鼻咽喉头颈外科杂志，28（22）：1774-1776.

黄志刚，韩德民，王琪，等，2004. 激光治疗喉声门型癌手术切缘安全性研究［J］. 中国耳鼻咽喉头颈外科（02）：73-76.

黄志刚，韩德民，于振坤，等，2002. $CO_2$激光手术治疗声门型喉癌疗效分析［J］. 中华耳鼻咽喉科杂志（03）：62-65.

李守珍，黄玉婷，刘彩民，等，2000. 垂直喉部分切除肌皮瓣喉功能重建术［J］. 临床肿瘤学杂志（03）：195-196.

刘学奎，刘志民，刘巍巍，等，2012. 声门型喉癌$CO_2$激光手术治疗后局部复发与前联合受侵犯的关系［J］. 中国肿瘤临床，39（22）：1810-1813.

钱欣梅，江继贤，季念英，2003. 喉癌切除术式与喉功能重建的临床分析［J］. 中国眼耳鼻喉科杂志（03）：155-156+178.

屠规益，1994. 喉癌外科治疗的重点转移［J］. 中华耳鼻咽喉科杂志（06）：323-326.

万光伦，孙敬武，汪银凤，等，2009. $CO_2$激光治疗早期声门型喉癌疗效分析［J］. 中国耳鼻咽喉头颈外科，16（04）：165-167.

王惠忠，孙丰林，满荣军，等，2014. $CO_2$激光治疗T（is）-T1声门型喉癌术后嗓音康复的客观评价［J］. 临床耳鼻咽喉头颈外科杂志，28（24）：1979-1982.

王林，刘吉祥，杜建群，等，2007. $CO_2$激光手术治疗早期声门型喉癌疗效分析［J］. 临床耳鼻咽喉头颈外科杂志（21）：985-987.

王顺兰，郭朱明，阮岩，等，2010. $CO_2$激光手术治疗早期声门型喉癌的临床评价［J］. 新医学，41（07）：434-436.

伍国号，陈福进，李庆端，等，2001. 次全喉切除双颈阔肌皮瓣喉重建术的临床应用［J］. 中华耳鼻咽喉科杂志（03）：16-18.

伍国号，刘均墀，丁学强. 头颈外科修复与重建手术学. 北京：人民卫生出版社，2008：197-199.

杨怀安，马亮，郭星，等，2007. 支撑喉镜下激光声带切除术治疗早期声门型喉癌的远期疗效［J］. 中国激光医学杂志（01）：50-53.

ANSARIN M, PLANICKA M, ROTUNDO S, et al, 2007. Endoscopic carbon dioxide laser surgery for glottic cancer recurrence after radiotherapy: oncological results［J］. Arch Otolaryngol Head Neck Surg, 133（12）：1193-1197.

ANSARIN M, ZABRODSKY M, BIANCHI L, et al, 2006. Endoscopic $CO_2$ laser surgery for early glottic cancer in patients who are candidates for radiotherapy: results of a prospective nonrandomized study［J］. Head Neck, 28（02）：121-125.

BERNAL-SPREKELSEN M, VILASECA-GONZÁLEZ I, BLANCH-ALEJANDRO J L, 2004. Predictive values for aspiration after endoscopic laser resections of malignant tumors of the hypopharynx and larynx［J］. Head Neck, 26（02）：103-110.

BLANCH J L, VILASECA I, CABALLERO M, et al, 2011. Outcome of transoral laser microsurgery for T2-T3 tumors growing in the laryngeal anterior commissure［J］. Head Neck, 33（9）：1252-1259.

BOCCIOLINI C, PRESUTTI L, LAUDADIO P, 2005. Oncological outcome after $CO_2$ laser cordectomy for early-stage glottic carcinoma [J]. Acta Otorhinolaryngol Ital, 25（02）: 86-93.

DAMM M, SITTEL C, STREPPEL M, et al, 2000. Transoral $CO_2$ laser for surgical management of glottic carcinoma in situ [J]. Laryngoscope, 110（07）: 1215-1221.

DESAI S C, SUNG C K, JANG D W, et al. Transoral robotic surgery using a carbon dioxide flexible laser for tumors of the upper aerodigestive tract [J]. Laryngoscope, 118（12）: 2187-2189.

DIAZ-DE-CERIO P, PRECIADO J, SANTAOLALLA F, et al, 2013. Cost-minimisation and cost-effectiveness analysis comparing transoral $CO_2$ laser cordectomy, laryngofissure cordectomy and radiotherapy for the treatment of T1-2, N0, M0 glottic carcinoma [J]. Eur Arch Otorhinolaryngol, 270（04）: 1181-1188.

JEONG W J, KIM H, AHN J C, et al, 2012. Serial endoscopic analysis of the glottis following laser cordectomy: from an oncological perspective [J]. Lasers Med Sci, 27（05）: 1025-1031.

LESTER S E, RIGBY M H, MACLEAN M, et al, 2011. 'How does that sound?': objective and subjective voice outcomes following $CO_2$ laser resection for early glottis cancer [J]. J Laryngol Otol, 125（12）: 1251-1255.

LIU X K, ZHANG Q, LI Q, et al, 2011. Laryngeal framework reconstruction using titanium mesh in glottic cancer after frontolateral vertical partial laryngectomy [J]. Laryngoscope, 120（11）: 2197-2202.

MAKKI F M, RIGBY M H, BULLOCK M, et al, 2014. CO（02）laser versus cold steel margin analysis following endoscopic excision of glottic cancer [J]. J Otolaryngol Head Neck Surg（43）: 6.

MARCOTULLIO D, DE VINCENTIIS M, IANNELLA G, et al, 2014. Surgical treatment of T1b glottic tumor, 10-years follow-up [J]. Eur Rev Med Pharmacol Sci, 18（08）: 1212-1217.

NAUDO P, LACCOURREYE O, WEINSTEIN G, et al, 1998. Complications and functional outcome after supracricoid partial laryngectomy with cricohyoidoepiglottopexy [J]. Otolaryngol Head Neck Surg, 118（01）: 124-129.

NAUDO P, LACCOURREYE O, WEINSTEIN G, et al, 1998. Omplications and functional outcome after supracricoid partial laryngectomy with ricohyoidoepiglottopexy [J]. Otolaryngol Head Neck Surg, 118（01）: 124-129.

PEARSON B W, 1981. Subtotal laryngectomy [J]. Laryngoscope, 91（11）: 1904-1912.

PEARSON B W, WOODS R D 2ND, HARTMAN D E, 1980. Extended hemilaryngectomy for T3 glottic arcinoma with preservation of speech and swallowing [J]. Laryngoscope, 90（12）: 1950-1961.

PERETTI G, NICOLAI P, PIAZZA C, et al, 2001. Oncological results of endoscopic resections of Tis and T1 glottic carcinomas by carbon dioxide laser [J]. Ann Otol Rhinol Laryngol, 110（09）: 820-826.

PUKANDER J, KERÄLÄ J, MÄKITIE A, et al, 2001. Endoscopic laser surgery for laryngeal cancer [J]. Eur Arch Otorhinolaryngol, 258（05）: 236-239.

REMACLE M, VAN HAVERBEKE C, ECKEL H, et al, 2007. Proposal for revision of the European Laryngological Society classification of endoscopic cordectomies [J]. Eur Arch Otorhinolaryngol, 264（05）: 499-504.

REMMELTS A J, HOEBERS F J, KLOP W M, et al, 2013. Evaluation of lasersurgery and radiotherapy as treatment modalities in early stage laryngeal carcinoma: tumour outcome and quality of voice [J]. Eur Arch Otorhinolaryngol, 270（07）: 2079-2087.

REYNOLDS L F, RIGBY M H, TRITES J, et al, 2013. Outcomes of transoral laser microsurgery for recurrent head and neck cancer [J]. J Laryngol Otol, 127（10）: 982-986.

RÖDEL R M, STEINER W, MÜLLER R M, et al, 2009. Endoscopic laser surgery of early glottic cancer: involvement of the anterior commissure [J]. Head Neck, 31（05）: 583-592.

SJÖGREN E V, LANGEVELD T P, BAATENBURG DE JONG R J, 2008. Clinical outcome of T1 glottic carcinoma since the introduction of endoscopic $CO_2$ laser surgery as treatment option [J]. Head Neck, 30（9）: 1167-1174.

STOECKLI SJ, GUIDICELLI M, SCHNEIDER A, et al, 2001. Quality of life after treatment for early laryngeal carcinoma [J]. Eur Arch Otorhinolaryngol, 258（02）: 96-99.

WEN W P, SU Z Z, ZHU X L, et al, 2013. Supracricoid partial laryngectomy with cricothyroidopexy: a treatment for anterior vocal commissure laryngeal squamous carcinoma [J]. Head Neck, 35（03）: 311-315.

# 第五章

# 喉咽肿瘤

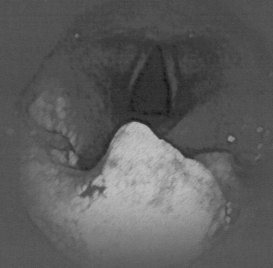

# 第一节 T1-2期梨状窝癌的外科治疗

梨状窝作为下咽结构的一部分，部位隐蔽，发生病变时临床症状出现较晚，不容易早期发现；而且即使病变范围很小，也可能发生颈部淋巴结转移。随着诊治水平提升，早期发现梨状窝癌的病例逐渐增多。早期患者临床症状主要是咽痛、咽异物感，发展至中晚期可出现吞咽不适、声嘶甚至呼吸困难。T1-2期梨状窝病变可定义为局部早期，该类患者的主要治疗方式是手术或放疗。

## 一、实践技巧

1. 术前病灶大小的评估非常重要，电子喉镜是发现梨状窝病变最好的检查手段，可以对梨状窝病变行全方位的观察，并可行病理活检明确诊断（图5-1）。

2. 薄层增强CT可以有效了解黏膜下层以及邻近结构受累情况，还能帮助发现<1cm的隐匿转移淋巴结（图5-2）。

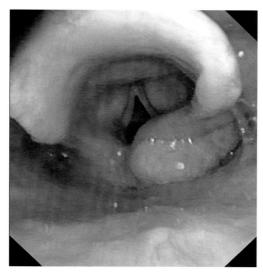

图5-1 T1期梨状窝癌电子喉镜图片

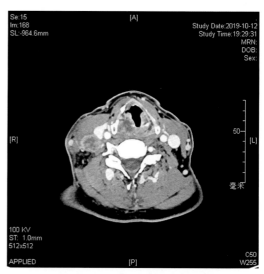

图5-2 T1期梨状窝癌CT图像

3. 切口可选择正中 "T" 形切口或者倒 "L" 形侧颈切口，后者可兼顾颈淋巴结清扫。

4. 部分梨状窝病变发生在靠外与靠上的位置，深部累及范围仅限于黏膜下，可以在支撑喉镜辅助下行$CO_2$激光切除，缺损创面可以旷置。

5. 部分梨状窝病变发生在靠下与靠内的位置，并向底部发展，或累及部位较深，不适宜经口入路手术，应选择颈部入路开放性手术。

6. 颈部入路进入咽腔的关键在于避免在肿瘤部位切开梨状窝黏膜，这要求术前对病灶范围的充分了解，有条件者可以在电子喉镜的辅助下进行咽腔切开。

7. 进入咽腔，在直视下切除肿瘤，保证安全切缘达到0.5cm以上。

8. 如果考虑到病灶切除后梨状窝的缺损较大，为了缝合方便和避免张力过大，建议切除患侧部分甲状软骨板（1/3以上）和部分舌骨。

9. 肿瘤切除后会形成大小不一的下咽部缺损，尽量用咽前方黏膜与咽后方黏膜一起缝合，环后区与杓会厌皱襞黏膜缺损可以旷置。

10. 如果咽腔前后缝合张力太大，可以用小型生物膜协助覆盖缺损，再用咽下缩肌、甲状软骨膜和颈前带状肌缝合加固，放置引流管于咽缝合处。术后患侧还需加压包扎1周以上，确保无咽瘘发生才去除加压包扎。

11. 不少学者认为早期梨状窝癌切除手术不需行气管切开，因为该手术对气道的影响比较小，但是本人还是强烈建议术后行预防性气管切开，将有助于分泌物的排出以及减少激烈咳嗽和头部活动度对伤口的影响，并且对于出现咽瘘的患者有一定的保护作用。

12. 一般来说，早期梨状窝癌病灶切除后，不必行游离组织瓣修复（图5-3至图5-6）。

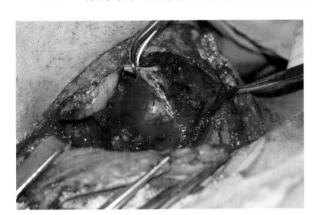

图5-3 切除部分甲状软骨板，暴露梨状窝

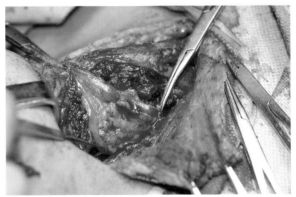

图5-4 术中所见梨状窝肿瘤情况

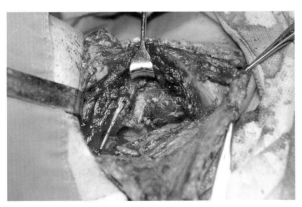

图5-5 肿瘤切除后梨状窝创面情况

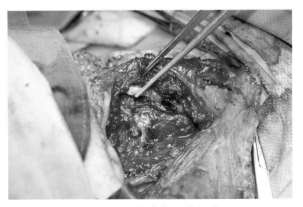

图5-6 梨状窝创面关闭后

## 二、经验教训

1. 术前对病灶范围估计不足，肿瘤向喉内发展，为了保留喉功能，安全切缘不够，最终导致复发。

2. 未行部分甲状软骨板切除，进入咽腔后，暴露困难，特别是病灶向梨状窝底发展，难于在直视下完整切除病灶。

3. 进入咽腔前对肿瘤所在位置判断不准确，切开咽腔时破瘤，污染术野；或切缘距肿瘤过远，造成大量正常黏膜被切除，增加咽腔缝合难度。

4. 咽侧壁缝合张力较大时，未行预防性气管切开，患者出现激烈咳嗽，头部活动幅度过大，出现伤口裂开，最终引起难愈性咽瘘，需二次手术修补。

5. 采用生物膜修复部分下咽缺损时，缝合处放置引流时间短，出现咽瘘无法及时发现，亦无法及时排除分泌物，可能会向颈动脉三角区扩展，最终导致大出血的风险，建议引流放置时间2~3周，当连续3天引流瓶内没有见到异常分泌物流出时可以拔出。

## 三、总结

早期梨状窝癌行梨状窝和下咽黏膜切除是可行的。一般情况亦无须行游离组织瓣的修复，可以最大限度地保留喉功能。但是，对于一些处于临界状态的患者需要仔细评估，衡量利弊，过分强调保喉功能，最终会导致复发。

（宋明）

# 第二节　下咽大型缺损的修复重建

下咽肿瘤生长部位隐蔽，当出现声嘶、吞咽不适和咽痛等临床症状时，大部分已发展为T3期或T4期病变，肿瘤多半已经累及两个或两个以上的下咽解剖亚区，最常见的受累解剖亚区是梨状窝、杓会厌皱襞和环后区，严重者可累及食管入口处，还有部分T4期肿瘤向喉内扩展，最终导致半喉固定。此类患者如果选择保喉治疗可安排多学科会诊（MDT）制定治疗方案，一般采取新辅助化疗+放疗的模式进行；但是，如果选择外科治疗，常见的模式是喉全切除+下咽广泛切除，部分患者将面临下咽缺损较大无法直接拉拢缝合的情况，Ⅰ期修复用不同类型的组织瓣重建下咽将伤口封闭就显得相当重要。

## 一、实践技巧

1．术前对于病灶大小的评估非常重要，电子喉镜是了解下咽病变范围的一个重要检查手段，可以对下咽病变进行全方位的观察，了解各个解剖亚区肿瘤累及情况，这是临床TNM分期的重要依据，部分有NBI功能的电子喉镜还能协助发现肿瘤在黏膜下潜行发展的程度，可在术前较好地预判切除范围（图5-7）。

2．下咽癌淋巴结转移率高，不少患者就诊时已出现双侧颈转移。彩超和薄层增强CT检查可以最大限度地了解颈部淋巴结转移情况（图5-8）。而且，薄层增强CT检查可以全面地了解

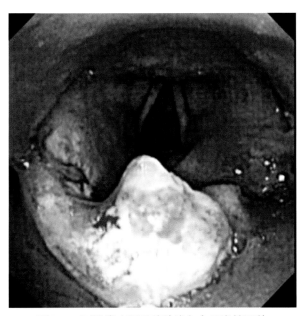

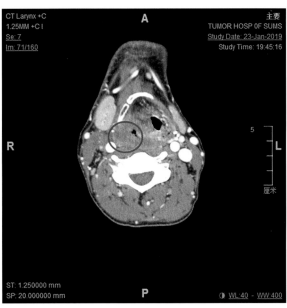

图5-7　下咽癌（咽后壁肿瘤）电子喉镜图片　　　　图5-8　晚期下咽癌CT图像

黏膜下层以及邻近结构受累情况，还能帮助发现<1cm的隐匿转移淋巴结。

3. 由于下咽癌大多数跟患者个人的不良生活习惯有关，如嗜烟酒、喝过热的茶水和长期进食腌制食品等，部分患者可能合并消化系统多原发癌，如食管癌、胃癌等，建议术前完成电子食管胃镜检查，排除多原发癌的可能。

4. 术前准确的TNM分期并与患者充分沟通可接受喉全切除后，制定手术方案，并预判下咽缺损大小选择合适的修复方式。

5. 喉全切除实践技巧（详见第四章第七节）。

6. 下咽缺损修复方式的选择取决于下咽缺损的范围和形式，包括环周缺损和大部分缺损。

### （一）下咽环周缺损修复主要有三种方式

1. 游离空肠瓣（详见第十章第六节）。是下咽环周缺损的常用修复方式。空肠属消化道体系一部分，与食管的解剖和生理较为相似，术后可以较快恢复吞咽功能。但是空肠瓣制备后离体时间不能太长，需要熟练的微血管吻合技术尽快重建空肠血运。

2. 股前外侧游离皮瓣（详见第十章第四节）。当前，显微外科技术已得到了广泛的普及，应用游离组织瓣修复头颈部缺损已成为主流，股前外侧游离皮瓣是最为常用的组织瓣之一，可以将其卷成皮管，上端与咽部残端缝合，下端与食管入口缝合。由于股前外侧皮瓣制备简单、快捷、修复面积大且无须开腹，对患者的创伤小，已逐渐成为下咽环周缺损修复的主要方式。

3. 胃上提胃咽吻合术（全喉、全下咽、全食管切除）。主要适用于下咽癌伴食管入口受累，且范围较广，或者食管存在多原发癌。该手术需将胃缩小至管状胃，并将食管内翻剥脱至颈部，创伤大、对胃肠功能影响显著，术后并发症发生率高，故术前要全面评估患者的一般状况，如年龄、营养储备、心血管功能和有无糖尿病等，还需要与胸外科医生仔细探讨病情，制定详尽的手术方案，确保患者围手术期的安全。

### （二）下咽大部分缺损修复两种主要修复方式

1. 游离组织瓣。常用的组织瓣为股前外侧游离皮瓣和前臂桡侧游离皮瓣（详见第十章第三节），前臂桡侧游离皮瓣血管恒定、制备简单、耗时少，移植成功率高，但是前臂缺损区需要植皮，对患者的前臂外观和功能都有一定影响，目前逐渐为股前外侧皮瓣所替代。

2. 带血管蒂组织瓣。胸大肌肌皮瓣（详见第十章第一节）是常用的下咽缺损修复的组织瓣，作为头颈部万能修复组织瓣，胸大肌肌皮瓣供血血管解剖恒定，血供可靠，成活率高，且皮瓣可切取面积大，组织量丰富，可修复各种类型的下咽缺损，对于同期行根治性颈淋巴清扫的患者尤为适合。

3. 良好缝合技术。这是关闭咽腔、降低术后咽瘘发生率的基础，建议采用朝向咽腔的内翻间断缝合，针距0.5~1cm，打结的力度适中，材料为4-0不可吸收单股丝线，不提倡采用可吸收线连续缝合，更不提倡用倒刺线连续缝合，其对黏膜组织损伤大。

4．颈部创面要放置引流管，特别是颈部正中吻合口附近，该处引流管放置的时间可在1周以上，一方面彻底引流创面积液加快伤口愈合，另一方面可以根据引流液性状提前预判是否出现咽瘘。引流管的拔出时间由每日的引流量来决定，我院的经验一般是＜30mL，颜色淡黄清亮，若较为浑浊建议再继续观察几天，时间可以1周至数周不等。

5．游离组织瓣血管危象的监控。组织瓣坏死是游离组织瓣修复下咽缺损的常见并发症，抢救出现血管危象的游离组织瓣的关键是尽早发现，尽快处理。由于咽腔深在、狭小，常规用电子喉镜检查效果并不好，而且频繁检查，患者也难于配合。目前，我科是采用一蒂双岛的股前外侧游离皮瓣或前臂桡侧游离皮瓣解决这个问题，大皮岛缝合咽腔创面，小皮岛缝在手术切口上用于术后作为观察窗观察组织瓣血运情况，此方法简单、易实施、对患者影响小且效率高（图5-9至图5-13）。

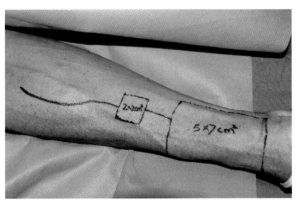

图5-9　一蒂双岛的前臂桡侧游离皮瓣设计

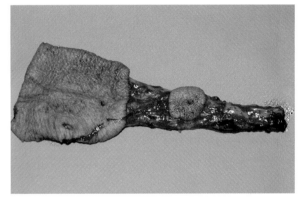

图5-10　一蒂双岛的前臂桡侧游离皮瓣断蒂后

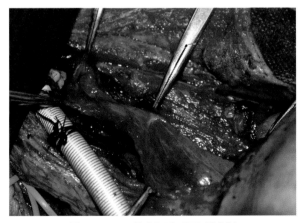

图5-11　下咽癌切除后下咽缺损

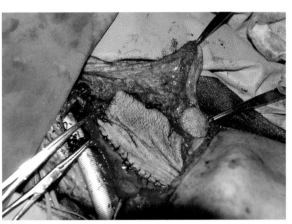

图5-12　游离皮瓣主体部分修复下咽缺损

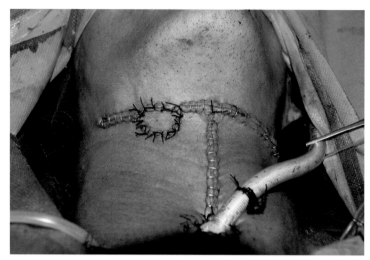

图5-13　一蒂双岛皮瓣观察窗缝合在表皮

6. 围手术期处理。下咽手术咽瘘发生率可高达30%以上，围手术期的处理也是减少咽瘘的关键，术前和术后给予一定强度的营养支持和持续的白蛋白补充，术中和术后给予预防性双联抗感染治疗（广谱抗生素+抗厌氧菌药物）5~7天。术中放置鼻饲管，术后可请营养师配制合理营养餐经鼻饲管输入，保证每日有足够的肠内营养。对于有糖尿病病史的患者还要行严密的血糖水平监控，一般术前一两天开始用胰岛素管理血糖水平，尽量将血糖水平控制在9mmol/L以下。

（三）常见并发症处理

1. 组织瓣坏死。组织瓣坏死是下咽大型修复最严重并发症之一，特别是胃上提胃咽吻合术后出现胃壁坏死，虽然发生率低，但是一旦发生致死率高。胃壁坏死带来的问题有咽瘘，纵隔感染，大血管出血等，患者体质常常急剧下降，即使用结肠代食管修复，也因局部条件不良和患者全身情况差而难于成功。故一定要联合对胃食管解剖熟悉，手术操作精良的胸腹科高级医生一起实施此类手术，术中尽可能地减少对管状胃血供的损伤，方可最大限度地降低胃壁坏死的发生率。至于其他类型的组织瓣坏死，如：空肠瓣，股前外侧皮瓣等，发现后应积极改善患者的营养状况，若患者一般情况许可，要第一时间清除坏死组织瓣，使用备用皮瓣进行修复，如：胸大肌肌皮瓣、前臂皮瓣等。

2. 咽瘘。咽瘘发生与以下因素有关：①手术切缘阳性；②缝合技术不良（包括外科医生技术和缝合材料）；③组织瓣坏死；④术前或术后放疗；⑤患者全身营养状况差等。咽瘘的预防和处理见上围手术期处理。

3. 颈总动脉破裂。常见于肿瘤累及颈总动脉并在术中行部分切除或颈总动脉重建的患者，若术后患者出现咽瘘情况，将有可能会危及颈总动脉。颈总动脉长时间浸泡在各种消化液中，会导致重建的血管破裂大出血，这是一个非常凶险的并发症，处置措施不当会因出血过多或血液流入气管窒息死亡。预防的措施：在重建颈动脉旁放置引流管尽可能排干净积液，在其表面覆盖健康组织，如胸大肌肌皮瓣等，加快颈总动脉周组织康复；发现咽瘘后要及时处理，可敞开伤口，引出分泌物，颈两侧加压使咽瘘分泌物尽量由颈前正中引出，避免流向颈动脉重建侧，并在咽瘘口放置碘仿纱条可抗感染和促进肉芽生长。出现颈总动脉破裂应第一时间压迫颈动脉，并马上送手术室结扎止血。术中控制性降压，将血压维持在正常或略低一点水平，冰敷头部减少脑部耗氧量，应用激素、甘露醇、呋塞米等，减轻脑水肿，可在一定程度上降低颈总动脉结扎后的死亡率和偏瘫率。

4. 胃反流。患者手术后经鼻饲管或经口进食，出现胃内容经口流出，称为胃反流。下咽术后特别是食道入口黏膜切除过多，导致消化道括约肌功能不全，较常发生胃反流。处理方法：减少每次进食量，直立体位进食，进食后可稍微行走几步，促进食物下行，不能进食后立即平卧。

5. 下咽狭窄。下咽黏膜缺损大可用组织瓣修复的手段来避免下咽狭窄，若部分患者预期其可能出现下咽狭窄，可以延长鼻饲管放置的时间。下咽狭窄主要发生在缺损大且没有行组织瓣修复的病例，若患者恢复正常进食数月后才出现二次吞咽困难，要重点考虑是否出现复发。

## 二、经验教训

1. 术前对患者一般情况进行详尽的临床评估相当重要，患者的年纪、营养状况和基础疾病都决定着此类手术是否能够成功，特别对于全喉全食道切除胃咽吻合术的实施，患者的年龄＞60岁手术的成功率就很低。

2. 下咽癌的患者有5%～10%会合并消化系统多原发癌，常见部位为食管、胃和口腔等，术前应常规行电子胃镜检查用于提前发现可疑病灶，排除隐患。

3. 下咽黏膜缺损多少才需要修复，目前还没有一个明确的指引，但是如果经验判断缝合后仅能通过鼻饲管，这样关闭咽腔张力过大，术后出现咽瘘概率非常高（几乎为100%），因此，当下咽黏膜缺损超过1/2，强烈建议行组织瓣修复，至于采用哪种组织瓣，应根据自身的技术水平来定。

4. T4期下咽癌，肿瘤跨过中线的情况很常见，不少患者术前即有双侧淋巴结转移，对于瘤体累及中线，却只有患侧颈淋巴结转移，建议对侧颈也要行预防性颈淋巴清扫。

5. 胸大肌肌皮瓣非常适用修复术中有行一侧根治性颈淋巴清扫的下咽缺损病例，特别是有颈总动脉受累的患者，将拥有良好的血运，丰富组织量的胸大肌覆盖在有创伤的颈总动脉表面，可减少当患者出现咽瘘时各种分泌物对动脉的腐蚀，从而避免大血管破裂这种凶险的并发症发生。

6. 自身营养差，低蛋白血症，局部感染都是造成咽瘘的常见原因，术前术后要提前采取有效措施改善患者营养状态，提升总蛋白水平，对于营养稍差，短时间内难于自我提升者，建议隔日交替注射白蛋白和免疫球蛋白，增强患者的一般免疫力，促进伤口愈合，降低咽瘘的发生率。

## 三、总结

下咽癌外科治疗的关键在于术前准确判断手术切除的范围，选择合适的修复方法和备选方案用于重建术后留下的巨大下咽缺损，这可以扩大手术适应证，显著减少术后并发症，缩短住院时间，确保患者顺利康复出院，最大限度地提升患者的生存质量和生存期。下咽癌术后大型缺损修复需要医疗单位多学科高水平的配合，包括影像科、内镜科、头颈外科、显微外科、胸科、腹科、放疗科等，若不具备上述配合条件，可选择力所能及的修复方法，如胸大肌肌皮瓣等，或将患者转送至上一级医院。

（宋明）

## 参 考 文 献

屠规益，2004. 现代头颈肿瘤外科学［M］.北京：科学出版社：593-617.

伍国号，2004. 头颈肿瘤外科手术术式与技巧［M］.北京：人民军医出版社：56.

伍国号，刘均墀，丁学强，2008. 头颈外科修复与重建手术学［M］.北京：人民卫生出版社：164-171.

CAI Q, LIANG F, HUANG X, et al, 2015. Hypopharynx and larynx defect repair after resection for pyriform fossa cancer with a platysma skin flap［J］. Otolaryngol Head Neck Surg, 152（02）：374-376.

DONNADIEU J, KLOPP-DUTOTE N, BIET-HORNSTEIN A, et al, 2017. Therapeutic Management of Pyriform Sinus Cancer［J］. Otolaryngol Head Neck Surg, 156（03）：498-503.

GRÜTZENMACHER S, STEINMEIER E, HOSEMANN W, 2005. The use of the platysma myocutaneous flap for reconstruction in the head-neck area: a retrospective study［J］. Laryngorhinootologie, 84（10）：733-737.

HE J, TIAN Y, WU P, et al, 2015. Heterogeneous bovine acellular dermal matrix for mucosal repair in reconstructive surgery for laryngeal and hypopharyngeal carcinoma［J］. Oncol Res Treat, 38（06）：282-284.

LEFEBVRE J L, CHEVALIER D, LUBOINSKI B, et al, 1996. Larynx preservation in pyriform sinus cancer: preliminary results of a European Organization for Research and Treatment of Cancer phase III trial. EORTC Head and Neck Cancer Cooperative Group［J］. J Natl Cancer Inst, 88（13）：890-899.

LI P, LI S, YANG X, et al, 2016. Application of xenogenic acellular dermal matrix in reconstruction of oncological hypopharyngeal defects［J］. Eur Arch Otorhinolaryngol, 273（12）：4391-4396.

LI X Z, JIN T, CAI X L, et al, 2011. Preservation of laryngeal functions in surgical treatment of pyriform sinus carcinoma［J］. Acta Otolaryngol, 131（03）：316-322.

MAZEROLLE P, PHILOUZE P, GARREL R, et al, 2018. Oncological and functional outcomes of trans-oral robotic surgery for pyriform sinus carcinoma: A French GETTEC group study［J］. Oral Oncol（86）：165-170.

PLOUIN-GAUDON I, LENGELÉ B, DESUTER G, et al, 2004. Conservation laryngeal surgery for selected pyriform sinus cancer［J］. Eur J Surg Oncol, 30（10）：1123-1130.

PRADES J M, LALLEMANT B, GARREL R, et al, 2010. Randomized phase III trial comparing induction chemotherapy followed by radiotherapy to concomitant chemoradiotherapy for laryngeal preservation in T3M0 pyriform sinus carcinoma［J］. Acta Otolaryngol, 130（01）：150-155.

SAKASHITA T, HOMMA A, HATAKEYAMA H, et al, 2015. Clinical outcomes of weekly cisplatin chemoradiotherapy for patients with pyriform sinus cancer［J］. Int J Clin Oncol, 20（06）：1081-1085.

# 第六章

# 鼻咽肿瘤

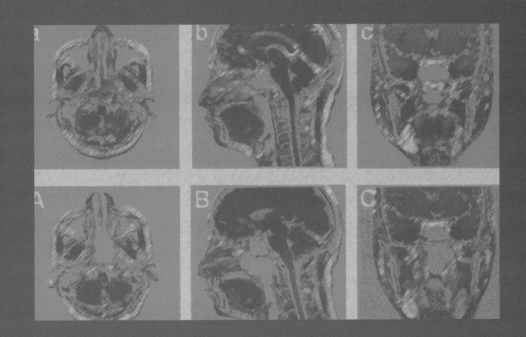

# 第一节　鼻内镜辅助下鼻咽癌原发灶外科治疗

## 一、实践技巧

1. 通过影像学（CT或MRI）和内镜检查了解鼻咽肿瘤位置和大小，并结合病史（初治或复发）和肿瘤的组织学特点（腺癌、鳞癌或肉瘤），评估手术可行性、手术切除范围和修复方法。

2. 严格掌握鼻咽切除手术适应证：分化程度较高的初治鼻咽癌（鳞癌 I 、II 级，高、中分化腺癌等）或其他对放化疗不敏感的鼻咽部恶性肿瘤（肉瘤，腺样囊性癌等）；根治量放疗后肿瘤残留或复发的患者；肿瘤局限在鼻咽腔、鼻腔或/和口咽腔内，伴有轻度咽旁侵犯，鼻咽肿瘤侵犯蝶骨基底部且范围较局限。

3. "第三只手"技术和无血切除。手术要求助手的默契配合，成为主刀的第三只手，协助完成手术操作。术中一定要仔细认真止血，避免术后出血。

## 二、经验教训

1. 鼻内入路难以直接暴露咽旁间隙内的颈内动脉，从而为咽旁间隙内肿物的切除埋下安全隐患。所以，合理选择手术适应证，避免咽旁间隙内的粗暴操作，对经鼻内镜鼻咽切除术的顺利实施至关重要。对于肿瘤病灶比较靠近颈内动脉、术中有可能误伤颈内动脉导致其破裂大出血的患者，鼻咽切除前需行颈内动脉球囊闭塞试验（balloon occlusion test，BOT），评估误伤颈内动脉破裂大出血导致偏瘫的机会；术中可首先在颈部暴露患侧颈内动脉，并行颈内动脉悬吊，可为手术误伤颈内动脉破裂大出血抢救抢得更多机会。

2. 根治性放疗后复发鼻咽癌患者伤口愈合能力差，尤其是二程放疗后再次复发患者在术后可能出现伤口愈合延迟，甚至经久不愈，最终导致颅底骨质坏死及顽固性头痛，少数患者甚至可出现恶病质、脑脊液漏导致死亡。鼻咽切除术后予以带血管蒂中鼻甲黏骨膜瓣或鼻中隔–鼻底黏骨膜瓣一期修复鼻咽创面，可明显缩短手术创面的愈合时间，解决复发鼻咽癌手术创面难以愈合的难题。

## 三、背景与解剖要点

鼻内进路是近年发展起来的微创外科技术。借助冷光源和电视放大，鼻内镜或电子鼻咽镜通过鼻腔直接窥视鼻咽腔，使鼻咽微细解剖结构清晰可见；借助配套的微创手术工具，术者可直接对鼻咽肿瘤进行手术切除，或消融治疗。该术式无须在颅面部或口腔增加额外的手术伤口，通过鼻腔自然通道对鼻咽病灶进行直接的手术操作，比起鼻外进路，手术创伤小，患者恢复快，术后合并症少，不影响患者的面容和鼻腔、口腔及其他颅面部的生理功能（图6-1）。

鼻咽位于头颅的中央，在头颅两侧的体表投影位置相当于两侧的颞下颌关节。鼻咽是咽的起始部，也称为上咽部，前面以后鼻孔为界与鼻腔相通，下部则以软腭游离缘与口咽分界，由顶壁、后壁、前壁、底壁及左侧壁、右侧壁围成。鼻咽腔呈不规则的立方体，垂直径5.5～6.0cm，横径3.0～3.5cm，前后径2.0～3.0cm（图6-2）。鼻咽周围毗邻众多重要的血管、

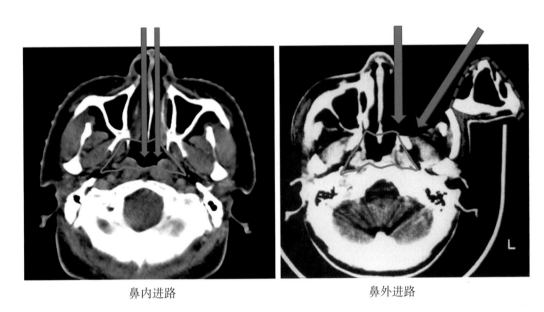

鼻内进路　　　　　　　　　　　　鼻外进路

图6-1　鼻咽内外进路手术示意图

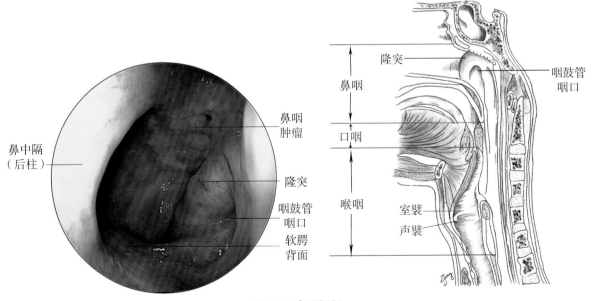

图6-2　鼻咽解剖

神经和其他组织器官，手术难度高，并存在损伤正常组织器官生理功能的可能。尤其是咽旁间隙内的颈内动脉，一旦损伤，可能导致严重的大出血，甚至危及生命。

## 四、临床实践

1. 鼻内镜引导下的鼻咽肿瘤消融术。这种手术方法通过烧灼、电凝、冷冻等方法直接对肿瘤进行消融变性，从而达到去除肿瘤的目的。手术操作简单、安全，可以在局麻下完成，甚至无须住院，适合于鼻咽顶壁表浅的微小病灶。按照消融方式又可分为光动力学治疗、激光治疗、微波治疗、射频治疗、冷冻治疗等。

2. 经鼻内镜鼻咽切除术。经鼻内镜鼻咽切除术是在鼻内镜引导下将鼻咽癌复发病灶及其足够的安全边界进行连续、整块切除，在保证根治性切除和疗效的前提下，明显减小了常规鼻外进路手术的创伤。该技术将鼻内镜微创外科技术与传统开放式根治手术技巧相结合，故而同时具有微创和切除彻底的优点。

经鼻内镜鼻咽切除术必须在全麻下进行，在鼻内镜的引导下，通过双侧鼻腔对鼻咽肿瘤及其足够的安全边界连续、完整切除。病灶局限鼻咽顶后壁、部分侧壁者，手术标识切缘时，前切缘应直达鼻中隔后柱前方1~2cm，上切缘可达后鼻孔上缘0.5~1cm，侧切缘和下切缘则根据肿瘤大小和位置个体化设计，其基本原则是保证0.5~1.0cm的安全切缘。然后向后沿鼻咽穹窿骨质分离鼻腔后份和鼻咽顶壁。对于鼻咽侧壁有肿瘤者，只要肿瘤尚未侵及咽鼓管软骨或者咽口，均可保留咽鼓管咽口，以减少术后分泌性中耳炎的发生。在咽鼓管咽口后方、隆突背面切开黏膜后，沿着咽鼓管软骨向咽旁间隙分离，注意勿伤及颈内动脉，在完整分离鼻咽侧壁后，转向内侧，沿椎前肌与内侧切口汇合；下切缘通常于平软腭水平切断鼻咽后壁黏膜，完整游离整个鼻咽软组织后经鼻或者经口取出。肿瘤局限鼻中隔者，距肿瘤外侧0.5~1.0cm处切除鼻中隔。侵犯蝶窦基底部者，充分开放双侧蝶窦，在肿瘤外侧0.2~0.5cm处切除蝶窦底壁。口咽侵犯者，还可通过口鼻联合入路进行手术切除（图6-3、图6-4）。

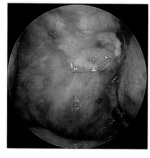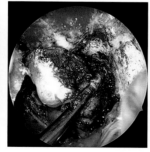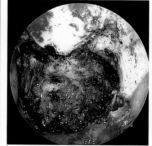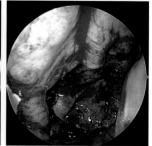

图6-3 经鼻内镜鼻咽肿瘤切除及黏膜瓣修复

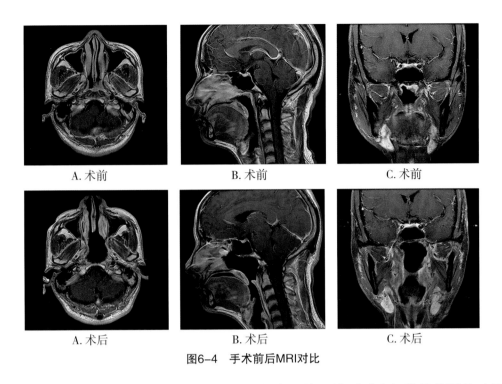

A. 术前      B. 术前      C. 术前

A. 术后      B. 术后      C. 术后

图6-4　手术前后MRI对比

　　肿瘤切除术后留取四周和肿瘤基底手术切缘标本送检，检测手术切除的范围是否足够。术后也可行鼻咽部MRI评估切除范围。对于根治性放疗后局部残留或者复发的患者，尽可能同期进行带血管蒂鼻中隔-鼻底黏骨膜瓣或中鼻甲黏骨膜瓣修复术，修复鼻咽创面，促进伤口愈合。

　　带血管蒂鼻中隔-鼻底黏骨膜瓣操作：电刀电凝标示黏膜瓣切口，沿鼻中隔一侧面后缘，经鼻底斜向同侧下鼻道，再向前至鼻阈后方0.5cm处经鼻底转向鼻中隔同侧面前端，之后沿中鼻甲水平分离，最后在蝶筛隐窝处下降至蝶窦开口水平或略高，保留后鼻孔与蝶窦开口之间黏膜不受损伤，作为黏骨膜瓣的带血管蒂（即保留鼻中隔后动脉血供），然后游离其余范围内整个一侧鼻中隔-鼻底黏骨膜瓣，保留鼻中隔后动脉血管蒂不离断，向后旋转鼻中隔-鼻底黏骨膜其余部分，覆盖鼻咽创面。手术后每2～4周定期清理鼻腔和鼻咽分泌物，直至鼻腔和鼻咽创面完全上皮化。

## 五、总结

　　尽管鼻咽癌初治治疗效果不错，但仍有4.4%～10.9%的初治鼻咽癌患者会经历复发。密切随访及鼻内镜、MRI检查是发现复发的主要手段。局限在鼻咽腔、鼻腔或口咽腔内，伴有轻度咽旁侵犯的鼻咽肿瘤，侵犯蝶骨基底部且范围较局限的局部复发鼻咽癌以及分化程度较高的初治鼻咽癌、对放化疗不敏感的鼻咽部恶性肿瘤，均可考虑行鼻内镜手术治疗。手术治疗相比再程放疗，不仅疗效更好，费用更低，而且避免了再程放疗引起的严重听力损失、张口困难、鼻咽坏死、脑放射性损伤等放射性损伤，是局限性局部复发鼻咽癌的首选治疗方法。

（陈明远）

# 第二节　鼻咽癌颈淋巴结转移外科处理

## 一、实践技巧

1. 初治鼻咽癌颈部转移患者首选放疗，颈部淋巴结放疗后残留或复发者才考虑手术治疗。定期随访和颈部超声、CT或MRI是发现鼻咽癌颈部淋巴结残留或复发的主要手段。对于临床和影像学诊断明确的病例，可予直接手术治疗。对于临床未能明确诊断情况下，行细针穿刺活检（fine-needle aspiration，FNA）、粗针穿刺活检（core-needle biopsy，CNB）或超声引导下的FNA、CNB能较为准确快速地提供诊断依据。

2. 治疗术式选择：①择区性颈淋巴结清扫术：适用于颈部单个或多个淋巴结残留或复发，范围较局限，而且无明显周围组织侵犯者；②改良根治术：适用于颈部多个淋巴结残留、复发，而且无明显周围组织侵犯者；③根治性颈淋巴结清扫术：适用于颈部巨大淋巴结残留、复发，或淋巴结有明显的周围组织侵犯者。

3. 手术禁忌证：①颈部的残留或复发病灶与颈深部组织广泛粘连、固定者；②皮肤广泛浸润者；③肿瘤侵犯颈总动脉或颈内外动脉；④出现远处转移者。但随着手术技巧的进步，尤其是游离皮瓣和自体静脉移植血管重建技术的广泛运用，这些手术禁忌证也正逐步被打破。

## 二、经验教训

1. 足量放疗后术区愈合能力差，术前应准备充分，放疗反应较重的皮肤和周围组织应予以切除，注意消灭死腔，缝合张力不应过大，颈动脉裸露较多或术野较大者应行带蒂肌皮瓣如胸大肌肌皮瓣修复，以避免出现切口不愈合、切口感染或颈动脉破裂等并发症。

2. 必须要让患者充分了解手术的风险，交代可能的术后并发症如：损伤颈总动脉大出血，损伤迷走神经、臂丛神经、交感神经、膈神经、面神经下颌缘支、舌下神经、淋巴导管等。

3. 仔细认真止血，预防血肿、淋巴液漏。

## 三、背景与解剖要点

鼻咽癌以未分化癌和低分化鳞癌居多，易于发生颈淋巴结转移，在初治患者中约60%是因为颈淋巴结肿大就诊的，而总体上看最终有近80%患者都出现颈淋巴结转移。鼻咽癌颈淋巴结转移是有规律可循的，常见途径是从鼻咽→咽后淋巴结→颈深上即Ⅱ区淋巴结或直接转移到Ⅱ区淋巴结，其次是从鼻咽→颈后三角即Ⅴ区淋巴结，由此而提示要特别注意Ⅱ区和Ⅴ区。调强适形放射治疗（Intensity-modulated radiation therapy，IMRT）虽然已经使得中晚期鼻咽癌治疗的局部控制率得到极大提高，但是颈部淋巴结的残留和复发仍是其常见的失败方式之一。一般将鼻咽癌根治放疗3～6个月后颈淋巴结尚未消失者称为颈淋巴结残留，而完全消退后再出现颈淋巴结肿大者称为颈部复发。文献报道患者在放疗后5年内发生颈部淋巴结残留或复发比例3.7%～18%。这些残留或复发的淋巴结再次放射治疗的效果欠佳，并可能引起严重的放射性损伤和后遗症。化疗则难以彻底清除病灶，而恰当的手术治疗能控制和挽救鼻咽癌放疗后颈淋巴结残留或复发，提高患者的生存率，且可避免再程放疗的并发症和后遗症，改善生存质量。颈部残留或复发鼻咽癌常见术式包括：择区性颈淋巴结清扫术、根治性颈淋巴结清扫术和功能性颈淋巴结清扫术。

孙颖等统计了初治NPC512例的鼻咽及颈部增强CT扫描片，328个（64.1%）有颈淋巴结转移，其中Ⅱ区（97.9%）、Ⅲ区（46.0%）最易受累，Ⅳ区（9.5%）、Ⅴ区（13.7%）较少，Ⅰb区（3.0%）极少受累，Ⅰa及Ⅵ区（0%）从未受累；单侧转移201例（61.3%），双侧转移127例（38.7%）。我们统计了308例单纯颈部复发鼻咽癌患者数据发现，颈部复发淋巴结Ⅱ区（65.6%）最易受累，其他依次为Ⅰ（18.2%）、Ⅲ（15.3%）、Ⅴ（11.7%）和Ⅳ（10.4%）。

## 四、临床实践

### （一）择区性颈清扫术（selective neck dissection）

择区性颈清扫是根治性和改良性颈清扫的一种改良版本，清扫范围仅包括淋巴所在区域以及其高危转移风险的颈部区域。鼻咽癌颈部复发常有包膜外侵犯，可根据包膜外侵犯情况决定保不保留副神经、颈内静脉、胸锁乳突肌等结构。择区性颈清扫术的清扫范围比根治性颈清扫、功能性颈清扫的范围要小，出血、用时较少，术后恢复较快。适用于颈部单个或多个淋巴结残留或复发，范围较局限，而且无明显周围组织侵犯的患者，是目前鼻咽癌颈部复发最常选用的术式。

### （二）根治性颈清扫术（radical neck dissection）

根治性颈清扫术是颈清扫术的基本术式。该术式要求将颏下区、颌下区、斜方肌以前、颈中线以后、椎前筋膜浅面、颈阔肌深面的脂肪结缔组织连续整块切除。清除的组织包括部分腮腺下极组织、胸锁乳突肌、副神经、颈浅肌皮神经丛、颈外静脉、颈内静脉和淋巴、脂肪结缔组织。保留的有颈总动脉、颈内外动脉、颈横动脉、迷走神经、舌下神经、颈交感神经、膈神经。适用于颈部巨大淋巴结残留、复发，或淋巴有明显的、广泛的周围组织侵犯的患者。

### （三）改良根治性颈清扫术（modified neck dissection）

又称功能性颈清扫术（functional neck dissection）。切除范围同根治性颈清扫术，保留的组织与根治性清扫相同外还包括颈内静脉、胸锁乳突肌和副神经。术后患者的颈部外形和抬肩、转头功能等恢复较好，颜面部肿胀亦较轻。通常适用于颈部多个区域的淋巴结残留、复发，而且无明显周围组织侵犯的患者。

通过术前的影像学检查、体格检查（如：患者颈部软组织纤维化程度）和病史，初步决定手术切除的范围和术式选择。术中再根据探查的实际情况，决定是否需要更改术式或者扩大手术切除范围。如在术中发现肿瘤与颈内静脉粘连融合，估计分离有困难，或保留颈静脉不能清除转移病灶时，应果断切除颈内静脉，以保证治疗效果；同理，胸锁乳突肌和椎前肌均是残留、复发淋巴结容易侵及的组织器官，均以确保根治为原则来决定是否全部切除或部分切除。

一般认为，有条件则行三保留手术，条件不完善者可行二保留，甚至一保留手术，以保留副神经为基本目的。但若副神经已被肿瘤暴露或者侵犯，则应果断切除。考虑到颌下腺尚残存部分唾液腺分泌功能，有利于缓解放疗后口干，对于颌下区域无淋巴结复发的患者，可争取予以保留。术后伤口需要负压引流24～48小时，加压包扎3～6天。由于经过根治性放疗，颈部皮肤愈合能力明显减弱，伤口拆线可适当推迟至术后10～14天。

## 五、总结

鼻咽癌极易发生颈淋巴结转移，IMRT虽然已经使得中晚期鼻咽癌治疗的局部控制率得到极大提高，但是颈部淋巴结的残留或复发仍是其常见的失败方式之一。恰当的手术治疗能控制鼻咽癌放疗后颈淋巴结残留或复发，提高患者的生存率，改善生存质量。因为颈内静脉、胸锁乳突肌、副神经甚至椎前肌均是残留、复发淋巴结容易侵及的组织器官，术中应以根治性切除为原则、肿瘤侵犯组织器官的实际情况来决定其去留。对于颈部复发或残留鼻咽癌，择区性颈淋巴结清扫术相比于根治性颈淋巴结清扫术，5年生存率无明显统计学差异，而手术创伤更小，术后功能保留良好，是目前鼻咽癌颈部复发常用的术式。

（陈明远）

## 参 考 文 献

曾宗渊，1996. 实用头颈肿瘤学［M］. 广州：华南理工大学出版社：89-105.

顾文栋，嵇庆海，陆雪官，等，2003. 83例鼻咽癌放射治疗后颈淋巴结转移复发的治疗［J］. 中华放射肿瘤学杂志（04）：27-30.

卢泰祥，赵充，吴少雄，等，2005. 鼻咽癌单纯常规外照射放疗疗效的分析［J］. 中华肿瘤杂志（10）：620-622.

孙颖，马骏，卢泰祥，等，2004.512例鼻咽癌颈淋巴结转移规律的研究［J］.癌症（S1）：1523-1527.

汤钊猷，2000.现代肿瘤学［M］2版.上海：上海医科大学出版社：627-657.

徐震纲，屠规益，唐平章，1998.鼻咽癌放射治疗失败后的手术治疗［J］.中华耳鼻咽喉科杂志（02）：39-41.

CHEN M Y, GUO X, WEN W P, et al, 2007. Salvage surgical operation via endoscopic transnasal approach for local persistent or recurrent nasopharyngeal carcinoma［J］. Ai Zheng, 26（07）: 673-678.

CHEN M Y, HONG M H, WEN W P, et al, 2009. Endoscopic nasopharyngectomy for locally recurrent NPC［J］. Otolaryngology – Head and Neck Surgery, 141（03）: 49-50.

CHEN M Y, HUA Y J, WAN X B, et al, 2012. A posteriorly pedicled middle turbinate mucoperiosteal flap resurfacing nasopharynx after endoscopic nasopharyngectomy for recurrent nasopharyngeal carcinoma［J］. Otolaryngol Head Neck Surg, 146（03）: 409-411.

CHUA D T, SHAM J S, AU G K, et al, 2002. Concomitant chemoirradiation for stage Ⅲ-Ⅳ nasopharyngeal carcinoma in Chinese patients: results of a matched cohort analysis［J］. Int J Radiat Oncol Biol Phys, 53（2）: 334-343.

ERKAL H S, SERIN M, CAKMAK A, 2001. Nasopharyngeal carcinomas: analysis of patient, tumor and treatment characteristics determining outcome［J］. Radiother Oncol, 61（03）: 247-256.

FERLITO A, RINALDO A, SILVER C E, et al, 2006. Elective and therapeutic selective neck dissection［J］. Oral Oncol, 42（01）: 14-25.

LAI S Z, LI W F, CHEN L, et al, 2011. How does intensity-modulated radiotherapy versus conventional two-dimensional radiotherapy influence the treatment results in nasopharyngeal carcinoma patients?［J］ Int J Radiat Oncol Biol Phys, 80（03）: 661-668.

LEE A W, SZE W M, AU J S, et al, 2005. Treatment results for nasopharyngeal carcinoma in the modern era: the Hong Kong experience［J］. Int J Radiat Oncol Biol Phys, 61（04）: 1107-1116.

LEUNG T W, TUNG S Y, SZE W K, et al, 2005. Treatment results of 1070 patients with nasopharyngeal carcinoma: an analysis of survival and failure patterns［J］. Head Neck, 27（07）: 555-565.

MAI H Q, MO H Y, DENG J F, et al, 2009. Endoscopic microwave coagulation therapy for early recurrent T1 nasopharyngeal carcinoma［J］. Eur J Cancer, 45（07）: 1107-1110.

NG W T, CHAN S H, LEE A W, et al, 2008. Parapharyngeal extension of nasopharyngeal carcinoma: still a significant factor in era of modern radiotherapy?［J］ Int J Radiat Oncol Biol Phys, 72（004）: 1082-1089.

PENG H, WANG S J, YANG X, et al, 2014. Modified radical neck dissection for residual neck disease after radiotherapy of nasopharyngeal carcinoma［J］. Auris Nasus Larynx, 41（05）: 485-490.

TO E W, YUEN E H, TSANG W M, et al, 2002. The use of stereotactic navigation guidance in minimally invasive transnasal nasopharyngectomy: a comparison with the conventional open transfacial approach［J］. Br J Radiol, 75（892）: 345-350.

WEI W I, HO C M, WONG M P, et al, 1992. Pathological basis of surgery in the management of postradiotherapy cervical metastasis in nasopharyngeal carcinoma［J］. Arch Otolaryngol Head Neck Surg, 118（09）: 923-930.

XIA L P, ZENG Z Y, CHEN Z H, et al, 2005. Surgery for the recurrent and persistent lymph node of nasopharyngeal carcinoma after radiotherapy［J］. Zhonghua Er Bi Yan Hou Tou Jing Wai Ke Za Zhi, 40（02）: 95-99.

YEH S A, TANG Y, LUI C C, et al. Treatment outcomes and late complications of 849 patients with nasopharyngeal carcinoma treated with radiotherapy alone［J］. Int J Radiat Oncol Biol Phys, 62（03）: 672-679.

YI J L, GAO L, HUANG X D, et al, 2006. Nasopharyngeal carcinoma treated by radical radiotherapy alone: Ten-year experience of a single institution［J］. Int J Radiat Oncol Biol Phys, 65（01）: 161-168.

YOU R, ZOU X, HUA Y J, et al, 2015. Salvage endoscopic nasopharyngectomy is superior to intensity-modulated radiation therapy for local recurrence of selected T1-T3 nasopharyngeal carcinoma-A case-matched comparison［J］. Radiother Oncol, 115（03）: 399-406.

YOU R, ZOU X, WANG S L, et al, 2015. New surgical staging system for patients with recurrent nasopharyngeal carcinoma based on the AJCC/UICC rTNM classification system [J]. Eur J Cancer, 51 (13): 1771-1779.

YU K H, LEUNG S F, TUNG S Y, et al, 2005. Survival outcome of patients with nasopharyngeal carcinoma with first local failure: a study by the Hong Kong Nasopharyngeal Carcinoma Study Group [J]. Head Neck, 27 (05): 397-405.

ZHANG L, ZHU YX, WANG Y, et al, 2011. Salvage surgery for neck residue or recurrence of nasopharyngeal carcinoma: a 10-year experience [J]. Ann Surg Oncol, 18 (01): 233-238.

ZHANG M X, LI J, SHEN G P, et al, 2015. Intensity-modulated radiotherapy prolongs the survival of patients with nasopharyngeal carcinoma compared with conventional two-dimensional radiotherapy: A 10-year experience with a large cohort and long follow-up [J]. Eur J Cancer, 51 (17): 2587-2595.

# 第七章

甲状腺和甲状旁腺肿瘤

# 第一节　彩超检查在甲状腺癌中的作用

近年来甲状腺癌的检出率明显升高，主要归因于高分辨率超声检查和超声引导下细针抽吸活检术（fine needle aspiration biopsy，FNAB）。高分辨率超声是检查甲状腺结节最准确和最敏感的影像学手段，国内外指南一致推荐所有甲状腺结节患者均应行颈部超声检查。超声引导下FNAB被誉为诊断甲状腺结节的"金标准"，准确性达95%。超声还可以发现甚小的颈部淋巴结转移，为甲状腺癌的诊断、术前评估和术后随访提供更多证据。

## 甲状腺超声检查方法

\* 仪器选择：

选用中高档彩色多普勒超声诊断仪。甲状腺位置表浅，采用高频线阵探头，7～12MHz或者更高。

\* 操作方法：

取仰卧位，头部后仰，充分暴露颈前区，需要时可使用垫枕实现头低颈高位以利于检查。以横断面及纵断面扫查所有腺体、邻近组织及双颈淋巴结。

## 一、实践技巧

1. 探头频率越高，穿透力越低，若探测深度增加，需降低频率以达到更好的成像效果。如病灶过大无法显示其后缘，可使用凸阵探头观察。

2. 甲状腺外形奇特，30%～50%的甲状腺存在锥状叶，而且部分甲状腺可发生异位，扫查时需全面、彻底，防止遗漏。

3. 多普勒超声检查时，患者保持平静呼吸，必要时可屏气。探头不能加压。多普勒量程应设置在低水平。

4. 超声可用来引导甲状腺病变或颈部其他肿物的活检，也可引导其他介入操作（图7-1）。

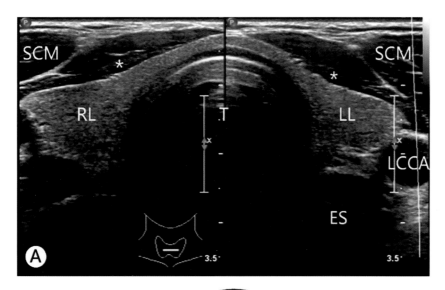

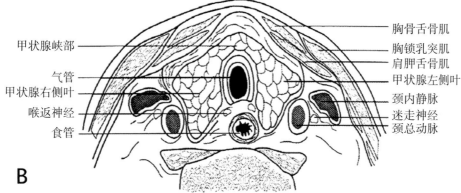

甲状腺峡部 ——— 胸骨舌骨肌

气管 ——— 胸锁乳突肌

甲状腺右侧叶 ——— 肩胛舌骨肌

喉返神经 ——— 甲状腺左侧叶

食管 ——— 颈内静脉

——— 迷走神经

——— 颈总动脉

**图7-1　甲状腺横断面声像图及解剖结构对照**

A. 甲状腺横断面声像图；B. 颈部正中横断面解剖图

　　T：气管；ES：食管；LL：左侧叶；RL：右侧叶；LCCA：左颈总动脉；SCM：胸锁乳突肌；*标记：肩胛舌骨肌，此为颈部淋巴结Ⅲ区和Ⅳ区分界的标记。

## 二、甲状腺结节超声评价要素

　　1. 证实"甲状腺结节"是否真正存在。

　　2. 评价病灶数目、位置、大小、形状、边缘、包膜、质地（实性或囊性）、回声、钙化、血供、与周围组织的关系。

　　3. 评估颈部区域淋巴结情况：淋巴结的大小、形态、结构和血流特点。

## 三、甲状腺癌声像图特点

### （一）灰阶超声

甲状腺乳头状癌（papillary thyroid carcinoma）最常见于甲状腺中部，其次为上极，亦见于峡部和下极。髓样癌（medullary thyroid carcinoma）是C细胞来源，故多位于甲状腺上部区域。甲状腺癌可单发也可多灶性发病，或者伴发于结节性甲状腺肿。结节的大小在良恶性鉴别中也无明显意义。普遍认为恶性结节生长速度明显快于良性结节，但值得注意的是，甲状腺乳头状癌是惰性肿瘤，可较长时间内无明显增大，甲状腺未分化癌则可在短期内迅速增大。结节形态多为不规则形，也可为椭圆形或类圆形。纵横比（anteroposterior to transverse diameter ratio，A/T）≥1是诊断典型乳头状癌较具特异度的指标，但随着结节体积增大，其诊断敏感度下降，且受切面、位置和探头施压情况的影响。恶性结节边界模糊发生率较良性结节高，边缘多不规则，交界面出现成角或微小分叶样结构。少数甲状腺癌（例如甲状腺滤泡状癌）及部分甲状腺淋巴瘤可见规则边缘。恶性结节周边可出现不完整、厚度不均的厚声晕。

甲状腺癌多为实性结节，少数可为囊实混合性结节。结节内部大多数表现为低回声（低于甲状腺实质），部分表现为极低回声（低于颈前肌群），极低回声作为诊断甲状腺恶性结节的标准，诊断特异性高达92.2%～94.3%。结节内常可见钙化，微钙化诊断甲状腺癌尤其是乳头状癌的特异度非常高，镜下可见由直径10～100μm的圆形砂粒体组成。粗钙化一般由营养不良引起，它可同时存在于良性和恶性结节中，后方回声多为衰减，与甲状腺癌常含有丰富的反应性纤维结缔组织有关。甲状腺滤泡状癌（follicular thyroid carcinoma）的超声表现特殊，易与滤泡状腺瘤混淆，即使FNAB也难以做出鉴别，若要确诊，最好送检完整的结节，在镜下寻找恶性征象。甲状腺髓样癌内部淀粉样沉积物常可继发钙化，可为微钙化或粗钙化。弥漫硬化型乳头状癌是乳头状癌的一种罕见类型，约占甲状腺乳头状癌的1.8%，表现为甲状腺弥漫性散在微钙化。

### （二）多普勒超声

以往认为甲状腺癌多表现为中央型血流信号，但近年来彩色多普勒超声对甲状腺癌的诊断价值存在争议。国内外甲状腺癌诊治指南上仍将结节内部血流增多作为恶性结节的可疑征象之一。甲状腺微小癌因其体积太小，因此内部血供细节常显示不佳，再加上不同仪器对血流的敏感性不同等原因，多数微小癌内部未能显示明显血流，少数内部可见点棒状血流（图7-2、图7-3）。

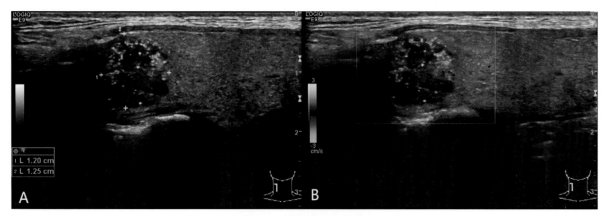

**图7-2 甲状腺乳头状癌**

A. 灰阶超声示：甲状腺右侧叶上极见一个类圆形极低回声结节，边缘不规则，呈浸润性改变，内部回声不均，可见大量微钙化强回声；B. 彩色多普勒超声示：结节内部血流稀少。

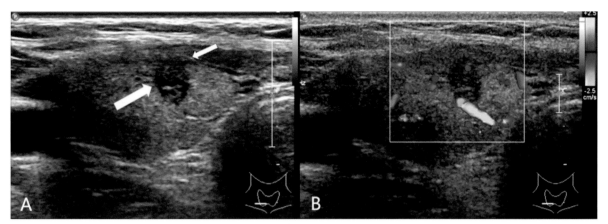

图7-3 甲状腺微小乳头状癌

A. 灰阶超声示：甲状腺右侧叶下极内一个实性极低回声结节（粗箭头），可见纵横比>1，可见浸润性边缘，局部腺体前被膜中断（细箭头），结节内部回声不均匀，后方回声无明显改变；B. 彩色多普勒超声示：结节内血流稀少。

## 四、甲状腺结节恶性风险评估

2017年美国放射学会（ACR）发布了甲状腺影像和报告系统（TI-RADS），用以指导细针穿刺活检（FNA），减少良性结节的活检率。ACR TI-RADS根据结节的评分分为1~5类，分类越高，恶性风险越高。评分主要根据结节的成分、回声、形状、边缘和强回声5个征象。

1. 成分（任选一）：囊性或几乎囊性 0分；海绵样结构（大于50%为小囊灶）0分；囊实混合性 1分；实性或几乎实性2分。

2. 回声（任选一）：无回声0分；高回声或等回声1分；低回声2分；极低回声3分。

3. 形状（任选一）：宽大于高0分；高大于宽3分。

4. 边缘（任选一）：光滑0分；模糊0分；分叶状或者不规则状2分；甲状腺外侵犯3分。

5. 强回声（可多选）：无或大的彗星尾0分；粗大钙化1分；周边环状钙化2分；强回声点3分。

每个结节在超声上根据上述5个回声特征的评分相加进行TI-RADS分类，并给出相应的管理建议：

（1）TR-1：0分，良性，无须FNA。

（2）TR-2：2分，无恶性风险，无须FNA。

（3）TR-3：3分，低度恶性风险，≥2.5cm，FNA；≥1.5cm，随访。

（4）TR-4：4~6分，中度恶性风险，≥1.5cm，FNA；≥1cm，随访。

（5）TR-5：≥7分，高度恶性风险，≥1.0cm，FNA；≥0.5cm，随访。

## 五、颈部淋巴结超声检查

多达40%的成人和90%的儿童甲状腺乳头状癌可发生局部淋巴结转移，多达50%的髓样癌可发生早期淋巴结转移，而且颈部淋巴结转移可以是甲状腺癌最早出现的临床表现，因而甲状腺癌的术前评估中应将病灶同侧颈内静脉淋巴链作为检查常规，必要时可行淋巴结活检。甲状腺癌转移性淋巴结超声征象包括：淋巴结增大、圆形或类圆形、淋巴门消失、高回声团块、囊性变、钙化以及异常的血管分布等。通过颈部超声检查可改变或改进半数以上甲状腺癌患者的术前和术中处理，为肿瘤的完全切除提供便利，并可能减少局部复发（图7-4）。

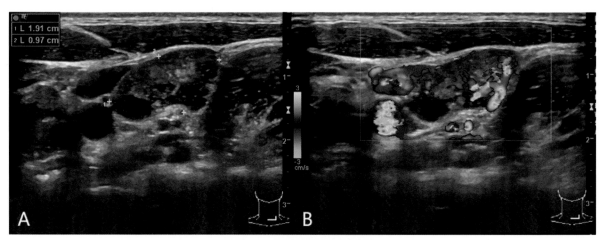

**图7-4　甲状腺转移性淋巴结**

A. 灰阶超声示：左颈Ⅳ区淋巴结增大，形态失常，淋巴门消失，皮髓质分界不清，淋巴结内见囊性变及高回声团块，团块内见多发微钙化强回声；B.彩色多普勒超声示：淋巴结内混合型血流信号。

## 六、经验教训

1. 甲状腺结节的主要可疑恶性征象：微钙化、低回声、结节血供增加、浸润性边缘、纵横比＞1。甲状腺结节超声评估关键是筛选出可疑的结节，以对其行FNAB。国内外指南一致认为临床高风险人群出现伴有可疑超声征象（低回声、微钙化、中央血流增加、浸润边缘、横截面上显示高＞宽）的结节，活检标准可降低至1.0cm以下。

2. 结节内浓缩胶质是指甲状腺胶质在结节内高度浓缩，在超声上表现为点状强回声，后伴"彗星尾"征，需注意和微钙化相鉴别，它是目前为止代表良性的超声征象，主要见于单纯性或复杂性囊性甲状腺结节。

3. 亚急性甲状腺炎病灶亦可表现为不规则形极低回声病灶，边界模糊，与甲状腺癌的声像特点有重叠，应注意鉴别。鉴别要点：前者近期常有上呼吸道感染病史，探头加压病灶有压痛，炎症吸收后图像可随之改变；后者占位感更明显。

4．结节的数目在 FNAB 中有一定的指导作用，美国甲状腺协会（American Thyroid Association，ATA）指南建议：如果存在2个或更多的＞1cm的甲状腺结节时，应优先穿刺具有可疑超声表现的结节；如无可疑超声征象的结节，或呈多个超声表现相似的结节，且恶性的可能均很小时，可仅穿刺最大的结节。

5．ATA指南推荐，分化型甲状腺癌术后6～12个月，应用颈部超声评价甲状腺床和中央区、侧颈淋巴结情况，然后依患者复发风险和甲状腺球蛋白（Tg）状态定期检查；超声可疑、最小径＜8mm的淋巴结应行穿刺细胞学检查及穿刺冲洗液Tg测定；如为阳性，应改变治疗策略。

6．儿童甲状腺结节中恶性比例高于成人，可达20%，常为多病灶，淋巴转移、远处转移概率更高，其超声评估与成年患者基本一致。应慎行CT，易增加结节恶变率。

## 七、总结

高频超声检查对甲状腺及其周围颈部表浅组织分辨率较高，不仅是评估甲状腺癌结节，同时也是评估甲状腺癌颈部淋巴结转移最为敏感的诊断方法，为结节的定性诊断、术前评估和术后随访提供了重要的影像学依据。

（周建华　郑玮）

# 第二节 甲状腺癌的外科治疗原则

## 一、概述

甲状腺癌（thyroid cancer）是指原发于甲状腺组织的恶性肿瘤，是内分泌系统最常见的恶性肿瘤，也是头颈部常见的恶性肿瘤。近年来，全球范围内包括中国的甲状腺癌的发病率呈上升趋势，据全国肿瘤登记中心的数据显示，我国城市地区女性甲状腺癌发病率位居女性所有恶性肿瘤的第4位，并以每年20%的速度持续增长。

根据肿瘤起源及分化程度不同，甲状腺癌可分为起源于甲状腺滤泡细胞的甲状腺乳头状癌（papillary thyroid carcinoma，PTC）、甲状腺滤泡癌（follicular thyroid carcinoma，FTC）、甲状腺低分化癌（poorly differentiated thyroid carcinoma，PDTC）和甲状腺未分化癌（anaplastic thyroid carcinoma，ATC），以及起源于甲状腺滤泡旁细胞的甲状腺髓样癌（medullary thyroid carcinoma，MTC），其中PTC最为常见，占全部甲状腺癌的90%左右，PTC和FTC合称分化型甲状腺癌（differentiated thyroid carcinoma，DTC）。不同病理类型的甲状腺癌，在其发病机制、生物学行为、组织学形态、临床表现、治疗方法以及预后等方面均有所不同。大多数DTC生物行为温和，预后较好。ATC的恶性程度很高，中位生存时间6个月左右。MTC和PDTC的预后较DTC差，优于ATC。

## 二、甲状腺癌的术前检查

甲状腺癌的术前检查有助于对甲状腺癌进行精准评估及分期，准确的疾病分期有助于预后评估、疾病治疗以及确定随访方案，因此，准确的术前评估分期是治疗甲状腺癌患者的关键。

1. 实验室检查：包括常规检查和甲状腺方面的相关检查，常规检查包括三大常规、肝肾功能、电解质、血糖、血脂、止血凝血功能检查和传染病项目检查；甲状腺方面的相关检查包括甲状腺功能检查（包括四碘甲状腺原氨酸即甲状腺素T4、三碘甲状腺原氨酸T3和促甲状腺激素TSH）、甲状腺自身抗体检测（包括甲状腺球蛋白抗体TgAb、甲状腺过氧化物酶抗体TPOAb和促甲状腺激素受体抗体TRAb）、甲状腺癌肿瘤标志物（包括甲状腺球蛋白Tg、降钙素Ctn和癌胚抗原CEA）检测。

2. 超声检查：超声检查操作简便、无创、分辨率高，对甲状腺结节良恶性鉴别的准确率比较高，是甲状腺结节和甲状腺癌最常用且首选的影像学检查方法。甲状腺结节中提示恶性病变特异度较高的超声征象包括：实性低回声、微小钙化、边缘不规则、包膜不完整、纵横比>1和伴有颈部淋巴结异常征象等，目前一般采用甲状腺影像报告和数据系统（TI-RADS）对甲状腺结节恶性程度进行评估。甲状腺乳头状癌颈部淋巴结转移在实时超声下的影像学特点包括：淋巴门消失、点状钙化以及囊性区域等。

3. 超声引导下穿刺检查：对甲状腺结节进行超声引导下细针穿刺（US-FNA），获取细胞成分，进行细胞病理学诊断，甲状腺细胞病理学诊断一般采用Bethesda（the bethesda system for reporting thyroid cytopathology，TBSRTC）报告系统，必要时可对穿刺标本进行某些分子标志物如BRAF基因突变检测，提高确诊率。如果超声检查发现可疑恶性淋巴结，可对淋巴结进行超声引导下穿刺活检+穿刺洗脱液Tg检测，提高诊断准确率。

4. 增强薄层电子计算机断层成像（CT）：CT扫描对甲状腺肿瘤的范围，肿瘤与周围组织结构和器官如气管、食管、喉、下咽、颈前肌、颈总动脉、颈内静脉和椎前筋膜的关系及有无区域淋巴结转移的评估有重要价值，一般要求行颈胸部增强薄层CT扫描了解颈部、纵隔淋巴结和肺部情况。甲状腺癌颈部转移性淋巴结在CT上的表现特点包括：①呈圆形或类圆形，边缘规则或不规则，增强扫描呈结节性强化，混杂低密度影，且强化程度与正常血管、甲状腺强化程度接近；②转移性淋巴结内细颗粒状钙化及同时伴有病灶钙化、囊性变伴强化壁结节。CT检查主观因素较少，且能够弥补超声对于某些部位如咽后和上纵隔淋巴结评估的不足，通过造影剂对比显影，能够较为直观地观察转移淋巴结的大小、位置、密度是否均匀、强化程度（血供情况）及与周围血管和组织器官的关系。

5. 内镜检查：甲状腺癌患者术前应常规行喉镜（间接喉镜或电子喉镜）检查评估双侧声带活动情况，以了解喉返神经功能状况；有些患者需要行电子支气管镜、电子食管胃镜了解颈段气管和食管是否受肿瘤侵犯，必要时行超声内镜检查了解甲状腺肿瘤或者中央区转移性淋巴结对颈段气管和食管的侵犯程度。

## 三、甲状腺癌的诊断和分期

### （一）甲状腺癌的诊断

约95%的甲状腺肿瘤来源于甲状腺滤泡上皮细胞，其余的多数来源于甲状腺滤泡旁细胞（C细胞）。甲状腺滤泡上皮来源的恶性肿瘤最为常见的是甲状腺乳头状癌（PTC），PTC包括多种亚型，最常见的是经典型和滤泡亚型，其他亚型包括弥漫硬化亚型、高细胞亚型、柱状细胞亚型和筛状-桑葚样亚型等，一般认为后四种为侵袭性亚型，预后较经典型和滤泡亚型差。甲状腺滤泡性癌（FTC）的亚型包括微小浸润型、包膜内血管浸润型和广泛浸润型三种。

Hürthle（许特莱）细胞肿瘤可归为甲状腺滤泡性肿瘤或独立为一种类型，较为罕见，包括Hürthle细胞腺瘤和Hürthle细胞癌。具有乳头状核特征的非浸润性滤泡性肿瘤（noninvasive follicular thyroid neoplasm with papillary-like nuclear features，NIFTP）是一类边界清楚或有包膜、滤泡型生长方式的非浸润性肿瘤，肿瘤细胞具有乳头状癌的核特征，但无浸润型，目前认为其为交界性或良性肿瘤。甲状腺C细胞来源的髓样癌MTC，包括遗传性（占20%~25%）和散发性（占75%~80%），遗传性甲状腺髓样癌是一种常染色体显性遗传疾病，可单独出现或合并其他内分泌系统肿瘤，称为多发性神经内分泌肿瘤（multiple endocrine neoplasia，MEN），包括MEN2A和MEN2B。甲状腺低分化癌PDTC的形态特点和生物学行为介于DTC和ATC之间，其组织学形态包括岛状、梁状和实性，较易见核分裂象和坏死，PDTC可同时伴有不同比例的DTC成分。甲状腺未分化癌ATC是一种高度恶性的肿瘤，典型表型为迅速增大的颈部肿物伴广泛的周围组织侵犯。

### （二）甲状腺癌的分期

目前甲状腺癌的分期采用AJCC第8版分期标准。跟以前的分期标准相比，第8分期标准的年龄界值从45岁提高到55岁，伴有Ⅵ、Ⅶ区淋巴结转移的患者为N1a期，伴有侧颈或咽后淋巴结转移者为N1b期，55岁以下的DTC患者只有Ⅰ、Ⅱ期，55岁以上的DTC有Ⅲ、Ⅳ期，但无ⅣC期。

## 四、甲状腺癌的外科治疗原则

### （一）甲状腺癌的外科治疗

外科手术直接影响到甲状腺癌患者生存、术后复发与否、术后治疗和随访。甲状腺癌外科手术的目标包括：①切除肿瘤原发病灶及转移性淋巴结；②最大限度降低治疗相关的并发症；③最大限度地降低肿瘤的复发和转移风险（合适的手术是影响预后的最重要因素）；④便于在术后适当时机行放射性$^{131}$I治疗。

1. 治疗原则。DTC的治疗以外科治疗为主，术后辅以促甲状腺激素（thyroid-stimulating hormone或thyrotropin，TSH）抑制治疗（又称为内分泌治疗）和/或放射性$^{131}$I治疗，某些情况下需要行放射治疗或靶向治疗。MTC的治疗以外科治疗为主，某些情况下需要辅以放射治疗或靶向治疗。PDTC的治疗也是以外科治疗为主，术后辅以TSH抑制治疗和放射治疗，某些情况下辅以放射性$^{131}$I治疗和/或靶向治疗。少数ATC患者有手术机会，部分患者行放射治疗可能有一定效果，有些患者可采用靶向治疗，总的来说ATC的预后很差。

甲状腺癌的治疗一般采用以外科为主的多学科综合治疗模式，根据患者不同病情外科与核医学科、内分泌科、放疗科和肿瘤内科等共同协商制订个体化的治疗方案。对于低危DTC患者，外科手术+术后TSH抑制治疗即可。对于中高危或者伴有远处转移的DTC，外科手术+术后$^{131}$I治疗+TSH抑制治疗是主要的综合治疗模式。对于不可手术切除的局部病灶，可考虑外照射治疗或局部消融介入治疗。MTC的治疗以外科治疗为主，术后补充甲状腺激素行替代治疗。对于ATC，如果无远处转移和气道梗阻，以放射治疗为主，外科的作用主要是在条件允许的情况下尽量切除肿瘤和气管切开。

2．DTC的外科治疗。

（1）原发灶的处理：对DTC原发灶目前的处理策略是针对不同的分期结合是否合并高危因素采用不同的手术方式。对于局限于单侧腺叶的T1、T2病变，建议行患侧腺叶+峡部切除术。对于部分伴有高危因素如甲状腺癌家族史、儿童时期电离辐射接触史、多灶癌或颈部淋巴结转移的患者，也可行全甲状腺切除术。对于甲状腺峡部肿瘤，可行甲状腺峡部+双侧叶次全切除或全甲状腺切除术。T3病变肿瘤较大或已有颈前带状肌侵犯者，一般建议行全甲状腺切除术；但是对于一些T3病例，也可以行一侧腺叶+峡部切除术，同时将受侵犯的甲状腺腺体外组织或颈前肌一并切除。具体手术方式的选择需权衡手术获益和风险。T4病变已经侵犯甲状腺周围组织结构或器官，一般建议行全甲状腺切除术。T4a病变在切除甲状腺的同时需要切除受侵犯的部分组织结构或器官，如部分喉返神经、部分喉或全喉、部分气管、部分下咽或部分颈段食管，通常需要一定的修复方案，如神经修复、气管修复、下咽或颈段食管皮瓣修复。T4b病变一般认为属于不可手术彻底切除，但需要根据具体情况评估有无手术机会，可能需要胸外科、血管外科或骨科等多学科会诊协作。总体而言，T4b病变不容易彻底切除，手术风险比较大，预后比较差。需要仔细评估病情，权衡手术可能获益和风险后再决定是否行手术。如果合并呼吸困难，可行气管切开术。

（2）区域淋巴结的处理：甲状腺乳头状癌（PTC）合并中央区（Ⅵ区或者Ⅵ、Ⅶ区）淋巴结转移（N1a）是很常见的，对于中央区淋巴结的处理，国内指南比较积极，一般建议在有技术保障的前提下，在处理原发灶的同时行中央区淋巴结清扫。如果甲状腺为单侧病变，建议行一侧中央区（Ⅵ区）淋巴结清扫术，清扫的范围通常包括一侧气管食管沟、喉前和气管前淋巴脂肪组织，侧方清扫上界为环状软骨水平、下界为无名动脉水平，正中清扫上界为喉结或舌骨水平，外侧为颈总动脉，内侧为气管前壁与对侧气管侧壁交界处，深面为食管表面和椎前筋膜，将该区域内淋巴脂肪组织一并清除，需要注意保护其中的喉返神经、喉上神经和甲状旁腺，清扫右侧Ⅵ区时需要特别注意不要遗漏喉返神经深面（又称为Ⅵb区）的淋巴脂肪组织，同时，尽可能原位保留血管化的甲状旁腺，如果无法原位保留血管化的甲状旁腺，则需要行甲状旁腺自体移植，如果需要行甲状旁腺自体移植目前观点认为应尽快移植，一般可移植于颈部胸锁乳突肌内或者三角肌或者前臂皮下。DTC伴侧颈部淋巴结转移（N1b）常见于患侧Ⅲ、Ⅳ区，其次为Ⅱ区、Ⅴ区，Ⅰ区很少见。对侧颈部淋巴结的处理一般主张行治疗性清扫，即术前评估或术中冰冻病理证实有侧颈部淋巴结转移时才行侧颈部淋巴结清扫术。侧颈部淋巴结清扫的范围一般包括Ⅱ、Ⅲ、Ⅳ及VB区，最小范围是ⅡA、Ⅲ及Ⅳ区，不建议行范围小于ⅡA～Ⅳ区的侧颈部淋巴结清扫术。AJCC第8版分期将DTC伴有上纵隔淋巴结归属于N1a期，伴有咽后淋巴结转移归属于N1b期，若术前影像学评估发现上纵隔或咽后肿大淋巴结考虑为转移时，建议同期手术切除，上纵隔可疑转移淋巴结可行经颈纵隔镜下或行胸骨劈开切除；咽后可疑转移淋巴结可经颈或者经口入路切除，必要时断开下颌骨。

3. MTC的外科治疗。对MTC的外科治疗比DTC积极，一般建议行全甲状腺切除术。如果是一侧腺叶+峡部切除后确诊的MTC，建议行补充甲状腺全切除术（completion thyroidectomy）。MTC较常合并区域淋巴结转移，因此在行甲状腺切除的同时还需行颈部淋巴结清扫（中央区或侧颈部）或上纵隔淋巴结清扫术，清扫范围除了主要依靠影像学评估外，还需要参考血清降钙素（Ctn）水平，一般认为基础血清降钙素水平越高，发生区域淋巴结转移的可能性越大，转移的范围越广，需要处理的颈部淋巴结范围越大。

4. PDTC的外科治疗。因为PDTC恶性程度较DTC高，对PDTC的外科治疗较DTC更为积极，一般主张行以手术为主的综合治疗，但是，相当一部分PDTC就诊时病变已侵犯周围组织结构和器官，并可能伴有区域淋巴结转移或远处转移，手术难度较大或者已无根治性手术切除机会。对于病变范围较为局限、有根治性手术切除机会的PDTC患者，建议行全甲状腺切除+合理范围的颈部淋巴结清扫术，术后视情况辅助放射治疗、TSH抑制治疗或放射性[131]I治疗。

5. ATC的外科治疗。少数ATC患者就诊时肿瘤范围较局限或者是DTC合并有ATC，可能有手术切除机会。多数ATC患者就诊时甲状腺区肿瘤范围广泛，边界不清，进展迅速，无手术根治性切除机会。若肿瘤压迫气管引起呼吸困难时，可行气管切开术缓解呼吸困难。

### （二）甲状腺癌外科治疗进展

近年来，甲状腺癌的外科治疗包括理念和技术方面有不少进展，不少新的能量外科器械应用于甲状腺外科手术中。甲状腺手术的核心理念是在彻底清除病变的基础上，重视功能保护如甲状旁腺、喉返神经和喉上神经喉外支等的保护和功能保全。推荐在甲状腺手术中应用精细被膜解剖技术，尽量做到微创化、精细化和无血化操作，减轻手术对患者的创伤，减少术后可能出现的手术相关并发症。

甲状腺外科发展日趋专科化，对手术相关设备的要求也不断提高。超声刀、双极电凝镊、LigaSure等新型能量外科器械的应用使手术操作更加方便快捷，手术放大镜、头灯的使用可使术野更加清晰、手术更加精细，这些器械的合理应用能有效地提高手术的安全性，降低并发症发生率，为甲状腺外科的发展提供了硬件保障。

甲状腺手术中使用纳米炭对甲状旁腺进行负显影有助于手术医生更好地识别甲状旁腺，进而更好的保护甲状旁腺，同时其淋巴示踪功能有助于发现更多的淋巴结及一些平时可能遗漏淋巴结的区域如右侧喉返神经深面、喉返神经入喉旁、甲状腺上动脉旁的淋巴结。甲状腺手术中神经监测（intraoperative neuromonitoring，IONM）技术的应用有助于提高对喉返神经、喉上神经喉外支解剖的认识、术中识别和功能保护，也有助于外科医生提高技术水平以减少对神经的影响，使神经保护从形态学上的完整保留向形态和功能的完整保留过渡，特别是对于甲状腺全切除+双侧中央区淋巴结清扫和复发病例的再次手术很有帮助。近十余年兴起的甲状腺腔镜手术，主流的做法是把切口从颈部转移到胸部、腋窝、耳后或口腔前庭，目的是避免术后在颈部遗留切口瘢痕，不是微创手术，可以说是一种颈部美容手术，给对颈部有美容需求的患者提供了一种可选择的方法，应该说对于甲状腺癌的治疗，肿瘤根治是应该要首先考虑的，对于部分有颈部美容要求的患者，在严格把握适应证的前提下可以行腔镜甲状腺手术，毕竟甲状腺乳头状癌的预后虽然比较好，但其复发率有文献报道高达30%以上，国内资料报道的5年生存率84.2%，与美国的5年生存率98.2%相差甚远。机器人手术系统在甲状腺手术中的应用本质上也是一种腔镜手术，其手术精准性较普通腔镜手术高，但费用较高，目前尚未普及。外科医生对新技术、新器械的使用应遵循"合理选择、规范应用"的原则，全面掌握新技术、新设备和新器械的原理及应用技巧、优势和不足，确保其应用更加安全合理。

（李秋梨）

# 第三节　甲状腺切除术

　　目前认为甲状腺癌中甲状腺切除的手术方式主要包括甲状腺一侧腺叶+峡部切除术（lobectomy + isthmectomy）、全/近全甲状腺切除术（total/near total thyroidectomy）和补充甲状腺全切除术（completion thyroidectomy）。甲状腺一侧腺叶+峡部切除术的适应证主要包括局限于一侧腺叶的T1、T2期分化型甲状腺癌（differentiated thyroid carcinoma，DTC）。全/近全甲状腺切除术的适应证主要包括T3、T4期DTC和所有甲状腺髓样癌（medullary thyroid carcinoma，MTC）、低分化甲状腺癌（poorly differentiated thyroid carcinoma，PDTC）及部分有手术切除机会的甲状腺未分化癌（anaplastic thyroid carcinoma，ATC）。补充甲状腺全切除术是指本来应该行全甲状腺切除术，实际上手术后仍有部分甲状腺腺体残留，需再次将残留的甲状腺腺体组织全部切除的一种手术方式。

## 一、实践技巧

　　1. 在甲状腺的切除术中推荐采用精细被膜解剖技术（fine capsule dissection technique）。其要点是行甲状腺手术时沿着甲状腺真假被膜之间精细解剖、分离，在甲状腺切除的同时注意保留、保护甲状腺周围重要的组织结构如喉返神经、甲状腺旁腺及其血供、喉上神经喉外支、环甲肌、食管和气管等，一般不结扎甲状腺下动脉的主干，而是结扎其2、3级分支，尽量保留甲状旁腺的血供。术中使用手术放大镜有助于精细被膜解剖。

　　2. 甲状腺切除手术应遵循精细化、微创化、无血化的理念和技术操作，尽量减少手术对患者的创伤和可能出现的术后并发症。

　　3. 根据手术入路的不同，可将甲状腺切除手术分为传统的经颈部切口手术和内镜甲状腺切除手术。内镜甲状腺手术不是微创手术，其特点是把切口从颈部转移至颈部以外如胸部、腋窝、口腔或耳后，优点是颈部无瘢痕，缺点是创伤更大、手术彻底性有一定争议。

　　4. 甲状腺癌术前检查主要包括甲状腺及颈部淋巴结彩超。如果彩超示可疑恶性，一般建议行细针穿刺（fine needle aspiration，FNA）病理检查，必要时行相关分子标志物检测协助诊断。一般推荐术前明确诊断再行手术治疗，如果术前不能明确诊断，一般需要在术中行冰冻切片病理检查以明确诊断。术前检查还应包括颈胸部增强薄层CT扫描、电子喉镜检查及全身方面的检查等。

## 二、经验教训

1. 直径<1cm的甲状腺乳头状癌，又称为甲状腺乳头状微小癌（thyroid papillary microcarcinoma，PTMC），简称甲状腺微小癌（thyroid microcarcinoma，TMC），目前在临床上很常见。需要注意的是，甲状腺微小癌不等于低危癌，其也可能侵犯至甲状腺被膜外的组织结构、出现区域淋巴结转移或远处转移，因此，在术前制定手术方案时，不能单纯以肿瘤大小确定手术方案和甲状腺切除的范围与术式，应该综合病变的位置、大小、多灶与否、是否有被膜外侵犯、病理类型、是否伴有淋巴结转移或远处转移等来决定甲状腺切除的范围与术式，避免不规范手术。

2. 对于甲状腺病灶和区域淋巴结的情况建议结合彩超和颈胸部增强薄层CT扫描一起评估。CT扫描是很有必要的，可用于评估甲状腺病灶的位置、范围、与周围组织结构的关系、区域淋巴结的情况和肺部情况等（图7-5），也可用于显示颈部和纵隔血管情况（图7-6），显示有无右侧喉不返神经（non-recurrent laryngeal nerve，NRLN）（如果发现右侧迷走锁骨下动脉，一般提示有右侧喉不返神经）。

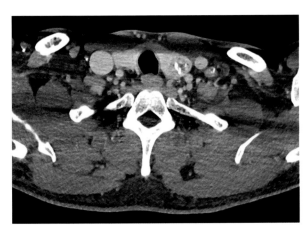 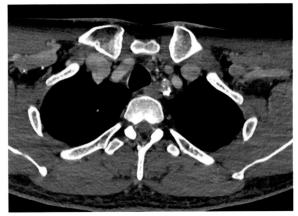

图7-5　CT检查显示甲状腺左叶肿物伴左颈部淋巴结肿大

图7-6　CT检查提示左侧上纵隔淋巴结肿大，与纵隔血管分界清楚

3. 甲状腺手术中对喉返神经（recurrent laryngeal nerve，RLN）和喉上神经喉外支（external branch of superior laryngeal nerve，EBSLN）可能的损伤包括牵拉伤、能量外科器械的侧向热损伤。一般认为超声刀和单极电刀的侧向热损伤距离为3mm，小的双极电凝镊的侧向热损伤距离为1mm。术中合理使用能量外科器械是很重要的，对于甲状腺手术中的精细被膜解剖和在喉返神经、喉上神经喉外支和甲状旁腺等重要的组织结构周围解剖操作中，使用小的双极电凝镊有一定优势，可减少侧向热损伤发生机会。另外，甲状腺手术中轻柔操作也很重要，尤其是在喉返神经周围解剖分离的时候。

4. 对于甲状腺癌可能合并颈段气管或颈段食管侵犯的病例，术前建议行超声内镜检查，以明确颈段气管或食管壁是否受侵犯。

## 三、背景与解剖要点

1. 国内甲状腺学术界对局限于一侧腺叶的单发甲状腺癌，曾经有"两个至少"的提法，即至少行一侧腺叶+峡部切除术，至少行一侧Ⅵ区（中央区）淋巴结清扫术。国内肿瘤专科医院头颈科系统一般主张对于T1、T2期及部分T3期病例行一侧腺叶+峡部切除术，术中常规同期行一侧Ⅵ区淋巴结清扫术。对于临床颈部淋巴结阴性（clinically neck negative，cN0）的病例，这种淋巴结清扫称为选择性颈淋巴结清扫术（elective neck dissection）或者预防性颈淋巴结清扫术（prophylactic neck dissection）；对于临床颈部淋巴结阳性（clinically neck positive，cN+）的病例，这种淋巴结清扫称为治疗性颈淋巴结清扫术（therapeutic neck dissection）。美国甲状腺学会（American Thyroid Association，ATA）2009年以前的诊治指南主张对所有甲状腺癌行全甲状腺切除术，2015年的诊治指南已逐渐放宽一侧腺叶+峡部切除术的适应证，但对于cN0的T1、T2期病例，不主张行选择性同侧Ⅵ区淋巴结清扫术。

2. 甲状腺手术中甲状旁腺的识别和保护、喉返神经和喉上神经喉外支的显露和保护对于减少甲状腺手术后甲状旁腺功能低下、声嘶和音调减低具有重要意义。近年来随着纳米炭负显影甲状旁腺在甲状腺手术中的普及应用（图7-7），以及对甲状旁腺解剖、血供和分型的认识进一步加深和系统化，国内陆续推出了甲状腺手术中甲状旁腺功能保护的专家共识和指南，除了以前提出的要把每一个甲状旁腺当成最后一个来对待外，最近提出的对甲状旁腺的功能保护策略是"1+X+1"，即在甲状腺手术中，至少原位保留一个血管化的甲状旁腺，策略性自体移植一个甲状旁腺，剩下的甲状旁腺尽量保留。我们的体会是近年来对甲状旁腺的识别和保护较以前明显提高，尤其是对下甲状旁腺的识别和保护。上甲状旁腺常常位于甲状腺腺叶上极背侧近环甲肌处，大都位于喉返神经入喉处上方（图7-8），也可位于喉返神经入喉处周围（图7-9），其血供可能来自甲状腺上动脉或甲状腺下动脉，也经常见到从甲状腺背侧发出血管到上甲状旁腺（图7-10），一般应紧贴甲状腺背侧被膜分离，尽量保留上甲状旁腺周围的血管。下甲状旁腺变异较大，可位于甲

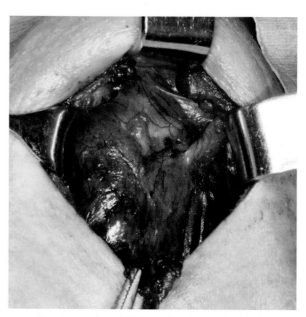

图7-7　纳米炭染色显示喉前淋巴管和淋巴结

状腺腺叶下极附近、后下极附近、下极背侧、胸腺与甲状腺腺叶之间的胸甲韧带内或者与胸腺关系密切（图7-11），位于甲状腺腺叶下极或者后下极附近的下甲状旁腺常常与甲状腺腺叶关系较为密切，这些都是手术中需要注意的。

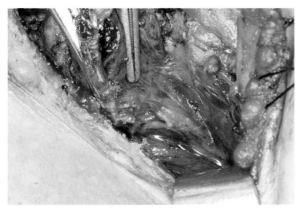

图7-8　位于环甲肌旁的左上甲状旁腺

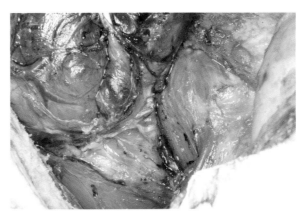

图7-9　位于喉返神经入喉处上方的上甲状旁腺

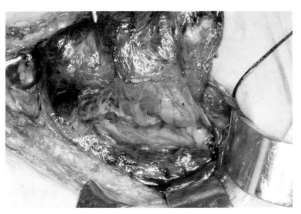

图7-10　上甲状旁腺的血管从甲状腺后被膜发出

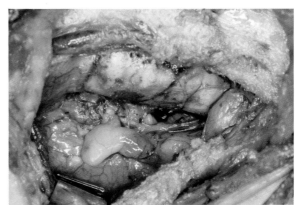

图7-11　右下甲状旁腺与胸腺关系密切

　　3. 关于喉返神经的解剖，大家都比较熟悉，右侧喉返神经自迷走神经发出后勾绕右侧锁骨下动脉往上走，从外下方斜向内上方走行于右侧气管食管沟内，沿途可发出多个分支进入颈段气管或食管壁，于环状软骨下方入喉，在入喉前常可见到有两个或两个以上的分支（图7-12）。现在的认识是入喉的喉返神经可包括运动支和感觉支，运动支支配声带的活动，主要包括声带的内收和外展，有观点认为运动支又分为内收支和外展支，分别支配声带的内收和外展。喉返神经的感觉支支配声门以下喉腔黏膜的感觉。需要注意的是有些患者有喉不返神经（图7-13），一般见于有右侧迷走锁骨下动脉的个体或患者（图7-14）。正常情况下右侧锁骨下动脉和右侧颈总动脉发自头臂干（又称为无名动脉），有些患者的头臂干很短或者缺如，右侧锁骨下动脉和右侧颈总动脉直接从主动脉弓发出，其中右侧锁骨下动脉沿着食管旁或者食管的后方上行至颈部。这样的患者，其从迷走神经颈段发出的喉不返神经不勾绕右侧锁骨下动脉，而是直接从颈鞘经颈总动脉深面发出，经环状软骨下方入喉。左侧喉返神经自迷走神经发出后勾绕主动脉弓，于左侧气管食管沟内往上走，于颈段经常走行于颈段食管表面。右侧喉返神经基本上与气管平行上行，沿途也常常发出分支进入颈段气管或食管壁，于环状软骨下方入喉，入喉前也经常有分支（图7-15）。喉返神经在颈段可与交感神经之间存在交通支（图7-16）。

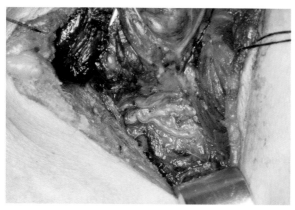

图7-12　左侧喉返神经有两个分支

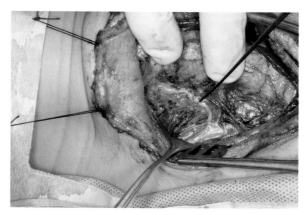

图7-13　右侧喉不返神经

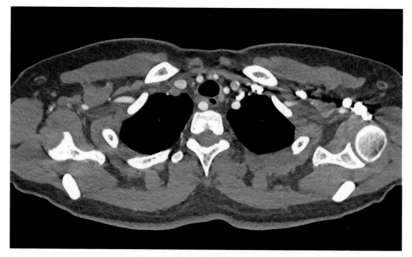

图7-14　右侧迷走锁骨下动脉

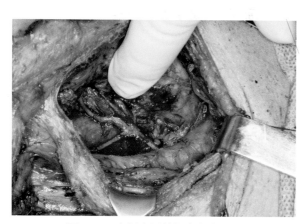

图7-15　右侧喉返神经有多个分支

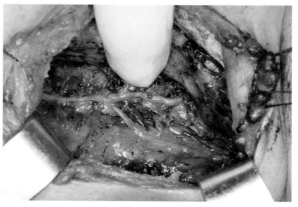

图7-16　左侧喉返神经向外侧发出分支与交感神经交通

4. 近年来对喉上神经喉外支的认识不断提高。喉上神经喉外支是喉上神经的一个分支，其沿着咽下缩肌周围下行进入环甲肌，支配环甲肌的运动，环甲肌收缩可使声带紧张，发出高音调的声音。关于喉上神经喉外支与甲状腺上极血管的关系，目前主要有三种不同的分类方法，比较常用的是1992年Cernea提出的解剖分类方法。该方法将喉上神经喉外支与甲状腺上极血管和甲状腺上极的关系分为三类：最常见的一类（1型）是喉上神经喉外支与甲状腺上极血管的交叉点和甲状腺上极之间的距离在1cm以上，占60%；第二种类型（2a型）是喉上神经喉外支与甲状腺上极血管的交叉点和甲状腺上极之间的距离在1cm之内，但仍在上极上方，占17%；第三种类型（2b型）是喉上神经喉外支与甲状腺上极血管的交叉点位于甲状腺上极以下，占20%。另有3%的个体未识别到喉上神经喉外支。对于1型和2a型，处理甲状腺上极时采用"脱帽法"或者回避法，通常可以避免损伤喉上神经喉外支，但是如果病灶位于甲状腺上极或甲状腺上极比较高位，或者肿瘤比较大导致甲状腺上极比较高位，以及对于2b型，采用"脱帽法"或者回避法就不一定能够避免损伤喉上神经喉外支，推荐的做法是主动暴露喉上神经喉外支。1998年，Kierner等发表了类似的分类，并提出第四种类型，即喉上神经喉外支走行于甲状腺上极血管背侧直达环甲肌。2002年，Friedman等根据喉上神经喉外支与咽下缩肌的关系及其与环甲肌的连接提出了另一种不同的分类。对于如何主动暴露喉上神经喉外支，目前可采用的方法包括从颈前肌外侧入路法（图7-17）、从胸骨舌骨肌和胸骨甲状肌之间的肌间入路法，以及拉开颈前肌、直接从环甲间隙往外上方（即胸骨甲状肌-喉三角内）显露的方法（图7-18），也有学者主张切断部分胸骨甲状肌以方便显露。

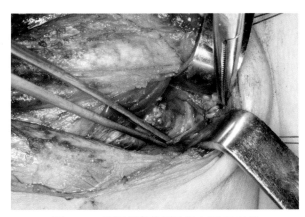 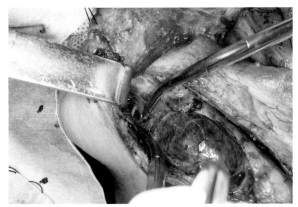

图7-17 从颈前肌外侧显露左侧EBSLN　　　　图7-18 从胸骨甲状肌-喉三角显露右侧EBSLN

5. 甲状腺手术的相关解剖除了甲状旁腺、喉返神经和喉上神经喉外支之外，还需要熟悉的一些解剖结构或标志，包括Zuckerkandl结节（Zuckerkandl Tubercle，ZT）、Berry韧带、环甲间隙、甲状腺悬韧带、环甲肌、咽下缩肌、甲状腺上动脉前支和后支及其伴行静脉、颈段气管、颈段食管、颈总动脉、颈内静脉、迷走神经、甲状腺下动脉分支及其伴行静脉、甲状腺中静脉、甲状腺最下动脉及其伴行静脉、胸甲韧带、胸腺和头臂干等。甲状腺锥体叶的位置可能比较高，达甲状软骨切迹或者舌骨水平，甲状腺腺叶下极可能突向胸骨后。

## 四、临床实践

1. 术前切口标记：一般建议在自然体位下，在环状软骨与双侧胸锁关节之间顺皮纹方向设计切口并标记，双侧对称，长4~6cm，侧方可达胸锁乳突肌前缘外侧（图7-19）。

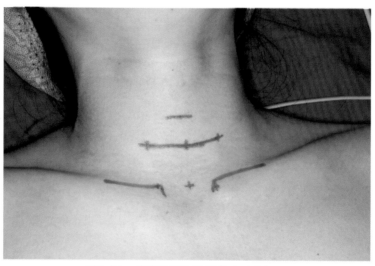

**图7-19　经颈前下入路甲状腺手术切口**

2. 切开、翻瓣、显露甲状腺并探查：沿标记的切口切开皮肤、皮下及颈阔肌层，在颈阔肌深面分离皮瓣，向上至甲状软骨中份，向下至胸锁关节水平，缝吊皮瓣；沿颈白线切开，显露甲状腺峡部，拉开颈前肌，沿甲状腺真假被膜之间分离，显露腺叶，注意勿损伤甲状腺真被膜，探查甲状腺肿物的位置、大小、边界及与周围组织结构如颈前肌之间的关系，于甲状腺正常腺体内注射纳米炭（图7-20）。

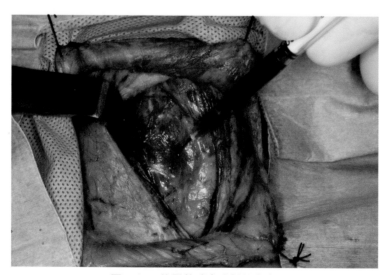

**图7-20　往甲状腺内注射纳米炭**

3. 松解甲状腺：在气管前离断甲状腺峡部，显露气管前壁，松解腺叶四周，可有不同的顺序，内侧沿腺叶与气管之间分离；前上方显露环甲肌及环甲间隙，沿环甲间隙往外上方分离，离断甲状腺上动脉前支及其伴行静脉，离断甲状腺悬韧带；处理腺叶上极血管（离断甲状腺上动脉后支及其伴行静脉），显露并保护喉上神经喉外支［可采用内侧入路法、颈前肌肌间入路法或者颈前肌外侧入路法，术中神经监测有助于识别、确认和保护喉上神经喉外支（图7-21），刺激喉上神经喉外支可见同侧的环甲肌收缩并诱发出喉返神经动作电位］；外侧离断甲状腺中静脉及腺体周围的脂肪结缔组织，注意保护腺叶外后方的颈动脉鞘；处理腺叶下极，离断下极血管及脂肪结缔组织，注意下极附近可能有下甲状旁腺，松解腺叶后下方；提起腺叶组织，沿上极后被膜向下分离，于上极下方后被膜近环甲肌附近、喉返神经入喉处上方或周围常可见到上甲状旁腺（常见于喉返神经入喉点上方），运用精细被膜解剖技术，争取原位保留血管化的上甲状旁腺，常可见到从甲状腺后被膜发出至上甲状旁腺的血管（有人称之为甲状旁腺的血管门），紧贴甲状腺后被膜分离，保留至上甲状旁腺的血管，如果术中发现上甲状旁腺淤血，可切开或剪开上甲状旁腺的被膜和腺体，一般淤血情况会得到改善（图7-22、图7-23），如果甲状旁腺的淤血情况未改善，一般建议切除甲状旁腺，剪碎或切碎后种植于同侧的胸锁乳突肌内［确认甲状旁腺的方法包括术中冰冻病理检查、术中肉眼识别和应用甲状旁腺素检测试纸（图7-24）］；紧贴腺叶后被膜精细解剖、分离，显露喉返神经并注意保护之（喉返神经的显露可从上方、下方、内侧或者外侧入路，我们的经验是喉返神经入喉点位置比较恒定，需要注意喉返神经可能存在分支，术中神经监测有助于喉返神经的识别、确认和保护），注意保护喉返神经深面的颈段食管壁。于喉返神经入喉处周围分离，在喉返神经入喉处周围有时可见到Zuckerkandl结节，经常可见到血管，需要处理；沿着气管侧壁、喉返神经和环状软骨之间分离（这个区域容易有腺体组织残留），有时可见到甲状腺组织沿着气管侧壁往气管后壁与食管之间延伸；在喉返神经入喉处前下方、气管侧壁近喉返神经处可见粘连紧密的致密纤维组织即Berry韧带，在充分保护喉返神经的前提下，沿着气管食管沟及气管侧壁后份分离，将腺叶组织完整切除（图7-25）。

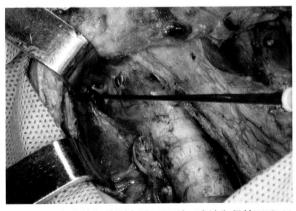

图7-21 术中神经监测有助于识别、确认和保护EBSLN

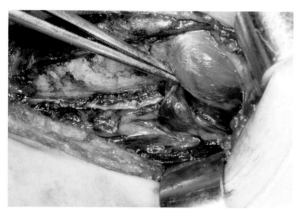

图7-22　保留的左上甲状旁腺淤血

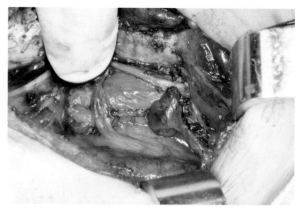

图7-23　剪开左上甲状旁腺后淤血情况明显改善

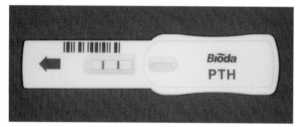

图7-24　应用甲状旁腺激素检测试纸检测甲状旁腺激素

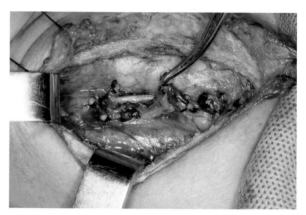

图7-25　甲状腺右叶+峡部切除术后

4. 如果需要行全甲状腺切除术，应用同样的方法松解对侧腺叶，切除对侧腺体（图7-26），完整切除锥体叶。有时为了保护甲状旁腺血供或者为了保护喉返神经，在甲状旁腺或者喉返神经周围残留小于1g的甲状腺组织，称为近全甲状腺切除术（near total thyroidectomy）。

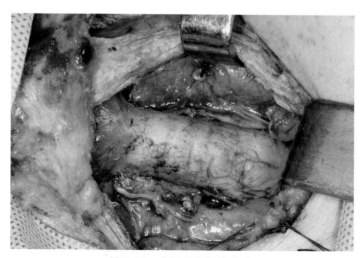

图7-26　全甲状腺切除术后

5. 标本解剖：观察、触摸甲状腺肿物的位置，观察肿物有无侵犯包膜及包膜外，沿肿物正中剖开，感受肿物质地，观察肿物的范围、大小、边界及有无合并囊性变或钙化，必要时送术中冰冻病理检查。需要注意的是有时可在甲状腺中发现甲状旁腺（图7-27）。

6. 创面冲洗、止血、缝合：用生理盐水冲洗术野创面，检查有无活动性出血点，创面彻底止血，放置引流管，分层缝合颈前肌、颈阔肌及皮下，固定引流管，皮肤伤口一般采用免缝胶布或者医用皮肤黏合剂黏合（图7-28）。

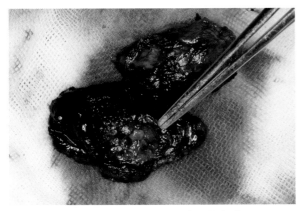
图7-27　位于甲状腺内的甲状旁腺

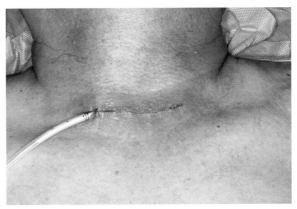
图7-28　甲状腺手术切口使用医用皮肤黏合剂黏合

## 五、总结

甲状腺一侧腺叶+峡部切除术和全甲状腺切除术是甲状腺外科及头颈外科的基本术式，但是要真正做好这两个手术并不容易，推荐应用精细被膜解剖技术，精细解剖、操作，注意甲状旁腺、喉返神经、喉上神经喉外支等的识别和功能保全，务必重视每一个甲状旁腺的识别和保护。手术放大镜和能量外科器械如超声刀、小双极电凝镊的使用可以使精细被膜解剖技术得到更好的应用。术中神经监测技术的应用有助于喉返神经、喉上神经喉外支的识别和功能保护。纳米炭负显影技术有助于术中识别、保护甲状旁腺，甲状旁腺激素检测试纸有助于识别甲状旁腺，对可疑甲状旁腺组织穿刺行甲状旁腺激素检测也有助于甲状旁腺的识别，当然，术中冰冻病理检查也有助于甲状旁腺的识别和确认。外科手术的一个发展方向是精准外科，切除该切除的，保留该保留的，实现手术根治和功能保全相结合。可以说，对于有经验的甲状腺外科或者头颈外科医生而言，行甲状腺一侧腺叶+峡部和全甲状腺的精准切除是项基本功。

（李秋梨）

# 第四节　中央区淋巴结清扫术

中央区包括Ⅵ区和Ⅶ区，主要指Ⅵ区。甲状腺乳头状癌容易发生中央区淋巴结转移，虽然美国甲状腺学会的诊疗指南不建议对T1、T2期分化型甲状腺癌行选择性（预防性）中央区淋巴结清扫术，但国内的诊疗指南建议在有技术保障（充分保护喉返神经、甲状旁腺）的前提下，对cN0分化型甲状腺癌常规行至少一侧中央区淋巴结清扫术。

## 一、实践技巧

1. 中央区淋巴结清扫术可以和甲状腺切除术一起完成，或者先行甲状腺切除术，再行中央区淋巴结清扫术。

2. 中央区淋巴结清扫术属于择区性淋巴结清扫术的一种，一般要求连续整块切除，不能以"摘草莓式"的方法仅切除肿大的淋巴结，术中应注意保护喉返神经、甲状旁腺。中央区空间较小，位置比较深在，其中有喉返神经、甲状旁腺、气管、食管及颈总动脉，需要注意保护。清扫过程需要全程显露喉返神经，清扫过程中能量外科器械的使用、喉返神经的裸化可能对喉返神经有所影响，要求暴露充分，操作轻柔、精细，能量外科器械使用时应该与喉返神经有一定的安全距离或者有一定的保护措施。

## 二、经验教训

1. 重视Ⅵ区淋巴结的术前评估，Ⅵ区淋巴结术前评估方法包括超声检查、增强薄层CT扫描和超声引导下细针穿刺（US-FNA）。近年来，高分辨率超声检查和增强薄层CT扫描对判断Ⅵ区淋巴结的肿大与否和良恶性很有价值，应作为术前常规检查，两者常常需要结合起来评估，如果影像学发现Ⅵ区肿大淋巴结有可疑转移时（图7-29），可考虑行超声引导下细针穿刺检查，术前明确Ⅵ区淋巴结性质。

2. 右侧喉返神经深面至食管、椎前筋膜表面的区域是Ⅵ区淋巴结清扫时容易遗漏的区域，有学者将该区域称为右颈ⅥB区（右侧喉返神经浅面、右侧气管旁的淋巴脂肪组织称为右颈ⅥA区），对于该区域是否需要常规清扫目前有不同意见。一般认为：如果右颈ⅥA区淋巴结为cN+，应常规处理右颈ⅥB区；如果右颈ⅥA区淋巴结为cN0，建议术中探查右颈ⅥB区；如果术中于右颈ⅥB区扪及肿大淋巴结，建议一并处理，需要注意保护其深面的胸膜。

3. 对于有Ⅵ区淋巴结转移的病例，需要注意有上纵隔淋巴结转移的可能性（图7-30），也有在Ⅵ区和Ⅳ区之间（颈总动脉后方）发生淋巴结转移的可能性（图7-31），一般术前的影像学检查特别是增强薄层CT扫描会有所提示。

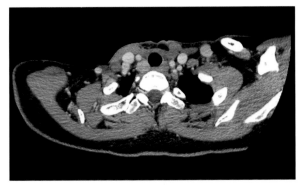
图7-29　CT检查显示右颈Ⅵ区有肿大淋巴结

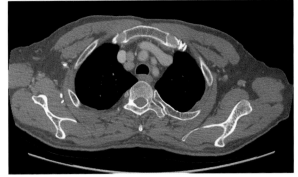
图7-30　CT检查显示右侧上纵隔有肿大淋巴结

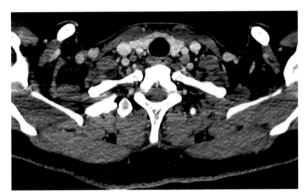
图7-31　CT检查显示左侧颈总动脉后方（Ⅵ区与Ⅳ区之间）有肿大淋巴结

4. 一般认为Ⅵ区淋巴结是甲状腺癌淋巴结转移的前哨淋巴结（第一站淋巴结）。甲状腺癌发生Ⅵ区淋巴结转移的确很常见，但并不是所有的甲状腺癌均首先转移至Ⅵ区淋巴结再向其他区域的淋巴结转移，首先向哪个区域的淋巴结转移与肿瘤的位置有关。一般地，位于甲状腺腺叶中份或下极的肿瘤首先发生同侧的气管旁淋巴结转移，位于腺叶上极的肿瘤可能首先转移至Ⅲ区或者Ⅳ区淋巴结，位于峡部或者靠近峡部的肿瘤一般首先转移至气管和喉前淋巴结。

5. Ⅵ区淋巴脂肪组织主要集中于甲状腺下动脉以下的区域，甲状腺下动脉以上的区域淋巴脂肪组织较少。有学者提出甲状腺下动脉以下的区域是Ⅵ区清扫的重点区域，对于甲状腺下动脉以上的区域不一定需要清扫，建议结合术中探查的具体情况来确定清扫的范围，避免遗漏转移性淋巴结。

6. 术中注射纳米炭除了行甲状旁腺负显影之外，也可行淋巴示踪，我们的经验是注射了纳米炭之后可以显示Ⅵ区更多的淋巴结（图7-32），特别是在一些容易忽视的区域如喉返神经入喉处周围（图7-33）、环甲膜表面、喉返神经深面和甲状腺下动脉以上区域（图7-34）。

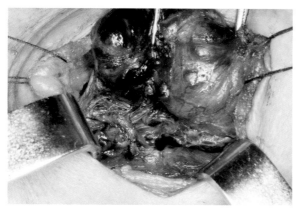

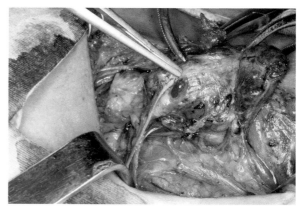

图7-32　纳米炭造影显示右颈Ⅵ区多发肿大淋巴结　　　图7-33　纳米炭造影显示左侧喉返神经入喉旁肿大淋巴结

7. Ⅵ区淋巴结的二次处理会使喉返神经和甲状旁腺受影响的风险增加，因此需要重视首次处理的规范性和彻底性。

8. Ⅵ区也可能有比较丰富的淋巴管网，与侧颈的淋巴导管或者胸导管存在交通，术中需妥善处理清扫区域内的淋巴管，以减少术后出现淋巴漏或者乳糜漏的可能性（图7-35）。

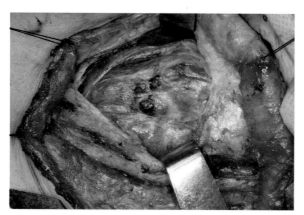

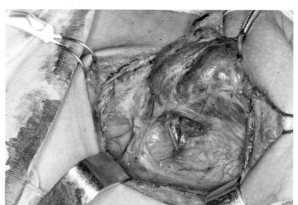

图7-34　纳米炭造影显示喉前淋巴管和肿大淋巴结　　　图7-35　纳米炭造影显示左侧气管旁淋巴管

## 三、背景与解剖要点

1. 甲状腺癌伴Ⅵ区淋巴结转移很常见，关于Ⅵ区淋巴结是否影响预后有不同意见。有观点认为Ⅵ区淋巴结的微小转移不影响患者预后，也有观点认为Ⅵ区淋巴结转移是侧颈淋巴结和远处转移的危险因素，与复发有关，及时有效地处理Ⅵ区转移性淋巴结可减少复发和转移，改善预后。

2. 一般认为中央区（Ⅵ区）的界限（图7-36）为：侧方为环状软骨水平，下界为头臂干水平，外侧为颈总动脉，内侧为气管侧壁，深面为椎前筋膜和食管表面，正中上界为舌骨水平，亚区包括喉前、气管前、气管旁。有学者将右侧气管旁、喉返神经浅面的区域称为右颈ⅥA区，将右侧气管旁、喉返神经深面的区域称为右颈ⅥB区。关于Ⅵ区的下界，不同的文献有不同的表述，包括胸骨切迹、胸锁关节水平、头臂干水平，比较多的表述是头臂干水平。如果Ⅵ区下界定为头臂干水平，Ⅶ区就是头臂干以下上纵隔的区域。有文献将Ⅶ区表述为头臂干至主动脉水平，如果按照这样的定义，经颈部行Ⅶ区淋巴结清扫是不容易将Ⅶ区淋巴脂肪组织彻底清除的，常需要借助纵隔镜或者胸骨劈开行清扫，最近也有学者尝试颈内镜下行Ⅶ区甚至包括纵隔其他区域的淋巴结清扫。

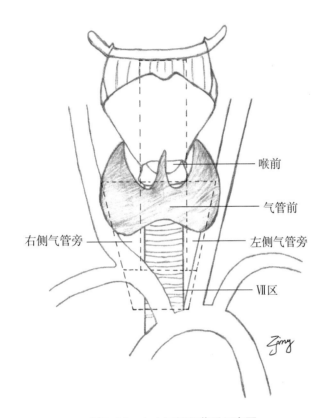

图7-36　中央区解剖范围示意图

## 四、临床实践

### （一）一侧中央区（Ⅵ区）淋巴结清扫术

甲状腺腺叶切除后，清扫一侧Ⅵ区淋巴脂肪组织，该区域侧方为气管旁，上界为环状软骨水平，下界为头臂干水平（图7-37），外侧界为颈总动脉，内侧界为气管，深面达椎前筋膜（图7-38），前方包括喉前、气管前淋巴结脂肪组织，喉前常常包括锥体叶。拉开颈前肌、气管，必要时可拉开颈总动脉，充分显露Ⅵ区，气管旁的清扫主要是沿着喉返神经走向清扫，将喉返神经裸化。在神经周围清扫，动作要轻柔，避免牵拉伤，应用能量外科器械时需注意避免可能的侧向热损伤，清扫过程需精细化操作，尽量原位保留血管化的甲状旁腺（图7-39、图7-40）。如果清扫过程中发现甲状旁腺出现淤血，可剪开或者切开甲状旁腺，一般淤血情况可明显改善，如果改善不明显，一般建议切下甲状旁腺，剪碎或者切碎后种植于同侧的胸锁乳突肌内。

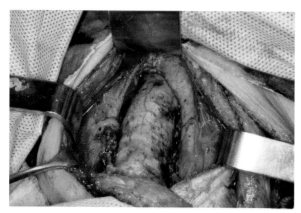 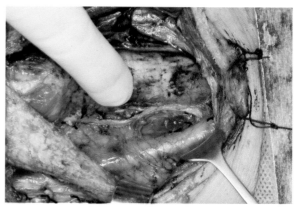

图7-37　Ⅵ区清扫下界为头臂干水平　　　　图7-38　右颈Ⅵ区清扫术后创面，不能忽视喉返神经深面区域的清扫

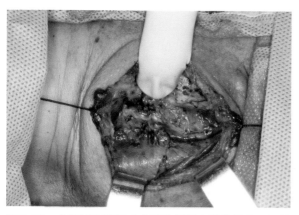 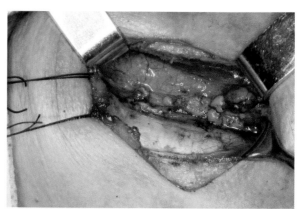

图7-39　右颈Ⅵ区清扫术中原位保留血管化的上下甲状旁腺（1）　　　　图7-40　左颈Ⅵ区清扫术中原位保留血管化的上下甲状旁腺（2）

　　如果将甲状腺腺叶与Ⅵ区淋巴脂肪组织作为连续整块标本取出，则术中对下甲状旁腺的识别和保护可能有一定困难，对于比较深在位置如气管食管沟区域、喉返神经深面区域和Ⅵ区下界区域的清扫可能难度加大；也有观点认为腺叶与Ⅵ区淋巴脂肪组织连续整块取出更符合肿瘤外科原则，有腺叶组织用于牵拉，方便Ⅵ区清扫，可节省手术时间。

　　如果需要行双侧中央区淋巴结清扫（图7-41、图7-42），一般先行一侧中央区淋巴结清扫，再行对侧中央区清扫，清扫标本可分开取出或者整块取出（图7-43）。

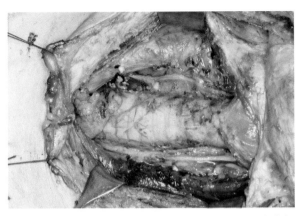

图7-41　双侧Ⅵ区清扫术后创面1（气管前组织为胸腺）

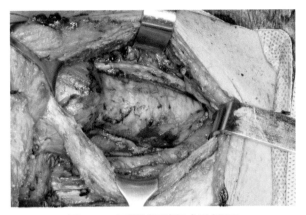

图7-42　双侧Ⅵ区清扫术后创面2

Ⅵ区清扫过程中经常会遇见喉返神经的不少分支于颈段气管和食管，也会见到喉返神经与交感神经之间有交通支，一般应尽量保留喉返神经的分支和交通支（图7-44）。应用术中神经监测技术可减少手术操作对神经可能的影响，提高喉返神经的功能保全率。

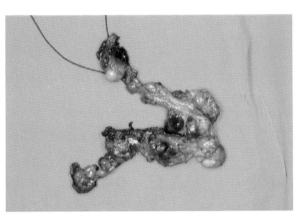

图7-43　双侧Ⅵ区清扫标本

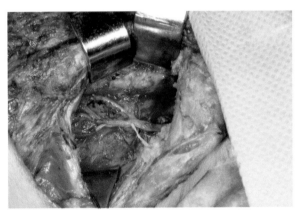

图7-44　右颈Ⅵ区清扫术中保留的喉返神经分支

## 五、总结

中央区淋巴结清扫术是甲状腺癌外科治疗的一个重要组成部分，对于肿瘤根治、减少复发和转移、改善预后具有重要意义。要重视术前评估的规范性和首次清扫的彻底性，清扫过程中注意喉返神经和甲状旁腺的保护与功能保全，力争做到兼顾治疗的有效性和安全性。

（李秋梨）

# 第五节　腔镜下甲状腺手术

## 腔镜辅助小切口甲状腺手术

### 一、实践技巧

腔镜辅助小切口甲状腺手术入路与传统手术一致，以最简捷、最直接的方式达到甲状腺表面，最大程度减小了手术创伤，有利于术后康复。由于该术式手术操作空间狭小，所以手术难度增加，然而其操作过程与传统手术相同，而且可以通过变换拉钩位置，转移有限的空间，相对于全腔镜的远距离操作来说，可操作性较好，易为手术者掌握。手术适应证：①甲状腺单发或多发结节，术前诊断为良性；②甲状腺肿物最大径≤4cm；③甲状腺功能正常；④有手术指征；⑤无重要脏器严重器质性病变，能耐受麻醉及手术；⑥颈部无手术或放疗史。

### 二、临床实践

常规术前准备。气管插管，全身麻醉，患者取平卧，头部轻度后仰。取胸骨切迹上1cm处2cm横形切口，上下适度分离颈部皮瓣，切开白线，打开甲状腺外科被膜。用专用拉钩建立操作空间，在30°视角5mm腔镜下用超声刀进行操作，手术步骤及手术方式与传统手术相同。标本送快速病理检查。待病理诊断明确后置引流管，用皮内缝合线缝合皮肤。腔镜辅助小切口甲状腺手术具有切口小、创伤小、恢复快的优点，对于病灶不超过4cm的良性甲状腺结节来说是安全有效的术式。但对于甲状腺恶性肿瘤来说仍需坚持无瘤原则，且需谨慎选择手术方式。

## 经胸前入路腔镜甲状腺手术（scarless in the neck endoscopic thyroidectomy, SET）

### 一、实践技巧

术前除常规评估患者全身器官功能及有无禁忌证外，还应评估肿瘤的良恶性和结节大小，以及肿瘤与周围组织器官如气管、食管和动静脉的关系；如为恶性，应尽可能明确其病理学类型、有无颈部淋巴结转移及其他部位转移等情况。同时须评估患者的颈部及胸部条件，包括乳房大小、有无胸廓（锁骨）畸形、肥胖程度等，严格掌握适应证及禁忌证。

### 二、手术适应证

目前，经胸前入路SET主要针对有美容需求的患者，并且符合以下条件：①良性肿瘤最大径≤4cm，囊性为主的良性肿瘤可以适当放宽指征。②需要手术的甲亢患者，甲状腺肿大应不超过Ⅱ度，单侧腺体重量评估<60g。③分化型甲状腺癌直径≤2cm，且未侵犯邻近器官。由于操作间隙狭小，较大肿瘤可能发生无法完整取出标本并引起肿瘤种植等情况，因此建议对良性肿瘤最大直径≤4cm的患者采用SET手术。

### 三、手术禁忌证

有其他全身重大合并症的患者，不适合选择SET。曾有过颈部放射治疗史，或者有增生性瘢痕患者，术中粘连严重，SET的难度增加，风险高，不推荐施行SET。

### 四、临床实践

1. 手术空间的建立是SET操作的第一步。胸前入路在乳晕和胸前部做切口（图7-45），注入或不注入含有肾上腺素和罗哌卡因的膨胀液，通过皮下分离器钝性分离，置入套管针（trocar）并导入腔镜和能量器械，进而锐性分离皮下组织，建立手术空间（图7-46、图7-47）。

2. 注射膨胀液的主要目的是避免钝性分离皮下组织时层次混乱和皮下出血，注射范围仅限于胸前壁。膨胀液中的肾上腺素可以收缩血管并减少出血，罗哌卡因可有效地降低术后疼痛。为防止后续操作产生过多雾气，用皮下分离器分离后应及时用纱布卷将膨胀液自切口挤出，再置入主trocar。

3. 建立手术空间时，层次过深容易导致出血，过浅则会导致皮肤损伤。采用可视分离器有利于把握分离层次。在胸前壁，尽可能在深筋膜与胸大肌筋膜之间分离；在颈部，尽可能在颈浅筋膜与颈深筋膜浅层之间分离。

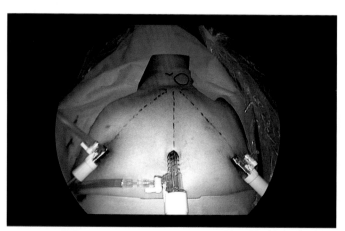

图7-45　经胸前入路腔镜甲状腺手术切口

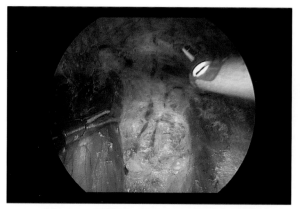

图7-46　经胸前入路腔镜甲状腺手术建腔

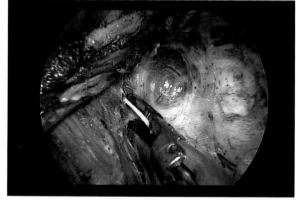

图7-47　经胸前入路腔镜甲状腺手术中暴露甲状腺

4. 腔镜手术空间的维持主要有免充气法、充气法和混合空间法3种方法。免充气法通过单纯悬吊牵拉颈前皮瓣维持手术空间，能避免$CO_2$引起的并发症，但视野暴露欠佳，操作不便，颈部创伤较大。充气法通过$CO_2$压力维持手术空间，但压力>10mmHg（1mmHg=0.133kPa）时，容易出现高碳酸血症或皮下气肿等并发症，压力低时又不足以清晰暴露。混合空间法采用$CO_2$气腹和牵引，压力维持在6mmHg，按照手术需要调整牵引位置、方向与力度，从而建立满意的手术视野，同时可最大限度地防止高$CO_2$产生的并发症。

5. 腺体切除。SET切除甲状腺腺体的原则和范围与开放手术基本一致，良性疾病可行腺叶近全切除或者次全切除，对于恶性肿瘤需行腺叶或甲状腺全切除。SET手术中要避免气管、食管的损伤，注意保护甲状旁腺、喉上神经喉外支（EBSLN）与喉返神经（RLN）。

6. 气管是SET的航标，首先离断峡部，显露气管，这样可以预防发生严重的并发症（气管、食管和RLN损伤等）。参考《甲状腺外科能量器械应用专家共识（2017版）》的推荐处理甲状腺周围的血管，对于比较粗的血管可以使用钛夹或者塑料夹。

7. EBSLN保护可以通过神经监测定位暴露，或者区域保护法；使用神经监测可以有效提高SET手术中RLN的定位与显露效率，有利于判断神经功能，减少永久性神经损伤，并缩短SET学习时间。

8. 动物实验证实，超声刀激发后直接接触RLN会造成热损伤，尽管文献报道能量器械的安全距离为3mm，但激发强度、持续时间等因素会对其影响产生一定差异，因此宜在神经表面使用干纱条以有效阻挡热量传导并减少误触损伤。

9. 中央区淋巴结清扫。根据《甲状腺结节和分化型甲状腺癌诊治指南》的推荐，甲状腺乳头状癌需要常规行中央区淋巴结清扫，SET的清扫范围应与开放手术一致。术前应详细评估，对于无法达到开放清扫范围的病例，不应推荐SET。

10. 使用淋巴结示踪剂、甲状旁腺负显影剂可以更好地辨认淋巴结及甲状旁腺，有助于淋巴结清扫和甲状旁腺的保护。有时为了保护甲状旁腺，可以行甲状旁腺边上淋巴结摘除术。

11. 为了便于操作及保护RLN，中央区清扫可以分块进行。行右侧中央区清扫时，先清扫RLN前方的脂肪淋巴组织，再将RLN往外侧牵拉，清扫RLN与气管之间、食管前方的脂肪淋巴组织。

12. 择区性的淋巴结清扫。需要进行择区性淋巴结清扫患者的术前评估非常重要，SET的清扫范围应与开放手术一致。根据术前的影像学资料及其肿瘤的位置，结合术中清扫淋巴结的冰冻病理学检查结果，选择性清扫Ⅲ区、Ⅳ区及部分ⅤB区或者加ⅡA/B区。

13. 标本的取出及创面的冲洗。用标本袋完整取出标本是防止甲状腺及其肿瘤异位种植的关键。无菌蒸馏水冲洗是减少术后异位种植的必要步骤，无论是良性肿瘤还是恶性肿瘤，都应常规进行。蒸馏水浸泡只能破坏游离单个细胞，通过反复冲洗将组织块带出才能减少种植。

14. 术后出血仍然是SET常见的术后并发症，出血多见于甲状腺供应动静脉及其分支、皮下的静脉、肌肉的营养血管等。出血多数发生于术后12小时以内，也有术后第3天拔管时发生的。一般分为隧道出血、手术空间出血及甲状腺手术创面出血。

## 经口腔前庭入路腔镜甲状腺手术（transoral endoscopic thyroidectomy，TOET）

### 一、实践技巧

术中可使用淋巴结示踪剂，通过纳米炭负显影技术可以更好地保护甲状旁腺。行中央区淋巴结清扫时，可以行分块清扫。术中应尽量原位保留下甲状旁腺，确实无法原位保留者，可行自体移植。术中探查发现多发淋巴结肿大融合，腔镜下根治有困难者，或者术中发生难以控制的大出血等情况时，建议及时中转开放手术。

### 二、手术适应证

患者有较强美容需求且符合以下条件：①如为良性结节，最大径≤4cm。对于囊性为主的良性结节，在有条件时可以适当放宽指征。②分化型甲状腺癌，肿瘤直径≤2cm，且无颈侧区淋巴结转移或者全身远处器官转移，无影像学中央区淋巴结转移提示或转移淋巴结直径≤2cm且未融合固定。③Ⅱ度以下肿大的原发性甲状腺功能亢进。④最大径≤4cm的胸骨后甲状腺肿。

### 三、手术禁忌证

1. 因口腔条件（口腔畸形、口腔局部感染等）导致手术操作受限或感染风险增加。
2. 甲状腺髓样癌、甲状腺未分化癌。
3. 合并严重的甲状腺炎性疾病。
4. Ⅲ度肿大的甲状腺功能亢进。
5. 肿瘤靠近喉返神经（RLN）入喉处或较大肿瘤位于甲状腺上极。
6. 既往有颈部手术史、消融治疗史或颈部放射史。
7. 伴有其他器官或系统合并症不能耐受手术创伤或全身麻醉。

### 四、临床实践

TOET术前评估同开放手术，须明确患者全身条件、原发灶、淋巴结情况及临床分期，并评估患者口腔情况，常规检测降钙素以排除甲状腺髓样癌，尽可能术前行超声引导下细针穿刺细胞学检查以明确诊断，有条件的单位可以开展相关基因检测以排除分化差的肿瘤。

1. 建议麻醉常规行呼气末$CO_2$分压监测，以便于早期发现高碳酸血症及$CO_2$气体栓塞。

2. TOET观察孔选择位于口腔前庭下唇系带前方、远离牙龈根部5mm以上的横行切口，操作孔选择位于双侧第一前磨牙根部水平、远离牙龈根部5mm以上的纵行切口。

3. TOET的空间维持可采用混合空间法，即将$CO_2$充气和皮肤丝线或悬吊装置牵引相结合。$CO_2$压力维持在<8mmHg，防止高压力$CO_2$引起的并发症。

4. TOET腺叶切除应先定位气管并以此为标志，按照由上而下、由外而内的原则完整切除甲状腺腺体。IONM技术有助于迅速定位、识别、保护RLN及EBSLN。

5. TOET中央区淋巴结清扫应尽量原位保留下甲状旁腺，对于无法原位保留者，可行自体移植。使用淋巴结示踪剂，通过纳米炭负显影技术可以更好地保护甲状旁腺。

6. TOET行中央区淋巴结清扫时隧道式分离RLN可以预防术后声带麻痹；外侧缘不可清扫过深，以防损伤迷走神经及交感神经干；于下缘清扫时，应避免损伤无名动静脉及胸膜。

7. 为了避免甲状腺及其肿瘤组织异位种植，切除标本应置入坚实的标本袋中完整取出，手术创面用大量温热无菌蒸馏水反复冲洗干净。

8. TOET常规放置引流管，预防积液感染。宜选用直径约3mm的高负压引流管经锁骨上窝引流。

9. TOET术后一般处理同开放手术，术后4小时即可进食，但其切口为Ⅱ类切口，应根据原则预防性应用抗生素。

## 五、总结

TOET作为一种全新入路的甲状腺手术，是甲状腺外科治疗理念的创新，在保证手术质量、治愈疾病的前提下，实现了微创、美观的效果，体现了经自然腔道内镜手术（NOTES）的治疗理念。TOET具备由上而下的视角优势，能够彻底地清扫中央区淋巴结，对改善腔镜甲状腺癌手术的根治效果及远期预后可能有一定作用。尽管TOET存在一些争议，操作难度大，学习曲线长，国内尚未普及，但是深受部分有美容意愿患者的青睐（图7-48至图7-53）。可以预见，在未来的一段时间内，TOET仍将是国内腔镜甲状腺外科领域临床实践和研究的热点之一。

头颈肿瘤外科 临床实践与技巧
Clinical Practice and Surgical Skills of Head and Neck Tumors

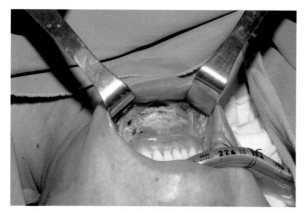

图7-48　口腔连续切口的设计、双侧颏神经的解剖显露

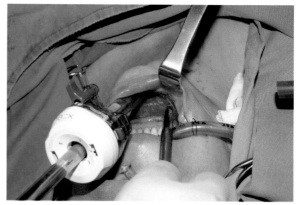

图7-49　术中右侧颏神经暴露、小trocar的穿刺位点选择（神经内侧）

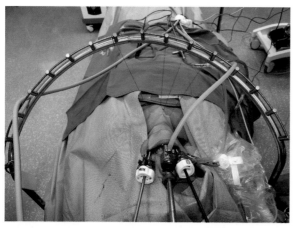

图7-50　术中trocar的放置和全方位拉勾辅助术腔皮瓣悬吊

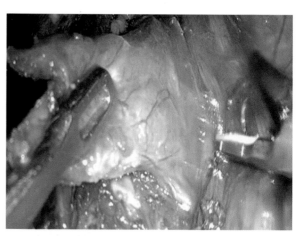

图7-51　术中甲状腺腺体的显露及切除

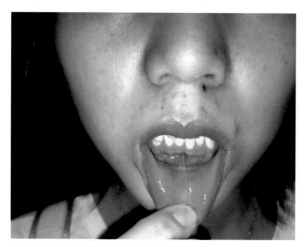

图7-52　术后口腔伤口情况

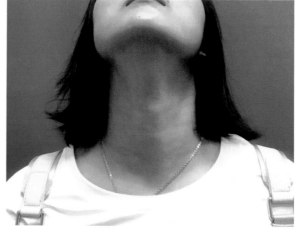

图7-53　术后颈部情况

（马斌林　董朝　彭小伟　陈树伟）

# 第六节　伴有上呼吸消化道侵犯分化型甲状腺癌外科处理

美国甲状腺学会（ATA）将有腺体外侵犯的分化型甲状腺癌（DTC）归为高危组。分化型甲状腺癌侵犯上呼吸消化道（upper aerodigestive tract，UADT）的发生率为1%～16%，平均约6%；上呼吸消化道器官气管、食管、喉和下咽等受分化型甲状腺癌侵犯后，常常造成肿瘤局部病灶难以控制和远处转移，成为分化型甲状腺癌患者死亡的一个重要原因。有研究发现分化型甲状腺癌患者死亡原因中，肿瘤局部未控和远处转移的比例相当，因此提高对分化型甲状腺癌侵犯上呼吸消化道局部病灶的控制有着重要的临床意义。

## 一、实践技巧

1. 侵犯上呼吸消化道的分化型甲状腺癌的处理以外科治疗为主，具体采用什么样的外科治疗方式存在争议，在制定具体治疗方案和手术方式前，需先评估清楚上呼吸消化道受侵的程度。

2. 目前用于评估上呼吸消化道受侵程度的分级标准包括Shin分级和McCaffrey分级。1993年，Shin提出关于甲状腺乳头状癌侵犯气管的Shin分级（分为0～Ⅳ级）：0级指肿瘤局限于甲状腺包膜内；Ⅰ级指肿瘤侵犯了气管的软骨外膜，但未侵入软骨；Ⅱ级指肿瘤侵犯了软骨，但未进入黏膜下层；Ⅲ级指肿瘤侵犯了黏膜下层，但未突破黏膜；Ⅳ级指肿瘤突破黏膜，形成腔内肿物。2006年，McCaffrey提出分化型甲状腺癌侵犯上呼吸消化道的McCaffrey分级（分为Ⅰ～Ⅴ级）：Ⅰ级指肿瘤局限于甲状腺内，无气道或周围肌层的侵犯；Ⅱ级指肿瘤侵犯上呼吸消化道的软骨膜或与肌层紧密粘连，但未侵入软骨或肌层的深面；Ⅲ级指肿瘤侵犯了气道软骨或消化道深肌层，但未达黏膜下层；Ⅳ级指肿瘤穿透气道的软骨或消化道的肌层达黏膜下，但未穿透黏膜层；Ⅴ级指肿瘤穿透气道或消化道的黏膜层，形成腔内肿物（图7-54）。处理策略如下：Ⅰ级行甲状腺全切除术，Ⅱ、Ⅲ级行甲状腺切除+削除术（shave off），Ⅳ、Ⅴ级行甲状腺切除+上呼吸消化道洞穿性切除（through and through resection）。

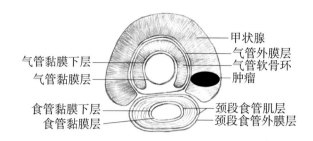

I 级

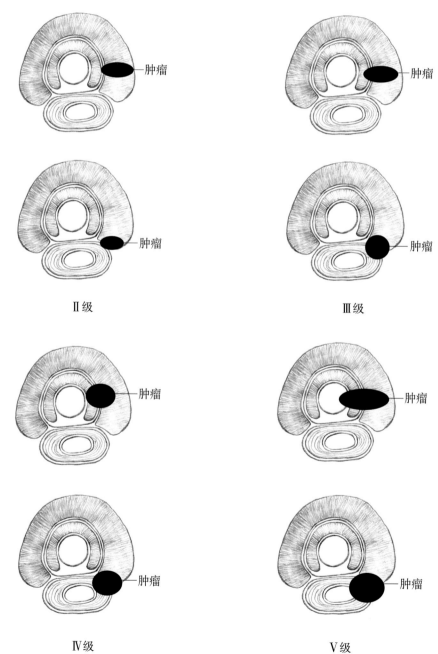

II 级　　　　　　　　　　　　　　III 级

IV 级　　　　　　　　　　　　　　V 级

图7-54　分化型甲状腺癌侵犯上呼吸消化道的McCaffrey分级

3. 分化型甲状腺癌侵犯上呼吸消化道的评估方法包括影像学检查如彩超、增强薄层CT扫描（图7-55）、MRI（图7-56）和PET-CT，内镜检查如电子喉镜、电子气管镜（图7-57）和电子食管镜检查（图7-58），超声内镜检查如超声气管镜、超声食管镜检查及术中探查。

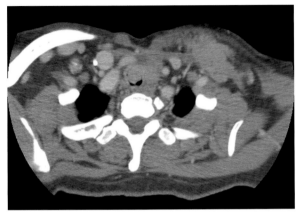 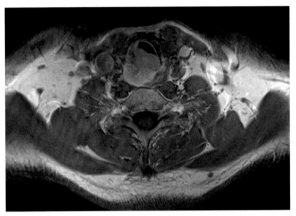

图7-55 增强CT检查显示甲状腺左叶区肿瘤侵犯颈段气管并突向腔内

图7-56 MRI检查显示甲状腺右叶区肿瘤侵犯颈段气管并突向腔内

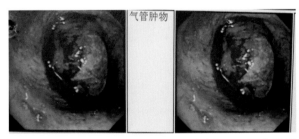 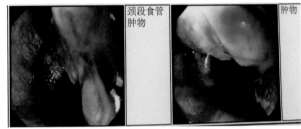

图7-57 电子气管镜检查显示甲状腺癌侵犯颈段气管并突向腔内

图7-58 电子食管镜检查显示甲状腺癌侵犯颈段食管并突向腔内

4. 在侵犯上呼吸消化道分化型甲状腺癌的处理中，需要做好术后缺损修复重建的准备。

## 二、经验教训

1. 分化型甲状腺癌侵犯上呼吸消化道的术前评估不够准确、术前准备不够充分，容易导致肿瘤切除不彻底或者术后出现较为严重的并发症如颈段食管瘘。

2. 应权衡根治性切除与少许残留+术后放疗的利弊，有观点认为应首选根治性切除，也有观点认为可以残留少许肿瘤，术后补充放疗。分化型甲状腺癌侵犯喉可能需要行部分喉切除或喉全切除术，侵犯食管可能需要行食管部分切除+修复重建手术，侵犯气管可能需要行气管部分切除或者袖状切除，备修复重建手术。有学者认为分化型甲状腺癌特别是甲状腺乳头状癌恶性程度较低，就算是肿瘤有残留（未切除干净），术后辅助行$^{131}$I治疗、放疗和TSH抑制治疗，效果也不错，但是有些患者的肿瘤局部侵袭性比较强、恶性程度比较高，初次手术切除不彻底常常导致日后反复复发并出现转移，最后危及生命，因此，应该重视首次治疗的规范化和彻底性。有研究显示手术彻底切除与否直接影响患者的预后。

3. 分化型甲状腺癌侵犯颈段食管或者下咽行洞穿性切除时，如果颈段食管或者下咽残存黏膜壁较多，可直接缝合；但如果颈段食管残存的黏膜壁不多，直接拉拢缝合可能导致术后出现食管瘘和/或狭窄，需要做好修复重建的准备。颈段食管部分缺损可选用的修复方法包括邻近皮瓣、轴形皮瓣或游离皮瓣修复。

4. 分化型甲状腺癌侵犯气管常常导致气管狭窄，使患者出现呼吸困难，腔内肿瘤出血会进一步加重呼吸困难症状，手术前如果插管全麻有比较大的风险时，应行气管切开全麻。

5. 侵犯上呼吸消化道的分化型甲状腺癌病例常常伴有喉返神经侵犯，有些病例术前已有一侧喉返神经麻痹，术中手术操作可能影响到另一侧喉返神经，如果术中神经监测显示原来功能正常一侧喉返神经电生理信号明显减弱或者消失，为安全起见，应及时行气管切开术。

## 三、背景与解剖要点

1. 甲状腺和Ⅵ区淋巴结毗邻上呼吸消化道，分化型甲状腺癌侵犯上呼吸消化道的途径包括甲状腺癌直接侵犯和气管食管沟（Ⅵ区）转移性淋巴结侵犯。上消化道的组织层次包括外膜、肌层、黏膜下层和黏膜层，气道的组织层次包括外膜、软骨、肌层（喉有肌层）、黏膜下层和黏膜层（图7-54）。肿瘤对上呼吸消化道的侵犯一般是从外至内逐渐发展的，其间一般会有一些症状或者体征出现，应早期检查、早期发现、早期处理。

2. 甲状腺的毗邻组织除了上呼吸消化道之外，还有颈总动脉、头臂干、喉返神经、甲状旁腺、喉上神经喉外支等，侵犯上呼吸消化道的甲状腺癌也可能侵犯以上组织结构，术前评估和术中处理应考虑到。

## 四、临床实践

1. 切口：一般采用颈前下顺皮纹方向的低弧形切口或者原有切口。

2. 切开、翻瓣及探查：沿切口切开皮肤、皮下及颈阔肌层，在颈阔肌深面分离皮瓣，显露甲状腺区，探查肿瘤范围。

3. 切除病灶：根据探查到的肿瘤范围，将甲状腺区肿瘤连同受侵犯的上呼吸消化道器官部分一并切除，对上呼吸消化道器官的切除方式应根据肿瘤侵犯程度而定，可采用削除术（图7-59至图7-62）、腔外部分切除或者洞穿性部分切除（图7-63至图7-69），尽量做到R0切除。

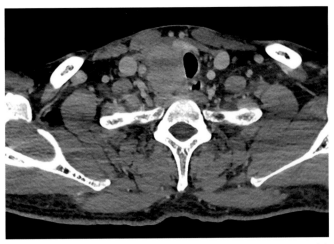

图7-59　增强CT检查显示甲状腺右叶区肿瘤与颈段气管右侧壁关系密切，致气管右侧壁变直

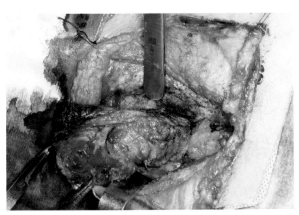

图7-60　术中见甲状腺右叶区肿瘤与颈段气管右侧壁粘连，但未侵犯气管软骨，可直接剥离

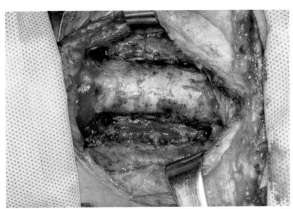

图7-61　甲状腺右叶区肿瘤切除术后创面见气管右侧壁完整，肉眼未见肿瘤残留

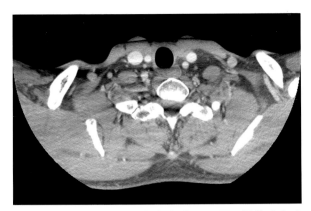

图7-62　同一患者术后1年复查增强CT显示甲状腺右叶区肿瘤已不存在，气管右侧壁恢复弧形

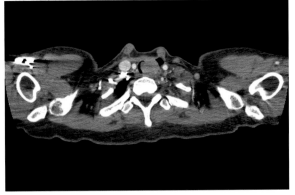

图7-63　增强CT显示左侧气管食管沟肿瘤（甲状腺癌）侵犯颈段气管和食管

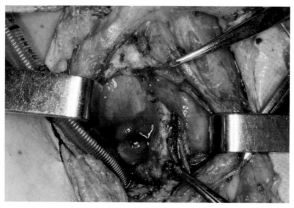

图7-64　术中见肿瘤侵犯气管左侧壁并突向气管腔内

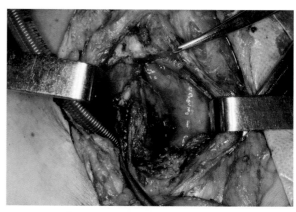

图7-65　术中见肿瘤侵犯食管右侧壁并突向食管腔内

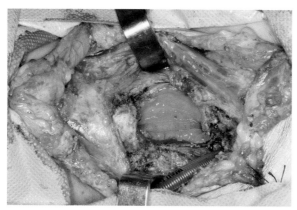

图7-66　术中行颈段食管部分切除+颈段气管袖状切除术

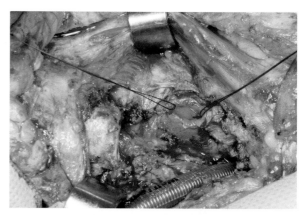

图7-67　术中见颈段食管缺损直接拉拢缝合

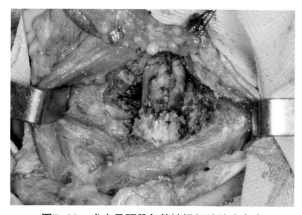

图7-68　术中见颈段气管缺损行端端吻合术

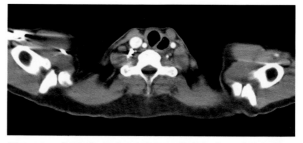

图7-69　术后2年复查CT显示无肿瘤复发，颈段气管和食管通畅

　　4. 缺损修复及创面关闭：根据上呼吸消化道缺损范围和大小决定修复方式，对上呼吸道缺损的修复可采用旷置+气管切开（待二期修复）（图7-70至图7-73）、直接拉拢缝合（图7-68）或者组织瓣修复（图7-74、图7-75），对上消化道缺损的修复可采用直接拉拢缝合（图7-67）或者组织瓣修复（图7-76、图7-77），然后进行创面冲洗、彻底止血、放置引流，分层缝合伤口。

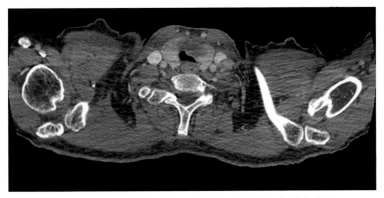

图7-70　增强CT检查显示甲状腺区肿瘤侵犯气管左前壁

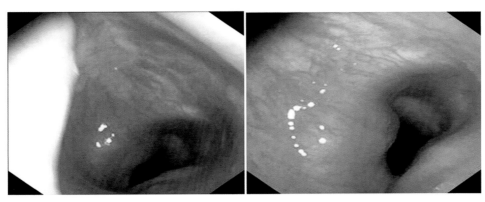

图7-71　术前电子气管镜检查显示气管左前壁隆起，表面黏膜充血肿胀、尚光滑

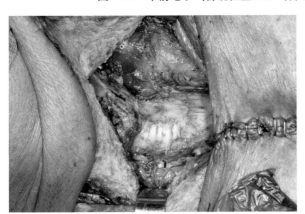

图7-72　术中见气管左前壁及左侧壁受肿瘤侵犯

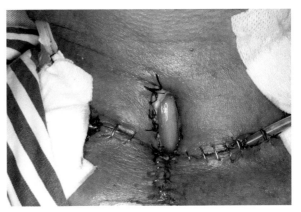

图7-73　术中行气管颈段左侧壁及左侧壁部分切除，气管缺损旷置（待二期修复）

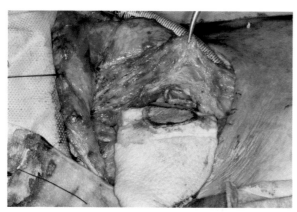

图7-74 游离股前外侧皮瓣修复颈段气管缺损

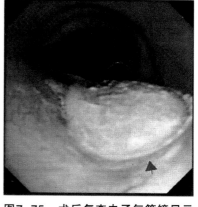

图7-75 术后复查电子气管镜显示颈段气管内皮瓣生长好

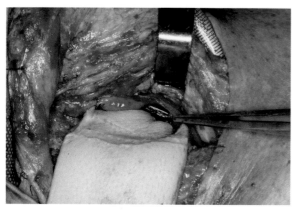

图7-76 游离股前外侧皮瓣修复颈段食管缺损

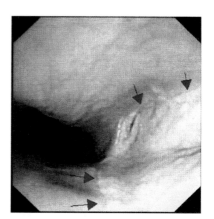

图7-77 术后复查电子食管镜显示颈段食管内皮瓣生长好

5. 如果行气管袖状切除+端端吻合术，术后应保持头部前屈位10～14天（图7-78）。如果行组织瓣修复，可在颈部切口留一小块皮瓣作为观察窗（图7-79）。

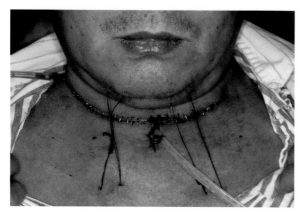

图7-78 行颈段气管袖状切除+端端吻合术后应保持头部前屈位10～14天

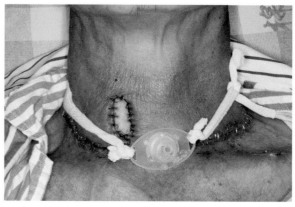

图7-79 颈段气管和/或食管缺损行游离皮瓣修复可在颈部留一小块皮瓣作为观察窗

6. 术后应加强感染预防、营养支持和对症治疗，保持呼吸道通畅。

## 五、总结

　　对于侵犯上呼吸消化道的分化型甲状腺癌病例，如果有手术机会应首选手术。但侵犯上呼吸消化道的晚期分化型甲状腺癌大多有手术治疗、放射性碘治疗病史，外科处理难度较大，常常需要多学科协作。术前应行充分的影像学和内镜检查，仔细评估，明确肿瘤范围和侵犯程度，以便制定合适的手术治疗方案。对于有颈段食管侵犯的病例，要做好皮瓣修复的准备。对于侵犯颈段气管周径超过一半、行气管袖状切除长度不超过5cm者，可直接拉拢缝合。

（李秋梨）

# 第七节　甲状腺未分化癌的治疗

甲状腺未分化癌（anaplastic thyroid carcinoma，ATC）在病理学上包括大细胞癌、小细胞癌、梭形细胞癌、鳞状细胞癌等，是人类恶性程度最高的肿瘤之一，占全部甲状腺癌的1%~5%，但其致死率达全部甲状腺癌的50%。ATC确诊后中位生存期为3~9个月，1年生存率约20%；ATC患者主要死于肿瘤的局部进展和远处转移，由于ATC侵袭性强、恶性度高（图7-80、图7-81），单纯手术、放疗、化疗通常不能控制疾病进展，因而目前主要采用局部治疗（手术、放疗）联合药物治疗（化疗、靶向治疗等其他生物治疗）的综合治疗策略。

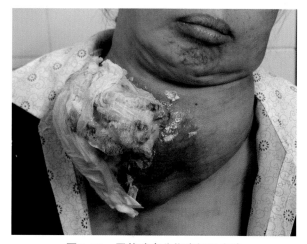

图7-80　甲状腺未分化癌侵犯皮肤

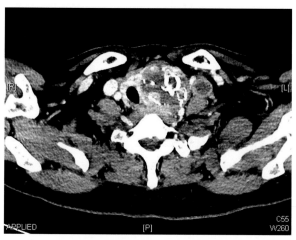

图7-81　甲状腺未分化癌的CT图像（肿瘤突破甲状腺包膜，压迫、推移气管、食管）

## 一、手术治疗

ATC的手术治疗包括根治性甲状腺切除术、甲状腺全/次全切除术、减瘤手术、活检术和气管切开术。一般认为应根据患者具体情况选择手术方式，多数学者认为，当肿瘤局限于甲状腺腺体内而未侵及包膜时，应行根治性甲状腺切除术，然而，临床仅约10%的患者确诊时病变局限于腺体内，大部分患者就诊时已不能完全切除，为避免气道狭窄而仅行甲状腺部分切除术或减瘤手术。对于不能行根治性甲状腺切除术者，其切除范围与患者预后的关系一直存在争议。多数学者认为即使不能实施根治性手术，尽可能切除肿物也是有利的，因为手术一方面可以从一定程度上延缓或避免日后气管受压狭窄导致的窒息，另一方面减少肿瘤负荷也可为提高术后放疗效果提供基础。多个临床研究显示，对于可行手术的ATC患者，包括肿瘤局限于腺体内的ⅣA期患者和外侵不明显的ⅣB期患者，术后辅以放疗较不行手术者有更长的生存期。2014年最新的美国国立综合癌症网络（NCCN）指南指出，ATC一旦确诊，应评估手术可切除性，肿瘤局限于甲状腺或易切除的组织内时，可考虑肿瘤连同甲状腺全切除术，选择性清扫所有或区域淋巴结和器官，对于肿瘤不能完全切除的患者，应积极保证其呼吸道通畅，必要时行气管切开术。对于无法切除的ⅣB、ⅣC期患者，可先行放化疗，如患者经治疗达到部分或完全缓解，应重新评估其手术机会。

## 二、放射治疗

单一治疗手段极少能提高ATC患者的生存率。手术是改善ATC患者预后的基础，但ATC确诊时多为晚期，保证切缘干净的手术治疗极为困难，故术后放疗常作为手术的补充。同时，部分ATC患者确诊时已无法手术，因此放疗对肿瘤的局部控制具有重要意义。

较多临床研究发现手术联合放疗（或同期放化疗）可以提高局部控制率及总生存率，但放疗剂量显著影响肿瘤局部控制率。临床研究发现放疗剂量<40Gy，其治疗结果不理想，而放疗剂量>40Gy则能显著提高局部控制率和总生存率。适形放疗技术可满足肿瘤区高剂量和邻近器官或组织低剂量的要求，从而避免严重放疗的不良反应，包括咽部、食管、气管黏膜炎，以及颈部皮肤、脊髓放射性损伤等，使患者的治疗耐受性和局部控制率提高，减少因气管压迫而造成的呼吸困难和相关死亡率，并显著改善患者的生活质量。

## 三、化学治疗

由于ATC患者就诊时多为局部晚期或已发生远处转移，所以化疗在临床上使用普遍。但ATC对化疗的敏感性较低，可供选择的药物也较少。传统的抗ATC化疗药物主要有阿霉素、顺铂、博莱霉素、依托泊苷和米托蒽醌等，其中以阿霉素最为常用并被认为单药有效，单独应用约30%的患者可获得部分缓解，阿霉素与顺铂联用较阿霉素单用效果更佳；研究还发现阿霉素联合手术或放疗也取得了较好疗效。近年来，多种新的化疗药物被用于ATC治疗，如紫杉醇、吉西他滨、长春瑞滨等。临床研究表明，上述新的化疗药物有效率较旧的化疗药物有显著提高，但能否改善ATC患者预后仍有争议。总体而言，化疗对部分患者有效，但对改善ATC患者预后作用不明确。

## 四、分子靶向治疗

大部分ATC难以彻底手术切除，同时ATC对放化疗敏感性不高，故分子靶向治疗有望成为ATC治疗的发展方向之一。目前，ATC分子靶向治疗主要以抑制肿瘤新血管生成和抑制肿瘤细胞增殖为主，如考布他汀A4磷酸酯、伊马替尼、索拉非尼、阿西替尼、吉非替尼和帕唑帕尼等。

考布他汀A4磷酸酯（combretastatin A4 phosphate，CA4P）是抗肿瘤血管靶向药物的代表之一，其可结合微管蛋白，阻断下游信号转导通路，增强内皮细胞通透性并抑制内皮细胞迁移和毛细血管形成，从而使血管快速阻断、肿瘤组织坏死。一项80例ATC患者入组的CA4P+卡铂+紫杉醇治疗的Ⅱ/Ⅲ期随机临床试验报告显示，联合CA4P可显著改善患者预后，且患者耐受性好，因此CA4P成为美国FDA指定治疗卵巢癌和甲状腺未分化癌的靶向药物。

伊马替尼能在细胞水平上抑制Bcr-Abl、血小板衍生生长因子受体（PDGFR）酪氨酸激酶，从而抑制细胞的增殖并诱导其凋亡。Ⅱ期临床试验表明伊马替尼单药口服治疗ATC有效。索拉非尼是另一种酪氨酸激酶抑制剂，其具有双重的抗肿瘤作用：一方面通过与BRAF激酶区域结合，阻断该激酶使之进入非活性状态，干扰BRAF激酶信号转导途径，进而抑制靶细胞DNA合成和细胞增殖；另一方面通过抑制血管内皮细胞生长因子受体和PDGFR等而阻断肿瘤新血管的生成。一项多中心Ⅱ期临床试验发现，20例ATC患者行索拉非尼口服治疗，每次400mg，每天2次，结果2例部分缓解，5例病情稳定，中位生存时间3.9个月，1年生存率20%。

近年，随着对肿瘤认识的深入及分子生物学的发展，其他的生物治疗方法不断出现，如基因治疗、诱导分化治疗、相关蛋白抑制治疗等。研究发现，通过反转录病毒载体将P53基因导入未分化癌细胞系，可使肿瘤细胞生长减慢、对化疗药物阿霉素的敏感性增强。此外，维甲酸（RA）通过促进甲状腺癌细胞分化、增加甲状腺球蛋白mRNA表达，可使失分化标志CD97的表达降低，增强甲状腺癌细胞的摄碘能力，恢复常规[131]I的治疗效果。同样，通过抑制基质金属蛋白酶（MMPs）的活性从而抑制肿瘤侵袭和转移也已成为临床肿瘤治疗的新手段。ATC分子靶向治疗的进一步发展有赖于从分子和细胞水平弄清各个靶点的具体结构与功能，以及它们在疾病发生、发展过程中的作用，并针对这些靶点尤其是关键靶点开发新药，特别是尽可能做到针对若干关键基因进行多靶点治疗，因此对于ATC的发病和进展机制的探索至关重要。

## 五、姑息治疗

由于ATC多发生于60～70岁的老年患者，几乎无治愈可能，患者生存期短，激进的治疗不利于提高患者生存质量，而姑息治疗可以缓解部分患者的痛苦，最大限度地延长患者无症状生存时间，改善患者生活质量，因此姑息治疗在ATC治疗中占有重要地位。最新美国甲状腺协会针对ATC的诊疗指南指出，在ATC确诊之初应在患者及家属共同参与下决定治疗的目标，若考虑姑息治疗，则姑息治疗应贯穿癌症治疗全过程，包括姑息性的减瘤手术、解除肿瘤压迫所致的呼吸困难，或者是姑息性放疗、化疗、营养支持，以及社会心理支持等。

总之，ATC的治疗仍是甲状腺外科医师面临的挑战，目前仍无有效的治疗方法。根治性手术能改善患者预后，适形放疗优于常规放疗，手术、放疗、化疗及其他生物治疗的综合运用可以提高疗效。对局限于腺体内或一部分腺体外浸润较局限的患者，可先行手术治疗，术后辅以放疗和化疗；对于腺体外浸润明显而无法手术者，可先行放化疗，再评价手术可行性，进而决定下一步系统性治疗方案；对于局部浸润广泛且常规治疗无效或伴远处转移的患者，建议结合患者及家属的意愿给予系统性的药物治疗或姑息治疗；当病变压迫气管造成呼吸困难时，应考虑手术解除压迫或做气管切开后再行系统性的治疗。靶向治疗可联合常规治疗或作为复发与难治性患者的补充治疗，其他生物治疗尚处于探索阶段，希望未来可成为ATC治疗方法的有益补充。

（孙传政）

# 第八节　青少年甲状腺癌的特征

## 一、流行病学

青少年甲状腺结节的发病率约为2.0%，远低于成年人（25%～50%），但青少年甲状腺结节的恶性比例显著高于成年人（分别为15%～50%和5%～10%）。尽管青少年甲状腺癌（年龄不超过20岁的患者所发生的甲状腺癌）发病率在1973—2004年以1.1%的速度逐年增加，但青少年甲状腺癌临床并不多见，发病率为（0.2～0.5）/10万，占甲状腺癌总发病率的2.0%～3.0%。青少年甲状腺癌以分化型甲状腺癌（differentiated thyroid carcinoma，DTC）为主，其中乳头状癌（papillary thyroid carcinoma，PTC）占95%，滤泡状癌（follicular thyroid carcinoma，FTC）占5%，少见甲状腺髓样癌（medullary thyroid carcinoma，MTC），几无甲状腺未分化癌（anaplastic thyroid carcinoma，ATC）。青少年甲状腺癌发病原因尚不清楚，可能与颈部射线照射史、碘缺乏或甲状腺癌家族史有关。

## 二、青少年甲状腺癌临床特点

青少年甲状腺癌的主要临床表现为颈前无痛性肿物，伴或不伴有颈侧区淋巴结肿大。临床上，青少年甲状腺癌与成年人甲状腺癌的一个主要差异是前者就诊时颈部淋巴结转移率（首诊时为40%～80%）和远处转移发生率（占20%～30%，通常转移至肺）更高；其次，前者分化型甲状腺癌比例更高，少见髓样癌。对青少年甲状腺癌的诊断，包括病史采集、体格检查、实验室检测、影像学检查、FNAB和基因检测，均与成年患者相同。彩色多普勒超声同样是青少年甲状腺癌诊断的主要技术，超声声像图主要表现为：①形态不规则。②低回声。③血流信号丰富。④微钙化。上述图像特征诊断青少年甲状腺癌的敏感度从大到小依次为：微钙化、低回声、血流信号丰富和形态不规则；特异性从大到小依次为：血流信号丰富、形态不规则、低回声和微钙化。由于大剂量放射线暴露可能增加青少年甲状腺结节的恶变概率，因此临床对于青少年甲状腺结节患者应慎行颈部CT检查。FNAB诊断青少年甲状腺癌的敏感性为86%～100%，特异性为65%～90%。研究发现，青少年甲状腺癌患者也存在BRAF、RET/PTC、RAS或PAX8/PPARc突变，但青少年甲状腺癌上述基因突变率低于成年患者（40%左右），可能的原因是成年人继发了其他突变。同成年人一样，BRAF和RET/PTC突变主要存在于PTC，且多伴有淋巴结转移；而RAS和PAX8/PPARc突变主要存在于滤泡型乳头状癌，少有淋巴结转移。

## 三、青少年甲状腺癌的治疗及预后

甲状腺癌诊治指南主要限于成年人，以证据为基础的循证医学对于青少年甲状腺癌的处理很少。目前对于青少年甲状腺癌的处理意见主要来源于专家意见、小样本报告，或者从成年人大样本临床研究中进行类推。目前，对青少年甲状腺癌的处理，与成年患者基本相同。甲状腺全/近全切除、选择性淋巴结清扫、辅助$^{131}$I治疗及TSH抑制治疗是青少年分化型甲状腺癌的主要治疗措施。成功的治疗不仅有利于提高患者的存活率，而且有助于青少年身体和心理的健康发展。

手术治疗是青少年甲状腺癌治疗的主要手段。由于青少年甲状腺癌通常为多发病灶，且颈部淋巴结转移和远处转移发生率高，因此较大比例的青少年甲状腺癌患者宜选择全/近全甲状腺切除术和术后$^{131}$I治疗；对于有临床颈部淋巴结转移者，应行治疗性颈清扫术（功能性颈清扫术），对于无临床颈淋巴结转移的患者，只行中央区淋巴结清扫。对于青少年分化型甲状腺癌的$^{131}$I治疗剂量，目前没有一致标准。以最小的毒副作用达到最佳的治疗效果是设计$^{131}$I去除残余甲状腺组织和治疗甲状腺转移病变的原则。小剂量$^{131}$I治疗青少年分化型甲状腺癌的有效性正在研究中。同时，由于青少年正处于生长发育阶段，因此$^{131}$I在体内剂量蓄积而产生的早期或晚期副作用亦应受到重视。应用左旋甲状腺素行TSH抑制治疗同样是青少年甲状腺癌患者术后的标准治疗方法，但TSH抑制的最佳水平尚有争论。ATA诊疗指南建议对低风险病例TSH维持在0.1～0.5mU/L，而对于高风险患者，TSH值应<0.1mU/L。对于青少年甲状腺癌是否按低风险分类，目前尚无定论。有学者提出初始阶段TSH应维持在<0.1mU/L的水平，一旦病情缓解，TSH值可以升至0.5 mU/L。

青少年DTC预后较好，由于较少发生骨转移，且对放射性$^{131}$I治疗敏感，因而死亡率低。研究发现，青少年DTC即使有颈淋巴结转移或远处转移，10年生存率仍可达100%，长期生存率超过90%；MTC的15年生存率超过85%，但30年生存率约在15%。青少年甲状腺癌治疗后总体复发率在10%～35%。

（孙传政）

# 第九节 分化型甲状腺癌的内分泌治疗

## 一、实践技巧

1. 依据分化型甲状腺癌（DTC）的复发风险分层及促甲状腺素（TSH）抑制治疗的风险分层，为DTC患者制订TSH抑制治疗的方案。

2. 每位患者的耐受情况不同，要根据患者的实际情况给予个体化用药。

3. 特殊情况下如妊娠、哺乳等需要密切监测血中激素浓度，根据血浆TSH浓度调整用量，保持游离$T_3$和$T_4$水平不超过正常值高限，TSH浓度尽可能达到治疗方案要求。

## 二、经验教训

TSH抑制治疗药物过量可出现甲亢表现。

（1）心血管系统症状，如心脏纤维性颤动、平均动脉压增大、心脏舒张和/或收缩功能失调等，并可增加老年人心血管病的病死率。

（2）骨骼系统症状，如绝经后妇女骨密度减少、骨质疏松等。

（3）高代谢症状，如震颤、焦虑、失眠、畏热、心悸等。

（4）其他症状，如出现疹、瘙痒、轻度白细胞减少、粒性白细胞缺乏症等。

## 三、背景

分化型甲状腺癌（DTC）为激素依赖性肿瘤，其细胞膜上有TSH受体，血清中高水平TSH可促使DTC侵袭、复发。TSH与肿瘤细胞表面TSH受体结合，通过cAMP信号通路调节甲状腺特异基因，通过甲状腺特异性蛋白（甲状腺球蛋白、甲状腺过氧化物酶及钠碘转运体等）的表达调节细胞的增殖分化，促进肿瘤细胞的增殖与肿瘤的复发、转移。利用甲状腺素反馈性抑制脑垂体分泌TSH，使血清TSH处于较低水平，可抑制DTC的侵袭、复发。

## 四、临床实践

### （一）DTC复发危险度分层

1. 低危复发组必须满足以下条件：

（1）没有局部及远处转移灶。

（2）所有肉眼可见的肿瘤均被彻底清除。

（3）没有周围组织及血管侵犯。

（4）病理学检查不属于侵袭性组织亚型（包括高细胞、岛状细胞、圆柱状细胞癌）。

（5）如果行放射性碘治疗，在首次$^{131}$I治疗后甲状腺床外的区域无碘的摄取。

2. 中危复发组满足下列条件之一：

（1）初次手术后病理检查镜下见甲状腺周围软组织受侵及。

（2）有颈淋巴结转移或甲状腺切除术后行$^{131}$I显像发现有异常放射性摄取。

（3）肿瘤为侵袭型的组织学类型，或有血管侵犯。

3. 高危复发组满足下列条件之一：

（1）肉眼可见肿瘤侵及周围组织或器官。

（2）肿瘤未彻底切除。

（3）有远处转移。

（4）全甲状腺切除后，血清甲状腺球蛋白（Tg）水平仍较高。

### （二）TSH抑制治疗的副作用风险分层

1. 低危组特点（符合下列所有情况）：

（1）为中青年患者。

（2）为无症状患者。

（3）无心血管疾病。

（4）无心律失常。

（5）无肾上腺素能受体激动的症状或体征。

（6）无心血管疾病危险因素。

（7）无合并疾病。

（8）为绝经前妇女。

（9）骨密度正常。

（10）无骨质疏松的危险因素。

2. 中危组特点（符合下列任一情况）：

（1）为中年患者。

（2）高血压。

（3）存在肾上腺素能受体激动症状或体征。

（4）吸烟。

（5）存在心血管疾病危险因素或糖尿病。

（6）为围绝经期妇女。

（7）骨量减少。

（8）有骨质疏松危险因素。

3．高危组的特点（符合下列任一情况）：

（1）有临床心脏病。

（2）为老年患者。

（3）为绝经后女性。

（4）伴有其他严重疾病（高血压、糖尿病等）。

### （三）TSH抑制治疗的个体化原则方案

1．TSH抑制治疗目标。见表7-1。

表7-1 TSH抑制治疗目标

单位：mU/L

| TSH抑制治疗的副作用风险分层 | DTC的复发危险度 | | | |
|---|---|---|---|---|
| | 初治期（术后1年） | | 随访期 | |
| | 高中危 | 低危 | 高中危 | 低危 |
| 高中危 | <0.1 | 0.5~1.0 | 0.1~0.5 | 1.0~2.0（5~10年） |
| 低危 | <0.1 | 0.1~0.5 | <0.1 | 0.5~2.0（5~10年） |

2．TSH抑制治疗目标值的实现。边补充左甲状腺素钠片，边检测TSH，逐步达到目标值约需3个月；起始剂量应根据患者年龄、伴发疾病情况及甲状腺切除范围而定。

（1）全甲状腺切除：年轻患者初始剂量为每天$1.5 \sim 2.5 \mu g/kg$；50岁以上的患者，如没有心脏病及心脏病倾向，初始剂量为每天$50 \mu g$；如患者有冠心病或其他高危因素，初始剂量为每天$12.5 \sim 25 \mu g$，并且缓慢加量，需要的调整期长，并且需要严密监测心脏情况。

（2）切除甲状腺一侧叶及峡部：剂量相应减少，按照体积比率估算。

（3）老年患者中的TSH抑制治疗：有研究发现：TSH出现轻度抑制（TSH水平$0.1 \sim 0.4mU/L$），房颤的发生率就明显增加。对于≥45岁的中老年人，低 TSH组与正常TSH组相比，房颤发生率显著增高。

即便游离$T_3$和$T_4$处于正常范围，由TSH抑制治疗引起的外源性亚临床甲亢也会对心血管系统、骨骼系统造成损伤，因此要充分评估TSH抑制治疗的获益与副作用。

3．服药要点。口服左甲状腺素（$L-T_4$），最好在早餐前1小时，一次性服用全天量。如有漏服，应服用双倍剂量，直到补足全部漏服剂量。部分患者需要根据冬夏季节TSH水平的变化调整左甲状腺素用量，冬天需加量，夏天要减量。服药时间注意与其他药物和食物间隔开。与维生素、滋补品间隔1小时，与含铁、钙食物或药物间隔2小时，与奶、豆类食品间隔4

小时。

4．随诊方法。服药后监测清晨血浆TSH浓度和甲状腺功能，根据血浆TSH浓度调整用药量，保持游离$T_3$和$T_4$水平不超过正常值高限，TSH浓度尽可能达到治疗方案要求。对于全甲状腺切除的患者，还要注意监测甲状腺球蛋白（Tg）水平（Tg甲状腺癌随访中的重要肿瘤标志物）。

剂量调整阶段，每4周左右测定TSH；达标后1年内每2~3个月测定一次，达标后1~2年内每3~6个月测定一次，达标后2~5年内每6~12个月测定一次。

5．TSH抑制治疗与妊娠。

（1）TSH抑制治疗是否影响妊娠安全？孕妇和胎儿的甲状腺及其内分泌调节机制基本上是各自成独立的，双方自身分泌的内源性甲状腺素不能自由地通过胎盘。外源性的甲状腺素也基本不通过胎盘。母亲乳汁中几乎不含甲状腺素，所以服用甲状腺素对于孕妇及胎儿来说都是安全的，也不影响哺乳。

（2）妊娠是否有促进孕妇甲状腺癌复发、转移等风险？大多数的文献认为妊娠并不影响患者的预后。少数研究提出妊娠有使甲状腺癌恶化的风险，或可使原有良性甲状腺结节恶化。

（3）何时妊娠合适？甲状腺癌术后服用甲状腺素并不会增加孕妇流产或致畸的风险，但TSH过低会导致早期流产的风险和胎儿早产的风险增加。对于行[131]I治疗的患者，建议治疗后6~12个月再怀孕。

（4）妊娠期随访目标：①孕妇甲状腺激素水平需足以维持胚胎神经系统的正常发育；②足量的L-$T_4$可以抑制孕妇的TSH水平，降低甲状腺癌复发或转移的风险；③安全随访以备进一步治疗；④每4周行血清学及胎儿超声检测。

（5）推荐孕期TSH抑制程度。

孕早期：0.1~2.5mU/L。

孕中期：0.2~3.0mU/L。

孕晚期：0.3~3.0mU/L。


## 五、总结

目前DTC的治疗以外科治疗为主，辅助[131]I治疗及术后长期的TSH抑制治疗。甲状腺肿瘤专科医师要充分评估TSH抑制治疗的获益与副作用，必须依据DTC的复发风险分层及TSH抑制治疗副作用的风险分层为DTC患者制订个体化治疗方案。

（张诠）

# 第十节　甲状旁腺肿瘤的外科治疗

甲状旁腺肿瘤（腺瘤/癌）是一种极少见的头颈部肿瘤。甲状旁腺癌或腺瘤不同于头颈部其他恶性肿瘤，其导致患者死亡的原因与高钙血症程度相关。如果不治疗，高钙血症可导致患者死亡。治疗以手术完整切除为主，尽量避免肿瘤残留或溢出种植。对于部分无法手术完整切除或失去手术机会的患者，控制血钙水平很重要，往往需要切除局部、区域性或远处转移灶或药物控制患者的高钙血症。

## 一、实践技巧

完善术前检查，术前常规行电子喉镜检查，明确喉返神经有无受侵犯。术前行彩超或CT检查（图7-82），重点了解病灶与邻近结构的关系，以及颈部淋巴结情况。

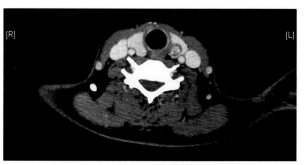

图7-82　甲状旁腺腺瘤的CT图像

甲状旁腺癌术前很难诊断，多数在术中或术后切除后才能确诊（图7-83、图7-84），故术中需辨认病灶纤维包膜厚度、包膜侵犯情况及毗邻组织粘连浸润情况，彻底完整切除病灶至关重要，肿瘤溢出往往导致局部复发。

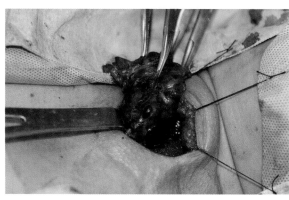

图7-83　术中的甲状旁腺腺瘤

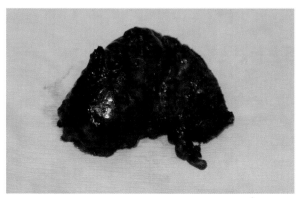

图7-84　甲状旁腺腺瘤的手术标本大体

手术切除范围包括甲状旁腺和/或周围受侵犯的组织，一般不必切除同侧甲状腺及峡部、邻近肌肉和喉返神经等。但如果术中发现病灶浸润喉返神经，应牺牲喉返神经，因为试图从神经中剥离肿瘤会导致局部复发率增高。

对于边缘呈阳性或局部复发的残留病灶，建议再次手术切除所有肿瘤组织，大多数复发发生在颈部。由于局部转移率低，因此一般不推荐行颈部淋巴结清扫术。

对于不能通过手术达到治愈的患者，可以考虑手术切除转移性病灶，这样做主要是为了清除肿瘤，减轻高钙血症的影响，控制高钙血症。

术后病理可疑甲状旁腺癌但不能确诊的患者，应视病变为恶性随访。

放疗及术后辅助化疗经验局限于小型观察性研究或病例报告，没有长期随访。

## 二、经验教训

甲状旁腺癌目前没有分期标准。甲状旁腺癌在缺乏肿瘤浸润或转移时，病理组织学特征尚不明确，对诊断造成一定的困难。与疾病预后相关的典型因素，如原发肿瘤的T（大小）、N（淋巴结状态）和M（远处转移状态），已被证明在甲状旁腺癌预后中是不可靠的预测因素。甲状旁腺癌侵犯相邻结构比较常见，常作为诊断标准使用。甲状旁腺癌也有侵袭该区域神经的倾向，如喉返神经。

上甲状旁腺在胚胎学和解剖学上与Zuckerkandl结节有关，通常位于上三分之二的甲状腺后部，大约比喉返神经和甲状腺下动脉交汇处高1cm。为了显露上甲状旁腺，经常需要充分游离松动甲状腺，如果甲状腺没有被充分游离松动，上甲状旁腺就可能难以暴露，不易找到，因为腺体的迁移会将其带入气管食管沟、食管后区或后纵隔内。下甲状旁腺通常位于甲状腺下极的前面或后面，异位甲状旁腺可以在其从颈部近端（颈动脉分叉处未下降）到纵隔的下移路径上的任何地方发现。

如果上甲状旁腺缺失，应该分离和结扎甲状腺上极血管来游离松动甲状腺的上极，暴露上腺体和喉返神经远端。如果仍没有找到上甲状旁腺，解剖应该沿着气管食管沟延伸，并仔细触诊寻找甲状旁腺。进一步的探索应该继续在食管后面或向下进入上纵隔腔，这些策略通常会取得成功，否则，应该怀疑纵隔深处异位甲状旁腺，纵隔手术（胸骨正中切开术、胸廓切开术或胸腔镜手术）必须在术前准确定位下进行。

如果下甲状旁腺缺失，首先应行经颈胸腺切除术，如果阴性，颈动脉鞘应探查至颈动脉分叉处，最后，应考虑在超声引导下进行甲状腺叶切除术（部分或全部）。

次日上午复查血钙和甲状旁腺激素（PTH）值，如果患者的血钙水平很低或有低钙血症的症状，给予口服补钙或添加活性维生素D，或通过中心静脉导管静脉给钙。

## 三、总结

甲状旁腺癌是一种生长缓慢的无痛性恶性肿瘤，虽然患者经常死于高钙血症，但积极的医疗管理能够通过控制血钙水平来提高长期生存率。虽然预测预后的因素很少，但早期发现和肿块完整切除被认为是控制疾病的最佳方法。手术是这种惰性恶性肿瘤的主要治疗方法，即使是在无法治愈的情况下，控制高钙血症的处理措施也是很重要的治疗手段。

（庄士民）

## 参 考 文 献

陈静，何霞云，2014. 甲状腺未分化癌的治疗进展［J］.中国癌症杂志，24（04）：310-315.

程若川，2015. 分化型甲状腺癌术后促甲状腺激素抑制治疗分析［J］.中国肿瘤，24（06）：456-460.

高明，葛明华，嵇庆海，等，2016. 甲状腺微小乳头状癌诊断与治疗中国专家共识2016版［J］.中国肿瘤临床，43
（10）：405-411.

孙传政，陈福进，2008. 甲状腺未分化癌的诊治和预后研究进展［J］.中华外科杂志，46（16）：1265-1267.

孙传政，陈福进，曾宗渊，等，2006. 甲状腺未分化癌的治疗和预后［J］.中华外科杂志，44（21）：1493-1497.

田文，费阳，郝洪庆，2018. 甲状腺手术中新技术的合理应用及展望［J］.中国实用外科杂志，38（06）：600-604.

王平，燕海潮，2012. 完全腔镜甲状腺癌手术并发症的防治［J］.腹腔镜外科杂志，17（11）：806-809.

夏艳，周跃华，宗旦棣，等，2015. 妊娠期母体甲状腺自身免疫与亚临床甲减对子代智力与运动发育影响的研究
［J］.临床和实验医学杂志，14（08）：670-672.

邢兰兰，陈松，李亚明，等，2012. 分化型甲状腺癌促甲状腺激素抑制治疗的现状及进展［J］.中华临床医师杂志
（电子版），6（20）：6455-6457.

徐德全，代文杰，2013. 分化型甲状腺癌术后促甲状腺激素抑制性治疗进展［J］.中国实用外科杂志，33（12）：
1071-1074.

张淼，时立新，2012. 2012年中国《妊娠和产后甲状腺疾病诊治指南》解读［J］.中国实用内科杂志，32（10）：
761-763.

中国抗癌协会甲状腺癌专业委员会，2016. 甲状腺微小乳头状癌诊断与治疗专家共识2016年版［J］.中国肿瘤临床，
43（10）：405-411.

中国医师协会外科医师分会甲状腺外科医师委员会，2013. 甲状腺及甲状旁腺手术中神经电生理监测临床指南中国
版［J］.中国实用外科杂志，33（06）：470-474.

中国医师协会外科医师分会甲状腺外科医师委员会，2015. 甲状腺手术中甲状旁腺保护专家共识［J］.中国实用外科
杂志，35（07）：731-736.

中国医师协会外科医师分会甲状腺外科医师委员会，中国研究型医院学会甲状腺疾病专业委员会，2017. 甲状腺外
科能量器械应用专家共识2017版［J］.中国实用外科杂志，37（09）：992-997.

中国医师协会外科医师分会甲状腺外科医师委员会，中国研究型医院学会甲状腺疾病专业委员会，中国医学装备协
会外科装备分会甲状腺外科装备委员会，2017. 甲状腺及甲状旁腺术中喉上神经外支保护与监测专家共识2017版
［J］.中国实用外科杂志，37（11）：1243-1249.

中国医师协会外科医师分会甲状腺外科医师委员会，中华医学会外科学分会甲状腺及代谢外科学组，中国研究型医
院学会甲状腺疾病专业委员会，2018. 甲状腺围手术期甲状旁腺功能保护指南2018版［J］.中国实用外科杂志，38
（10）：1108-1113.

中华人民共和国国家卫生健康委员会，2019. 甲状腺癌诊疗规范2018 年版［J/CD］. 中华普通外科学文献，13（01）：1–15.

中华医学会内分泌学分会，中华医学会外科学分会内分泌学组，中抗癌协会头颈肿瘤专业委员会，等，2012. 甲状腺结节和分化型甲状腺癌诊治指南［J］. 中华内分泌代谢杂志，28（10）：779–797.

ABDULLA A G, ITUARTE P H, HARARI A, et al, 2015. Trends in the frequency and quality of parathyroid surgery：analysis of 17, 082 cases over 10 years［J］. Ann Surg, 261（4）：746–750.

AIN K B, EGORIN M J, DESIMONE P A, 2000. Treatment of anaplastic thyroid carcinoma with paclitaxel：phase 2 trial using ninety–six–hour infusion［J］. Thyroid, 10（07）：587–594.

AKAISHI J, SUGINO K, KITAGAWA W, et al, 2011. Prognostic factors and treatment outcomes of 100 cases of anaplastic thyroid carcinoma［J］.Thyroid, 21（11）：1183–1189.

American Thyroid Association Surgery Working Group, American Association of Endocrine Surgeons, American Academy of Otolaryngology–Head and Neck Surgery, et al, 2009. Consensus statement on the terminology and classification of central neck dissection for thyroid cancer［J］. Thyroid, 19（11）：1153–1158.

ANUWONG A, 2016. Transoral endoscopic thyroidectomy vestibular approach：A series of the first 60 human cases［J］. World J Surg, 40（03）：491–497.

ARE C, SHAHA AR, 2006. Anaplastic thyroid carcinoma：biology, pathogenesis, prognostic factors, and treatment approaches［J］. Ann Surg Oncol, 13（04）：453–464.

ASTL J, CHOVANEC M, LUKEŠ P, et al, 2014. Thyroid carcinoma surgery in children and adolescents – 15 years experience surgery of pediatric thyroid carcinoma［J］. Int J Pediatr Otorhinolaryngol, 78（07）：990–994.

BAGUL A, PATEL H P, CHADWICK D, et al, 2014. Primary HPT：an analysis of failure of parathyroidectomy［J］. World J Surg, 38（03）：534 – 541.

BARCZYŃSKI M, RANDOLPH G W, CERNEA C R, et al, 2013. External branch of the superior laryngeal nerve monitoring during thyroid and parathyroid surgery：International Neural Monitoring Study Group standards guideline statement［J］. Laryngoscope, 123（suppl 4）：1–14.

BESIC N, HOCEVAR M, ZGAJNAR J, et al, 2005. Prognostic factors in anaplastic carcinoma of the thyroid–a multivariate survival analysis of 188 patients［J］. Langenbecks Arch Surg, 390（03）：203–208.

BHATIA A, RAO A, ANG K K, et al, 2010. Anaplastic thyroid cancer：clinical outcomes with conformal radiotherapy［J］. Head Neck, 32（07）：829–836.

BRASSARD M, BORGET I, EDET–SANSON A, et al, 2011. Long–term follow–up of patients with papillary and follicular thyroid cancer：a prospective study on 715 patients［J］. J Clin Endocrinol Metab, 96（05）：1352–1359.

BRAUCHHOFF M, MACHENS A, THANH P N, et al, 2010. Impact of extent of resection for thyroid cancer invading the aerodigestive tract on surgical morbidity, local recurrence, and cancer–specific survival［J］. Surgery, 148（06）：1257–1266.

CHAMMAS M C, MOON H J, KIM E K, 2011. Why do we have so many controversies in thyroid nodule Doppler US?［J］. Radiology, 259（01）：304.

CUNNINGHAM J, LOCATELLI F, RODRIGUEZ M, 2011. Secondary HPT：pathogenesis, disease progression, and therapeutic options［J］. Clin J Am Soc Nephrol , 6（04）：913 – 921.

DAVIES L, WELCH H G, 2014. Current Thyroid Cancer Trends in the United States［J］. JAMA Otolaryngology – Head & Neck Surgery, 140（04）：317.

DAVIS P J, HERCBERGS A, LUIDENS M K, et al, 2015. Recurrence of differentiated thyroid carcinoma during full TSH suppression：is the tumor now thyroid hormone dependent?［J］. Horm Cancer, 6（01）：7–12.

DELBRIDGE L, 2003. Total thyroidectomy：the evolution of surgical technique［J］. ANZ J Surg, 73（09）：761–768.

DENARO N, NIGRO C L, RUSSI E G, et al, 2013. The role of chemotherapy and latest emerging target therapies in anaplastic thyroid cancer［J］. Onco Targets Ther（9）：1231–1241.

DERBEL O, LIMEM S, SÉGURA-FERLAY C, et al, 2011. Results of combined treatment of anaplastic thyroid carcinoma (ATC) [J]. BMC cancer (11): 469.

DIEGIDIO P, KOLOK D, BROWN W, et al, 2014. Papillary thyroid cancer in identical adolescent twins with osteogenesis imperfecta and Hashimoto's thyroiditis: is there a genetic link? [J] Am Surg, 80 (09): 849-850.

FOOTE R L, MOLINA J R, KASPERBAUER J L, et al, 2011. Enhanced survival in locoregionally confined anaplastic thyroid carcinoma: a single-institution experience using aggressive multimodal therapy [J]. Thyroid, 21 (01): 25-30.

FRANCIS G L, WAGUESPACK S G, BAUER A J, et al, 2015. Management Guidelines for Children with Thyroid Nodules and Differentiated Thyroid Cancer [J]. Thyroid, 25 (07): 716-759.

FRIDMAN M V, SAVVA N N, KRASKO O V, et al, 2012. Clinical and pathologic features of "sporadic" papillary thyroid carcinoma registered in the years 2005 to 2008 in children and adolescents of Belarus [J]. Thyroid, 22 (10): 1016-1024.

FRIDMAN M, LAM A K, KRASKO O, et al, 2015. Morphological and clinical presentation of papillary thyroid carcinoma in children and adolescentsof Belarus: the influence of radiation exposure and the source of irradiation [J]. Exp Mol Pathol, 98 (03): 527-531.

FUZIK M M, PRYSYAZHNYUK A Y, SHIBATA Y, et al, 2013. Age and gender patterns of thyroid cancer incidence in Ukraine depending on thyroid radiation doses from radioactive iodine exposure after the Chornobyl NPP accident [J]. Probl Radiac Med Radiobiol (18): 144-155.

HAUGEN B R, ALEXANDER E K, BIBLE K C, et al, 2016. 2015 American Thyroid Association Management Guidelines for Adult Patients with Thyroid Nodules and Differentiated Thyroid Cancer: The American Thyroid Association Guidelines Task Force on Thyroid Nodules and Differentiated Thyroid Cancer [J]. Thyroid, 26 (01): 1-133.

HIRSCH D, LEVY S, TSVETOV G, et al, 2010. Impact of pregnancy on outcome and prognosis of survivors of papillary thyroid cancer [J]. Thyroid, 20 (10): 1179-1185.

ITO K, HANAMURA T, MURAYAMA K, et al, 2012. Multimodality therapeutic outcomes in anaplastic thyroid carcinoma: improved survival in subgroups of patients with localized primary tumors [J]. Head Neck, 34 (02): 230-237.

ITO M, MIYAUCHI A, MORITA S, et al, 2012. TSH-suppressive doses of levothyroxine are required to achieve preoperative native serum triiodothyronine levels in patients who have undergone total thyroidectomy [J]. Eur J Endocrinol, 167 (03): 373-378.

JONKLAAS J, BIANCO A C, BAUER A J, et al, 2014. Guidelines for the treatment of hypothyroidism: prepared by the american thyroid association task force on thyroid hormone replacement [J]. Thyroid, 24 (12): 1670-1751.

KAWADA K, KITAGAWA K, KAMEI S, et al, 2010. The feasibility study of docetaxel in patients with anaplastic thyroid cancer [J]. Jpn J Clin Oncol, 40 (06): 596-599.

KLEIN HESSELINK E N, KLEIN HESSELINK M S, DE BOCK G H, et al, 2013. Long-term cardiovascular mortality in patients with differentiated thyroid carcinoma: an observational study [J]. J Clin Oncol, 31 (32): 4046-4053.

KLUIJFHOUT W P, VAN BEEK D J, VERRIJN STUART A A, et al, 2015. Postoperative Complications After Prophylactic Thyroidectomy for Very Young Patients With Multiple Endocrine Neoplasia Type 2: Retrospective Cohort Analysis [J]. Medicine, 94 (29): e1108.

KWAK H Y, CHAE B J, PARK Y G, et al, 2014. Comparison of surgical out-comes between papillary thyroid cancer patients treated withthe Harmonic ACE scalpel and Liga Sure Precise instrument during conventional thyroidectomy: a single-blind prospective randomized controlled trial [J]. J Surg Res, 187 (02): 484-489.

MACFARLANE D P, YU N, LEESE G P, 2013. Subclinical and asymptomatic parathyroid disease: implications of emerging data [J]. Lancet Diabetes Endocrinol, 1 (04): 329-340.

MANSOR M, OKASHA H, ESMAT S, et al, 2012. Role of ultrasound elastography in prediction of malignancy in thyroid nodules [J]. Endocr Res, 37 (02): 67-77.

MAZZAFERRI E L, 2011. Approach to the pregnant patient with thyroid cancer ［J］. J Clin Endocrinol Metab, 96（02）: 265-272.

MESSA P, REGALIA A, ALFIERI C M, et al, 2013. Current indications to parathyroidectomy in CKD patients before and after renal transplantation ［J］. J Nephrol, 26（06）: 1025-1032.

MOON H J, KWAK J Y, KIM M J, et al, 2010. Can vascularity at power Doppler US help predict thyroid malignancy? ［J］. Radiology, 255（01）: 260-269.

MOON W J, JUNG S L, LEE J H, et al, 2008. Benign and malignant thyroid nodules: US differentiation—multicenter retrospective study ［J］. Radiology, 247（03）: 762-770.

NAKAJO A, ARIMA H, HIRATA M, et al, 2013. Trans-Oral Video-Assisted Neck Surgery（TOVANS）. A new transoral technique of endo-scopic thyroidectomy with gasless premandibleapproach ［J］. Surg Endosc, 27（04）: 1105-1110.

OREN A, BENOIT M A, MURPHY A, et al, 2012. Quality of life and anxiety in adolescents with differentiated thyroid cancer ［J］. J Clin Endocrinol Metab, 97（10）: E1933-1937.

PARK E Y, KWON J Y, KIM K J, 2012. Carbon dioxide embolism during laparoscopic surgery ［J］. Yonsei Med J, 53（03）: 459-466.

PERRI F, LORENZO G D, SCARPATI G D, et al, 2011. Anaplastic thyroid carcinoma: A comprehensive review of current and future therapeutic options ［J］. World J Clin Oncol, 2（03）: 150-157.

RAHIB L, SMITH B D, AIZENBERG R, et al, 2014. Projecting Cancer Incidence and Deaths to 2030: The Unexpected Burden of Thyroid, Liver, and Pancreas Cancers in the United States ［J］. Cancer Research, 74（11）: 2913-2921.

RIVKEES S A, MAZZAFERRI E L, VERBURG F A, et al, 2011. The treatment of differentiated thyroid cancer in children: emphasis on surgical approach and radioactive iodine therapy ［J］. Endocr Rev, 32（06）: 798-826.

RUSSELL J O, CLARK J, NOURELDINE S I, et al, 2017. Transoral thyroidectomy and parathyroidectomy-A North American series of robotic and endoscopic transoral approaches to the central neck ［J］. Oral Oncol（71）: 75-80.

SAVVIDES P, NAGAIAH G, LAVERTU P, et al, 2013. Phase II trial of sorafenib in patients with advanced anaplastic carcinoma of the thyroid ［J］. Thyroid, 23（05）: 600-604.

SHERMAN E J, LIM S H, HO A L, et al, 2011. Concurrent doxorubicin and radiotherapy for anaplastic thyroid cancer: a critical re-evaluation including uniform pathologic review ［J］. Radiother Oncol, 101（03）: 425-430.

SILBERFEIN E J, BAO R, LOPEZ A, et al, 2010. Reoperative parathyroidectomy: location of missed glands based on a contemporary nomenclature system ［J］. Arch Surg, 145（11）: 1065-1068.

SMALLRIDGE R C, AIN K B, ASA S L, et al, 2012. American Thyroid Association guidelines for management of patients with anaplastic thyroid cancer ［J］. Thyroid, 22（11）: 1104-1139.

SMALLRIDGE R C, COPLAND J A, 2010. Anaplastic thyroid carcinoma: pathogenesis and emerging therapies ［J］. Clin Oncol, 22（06）: 486-497.

SMALLRIDGE R C, MARLOW L A, COPLAND J A, 2009. Anaplastic thyroid cancer: molecular pathogenesis and emerging therapies ［J］. Endocr Relat Cancer, 16（01）: 17-44.

SOKOUTI M, MONTAZERI V, FAKHRJOU A, et al, 2013. Thyroid cancer, clinical and hystopathological study on patients under 25 years in Tabriz, Iran（2000-2012）［J］. Pak J Biol Sci, 16（24）: 2003-2008.

SOSA J A, ELISEI R, JARZAB B, et al, 2014. Randomized safety and efficacy study of fosbretabulin with paclitaxel/carboplatin against anaplastic thyroid carcinoma ［J］. Thyroid, 24（02）: 232-240.

STRUGNELL S S, WISEMAN S M, 2011. Anaplastic thyroid cancer: a comprehensive review of novel therapy ［J］. Expert Rev Anticancer Ther, 11（03）: 387-402.

SUGITANI I, FUJIMOTO Y, 2010. Does postoperative thyrotropin suppression therapy truly decrease recurrence in papillary thyroid carcinoma? A randomized controlled trial ［J］. J Clin Endocrinol Metab, 95（10）: 4576-4583.

SUGITANI I, FUJIMOTO Y, 2011. Effect of postoperative thyrotropin suppressive therapy on bone mineral density in patients with papillary thyroid carcinoma: a prospective controlled study ［J］. Surgery, 150（6）: 1250-1257.

SUGITANI I, MIYAUCHI A, SUGINO K, et al, 2012. Prognostic factors and treatment outcomes for anaplastic thyroid carcinoma: ATC Research Consortium of Japan cohort study of 677 patients [J]. World J Surg, 36 (6): 1247-1254.

TANAKA K, SONOO H, 2012. Current trends in TSH suppression therapy for patients with papillary thyroid carcinoma in Japan: results of a questionnaire distributed to councilors of the Japanese Society of Thyroid Surgery [J]. Surg Today, 42 (07): 633-638.

TANAKA K, SUGITANI I, FUJIMOTO Y, 2011. A novel chemoradiotherapy with low-dose daily cisplatin, 5-fluorouracil and doxorubicin for anaplastic thyroid carcinoma: a preliminary report [J]. Jpn J Clin Oncol, 41 (09): 1074-1078.

TROCH M, KOPEREK O, SCHEUBA C, et al, 2010. High efficacy of concomitant treatment of undifferentiated (anaplastic) thyroid cancer with radiation and docetaxel [J]. J Clin Endocrinol Metab, 95 (09): 54-57.

VERBURG F A, MÄDER U, LUSTER M, et al, 2015. Determinants of successful ablation and complete remission after total thyroidectomy and (131) I therapy of paediatric differentiated thyroid cancer [J]. Eur J Nucl Med Mol Imaging, 42 (09): 1390-1398.

VERGAMINI L B, FRAZIER A L, ABRANTES F L, et al, 2014. Increase in the incidence of differentiated thyroid carcinoma in children, adolescents, and young adults: a population-based study [J]. J Pediatr, 164 (06): 1481-1485.

VIGÁRIO PDOS S, CHACHAMOVITZ D S, CORDEIRO M F, et al, 2011. Effects of physical activity on body composition and fatigue perception in patients on thyrotropin-suppressive therapy for differentiated thyroid carcinoma [J]. Thyroid, 21 (07): 695-700.

WANG C, ZHAI H, LIU W, et al, 2014. Thyroidectomy: a novel endoscop-ic oral vestibular approach [J]. Surgery, 155 (01): 33-38.

WANG J T, HUANG R, KUANG A R, 2014. Comparison of presentation and clinical outcome between children and young adults with differentiated thyroid cancer [J]. Asian Pac J Cancer Prev, 15 (17): 7271-7275.

WANG L Y, SMITH A W, PALMER F L, et al, 2015. Thyrotropin suppression increases the risk of osteoporosis without decreasing recurrence in ATA low- and intermediate-risk patients with differentiated thyroid carcinoma [J]. Thyroid, 25 (03): 300-307.

WEIN R O, WEBER R S, 2011. Anaplastic thyroid carcinoma: palliation or treatment? [J]. Curr Opin Otolaryngol Head Neck Surg, 19 (02): 113-118.

WELLS S A, ASA S L, DRALLE H, et al, 2015. Revised American Thyroid Association Guidelines for the Management of Medullary Thyroid Carcinoma [J]. Thyroid, 25 (6): 567-610.

WILHELM T, WU G, TEYMOORTASH A, et al, 2016. Transoral endoscopic thyroidectomy: current state of the art: a systematic literature review and results of a bicenter study [J]. Transl Cancer Res, 5 (suppl7): 1521-1530.

WU C W, CHAI Y J, DIONIGI G, et al, 2015. Recurrent laryngeal nerve safety parameters of the harmonic focus during thyroid surgery: Porcine model using continuous monitoring [J]. Laryngoscope, 125 (12): 2838-2845.

YANG X, CAO J, YAN Y, et al, 2017. Comparison of the safety of electro-tome, harmonic scalpel, and Liga Sure for management of thy-roid surgery [J]. Head Neck, 39 (06): 1078-1085.

YOON S J, YOON D Y, CHANG S K, et al, 2010. "Taller-than-wide sign" of thyroid malignancy: comparison between ultrasound and CT [J]. AJR Am J Roentgenol, 194 (05): W420-424.

ZAMORA-ROS R, RINALDI S, BIESSY C, et al, 2015. Reproductive and menstrual factors and risk of differentiated thyroid carcinoma: the EPIC study [J]. Int J Cancer, 136 (05): 1218-1227.

ZHANG Y, XIA D, LIN P, et al, 2010. Sonographic findings of the diffuse sclerosing variant of papillary carcinoma of the thyroid [J]. J Ultrasound Med, 29 (08): 1223-1226.

ZIVALJEVIC V, TAUSANOVIC K, SIPETIC S, et al, 2013. A case-control study of papillary thyroid cancer in children and adolescents [J]. Eur J Cancer Prev, 22 (06): 561-565.

# 第八章

# 涎腺肿瘤

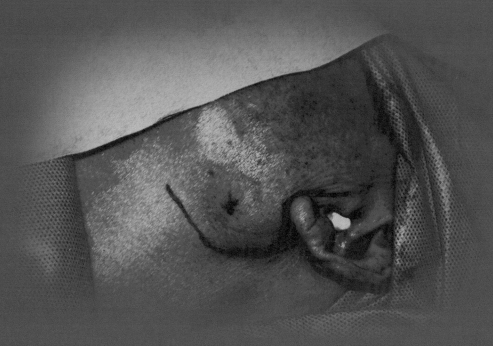

# 第一节　涎腺肿瘤的病理特征

## 一、实践技巧

1. 涎腺肿瘤的治疗应根据其不同的病理特征来制订个体化的治疗方案，因此术前行细针穿刺（fine needle aspiration biopsy，FNAB）、超声引导下细针穿刺（ultrasound-guided fine needle aspiration biopsy）及术中行快速冰冻检查明确涎腺肿瘤病理诊断非常重要。

2. 涎腺肿瘤可出现良性向恶性转化、低度恶性向高度恶性转化的趋势。

## 二、经验教训

1. 术前、术中如怀疑肿瘤恶变，应尽可能行术前及术中病理检查以明确诊断；术后根据病理结果决定是否需行进一步治疗。术前FNAB和术中冰冻结果可能与最后的病理结果有差异，应注意术前告知患者及家属。

2. 不同病理特征的涎腺肿瘤预后相差较大，应注意和患者沟通，交代手术风险，尤其是高度恶性肿瘤，存在术后复发及远处转移的可能。

## 三、背景与解剖要点

1. 涎腺肿瘤的发病率女性高于男性，老年人多见，儿童和年轻人也可发生。

2. 根据涎腺肿瘤的组织学特点可以将其分为高度恶性肿瘤（低分化黏液表皮样癌、腺样囊性癌、唾液腺导管癌、鳞状细胞癌、非特异性腺癌、肌上皮癌、嗜酸性腺癌、未分化癌等）、中度恶性肿瘤（基底细胞腺癌、乳头状囊腺癌、癌在多形性腺瘤中等）、低度恶性肿瘤（腺泡细胞癌、多形性低度恶性腺癌、高分化黏液表皮样癌、上皮-肌上皮癌等）。

3. 多形性腺瘤、肌上皮瘤等良性肿瘤可出现恶变，腺泡细胞癌、上皮-肌上皮癌、多形性低度恶性腺癌等恶性肿瘤可出现向低分化恶性肿瘤转化趋势。

4. 不同类型的涎腺肿瘤各有其好发部位。沃辛瘤和嗜酸性腺瘤几乎仅发生于腮腺，腺泡细胞癌、涎腺导管癌和上皮-肌上皮癌多见于腮腺，多形性低度恶性腺癌多见于腭部小涎腺，舌下腺的肿瘤90%为腺样囊性癌。

5. 涎腺恶性肿瘤呈现涎腺越小、发生恶性肿瘤概率越大的趋势；腮腺肿瘤80%为良性，颌下腺和小唾液腺肿瘤60%为良性，而舌下腺肿瘤90%为恶性，舌、口底和磨牙后区涎腺肿瘤80%～90%为恶性。

## 四、临床实践

1. 临床上一旦出现涎腺肿瘤近期生长加速，或出现明显的神经症状，如口角歪斜、闭眼不全、鼓腮漏气、额纹消失等面瘫症状，以及舌神经受侵犯出现半侧舌体麻木或舌下神经受侵犯导致伸舌运动障碍等，或肿瘤与周围组织粘连、肿瘤表面破溃、局部疼痛进行性加重等情况，提示肿瘤很可能已经恶变。

2. 对于小涎腺尤其是舌下腺的肿瘤，应高度怀疑为恶性，可行术前及术中病理检查，以制订最佳的治疗方案。

## 五、总结

涎腺肿瘤具有不同的病理学特点，因此，术前、术中明确涎腺肿瘤的病理诊断非常重要。同时，不同的涎腺肿瘤预后差异较大，根据涎腺肿瘤的病理特点来制订个体化的治疗方案非常关键。

（吕晓智）

# 第二节　腮腺肿瘤外科治疗原则

## 一、实践技巧

1. 腮腺肿瘤的治疗以外科手术为首选，腮腺肿瘤切除术主要有三种类型。区域性腺体切除术（partial parotidectomy）、腮腺浅叶切除术（superficial parotidectomy）、腮腺全切除术（total parotidectomy）。腮腺浅叶的良性肿瘤应尽量行区域性腺体切除术。对位置较表浅、界限清楚、活动性好的腮腺良性肿瘤可采用在包膜外组织中切除的"包膜外切除术"。

2. 可根据腮腺肿瘤的病理诊断（良性或恶性），通过影像学检查（首选超声，结合CT及MRI等）明确肿瘤的大小、范围（图8-1），了解肿瘤与面神经的关系。如果肿瘤巨大，还需注意肿瘤与下颌骨、上颌骨、颧骨、蝶骨、颞骨、腮腺床内Ⅳ～Ⅶ脑神经及颈内动静脉的关系及其与颅底解剖结构的关系，为设计手术方式及入路提供帮助。

3. 腮腺手术切口有耳前至下颌下的"S"形切口、腮腺手术美容切口（耳前至耳后发际的"N"形切口、耳前至颞部发际的"拐杖"形切口或两者相结合的切口及其他美容切口）。

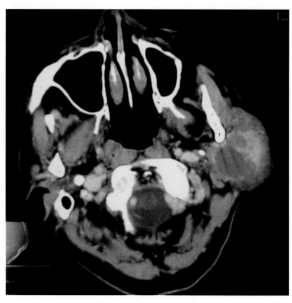

图8-1　术前CT图像

## 二、经验教训

1. 腮腺手术禁忌术前切取活检。

2．腮腺多形性腺瘤禁忌行顺包膜的剜除术或剥离术，而应在肿瘤外正常组织内切除。

3．怀疑沃辛瘤的患者术前要通过影像学方法（超声、CT及MRI等）明确是否一侧多发或双侧多发。

4．涎腺恶性肿瘤一般不需行预防性颈淋巴清扫术。

5．腺样囊性癌（adenoidcysticcarcinoma，ACC）患者即使出现肺部转移，也可长期存活，如果原发灶可以切除干净，仍可以考虑手术治疗。

6．必须让患者充分了解手术的风险，交代可能的术后并发症，如暂时性或永久性面瘫、腮腺瘘、味觉-出汗综合征、局部凹陷畸形、耳垂麻木、Ⅳ～Ⅶ脑神经损伤和大出血等。

7．要缝扎腮腺残端，避免术后腮腺瘘；对于腮腺导管一并切除的患者，术后要常规加压包扎两周或行放射线照射，防治腮腺瘘。术中要仔细认真止血，预防血肿。局部缺损小者，可采用生物膜或邻近组织瓣覆盖术区以预防味觉-出汗综合征；局部缺损范围较大者，可采用局部组织瓣（如胸锁乳突肌瓣、颞肌筋膜瓣、颊脂垫及脂肪组织等或远位组织瓣）修复局部凹陷畸形。

## 三、背景与解剖要点

1．腮腺位于颧弓下方、外耳道前下方、胸锁乳突肌前方、咬肌的浅面、下颌升支的后方，上至颅底，位于乳突尖和颞下颌关节之间，下至下颌角，是茎突前咽旁间隙重要器官。面神经把腮腺分为浅、深两叶（图8-2、图8-3），腮腺深面腮腺床内有Ⅳ～Ⅶ脑神经和颈内动静脉走行。腮腺手术中对这些神经、血管的保护和处理是手术的关键点。

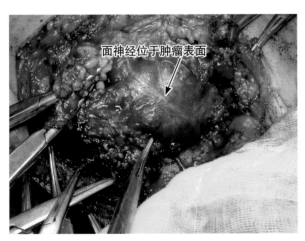
图8-2　腮腺深叶肿瘤

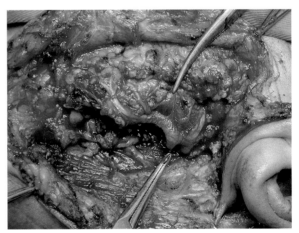
图8-3　面神经解剖

2．腮腺肿瘤活检可导致肿瘤细胞在切口创面种植，导致多中心性复发，因此禁忌活检。多形性腺瘤是具有侵袭性的良性肿瘤，肿瘤包膜常不完整，在肿瘤包膜外可有微小子囊。因此单纯行肿瘤剜除术容易复发，多次复发容易恶变。沃辛瘤可以一侧多发，约12%的患者双侧多发，需引起临床重视，避免漏诊。

3. 涎腺恶性肿瘤很少出现颈淋巴结转移，但腮腺导管癌、低分化黏液表皮样癌、高级别转化（high-grade transformation）的腺样囊性癌、腺泡细胞癌等恶性肿瘤颈淋巴结转移率较高。

4. 面神经出茎乳孔，进入腮腺后分为颞面干和颈面干，继而分成5组分支以支配面部表情肌的运动。面神经分离主要有从末梢到主干的逆行法（周围支法）和从主干到末梢的顺行法（总干法），后者是腮腺改良术式的主要应用方法。采用何种面神经分离方法，可根据术者的习惯、切口的设计及肿瘤的部位来选择。耳前发际入路，适用于高于耳垂平面、可行部分腮腺切除的肿瘤；耳后发际入路，适用于位于腮腺下极深浅叶、可行部分腮腺切除的肿瘤。

## 四、临床实践

### （一）"S"形切口

1. 传统的"S"形切口（图8-4），适合于各类腮腺肿瘤手术，尤其是腮腺恶性肿瘤同期需要行颈淋巴清扫的患者，此切口暴露充分，利于手术操作，缺点是术后瘢痕较明显。

2. 根据肿瘤的部位、大小及性质设计"S"形切口，切口从耳屏前耳面沟向下至耳垂后再至耳后，呈弧形沿下颌骨后缘至颌后区，顺皮纹方向延伸至下颌下区域，切口的长短根据肿瘤的部位及暴露的需要可向下颌下延伸；如需同期行肩胛舌骨上颈淋巴清扫，则下颌下切口可位置稍低，并延伸至颏部。

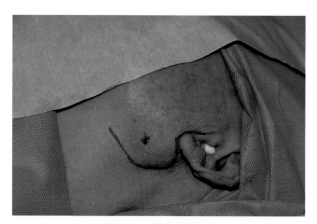

图8-4 "S"形切口

3. 翻瓣有两种方式。在腮腺咬肌筋膜表面或在腮腺咬肌筋膜内翻瓣，翻瓣过程中注意保护耳大神经的耳后支及耳垂支，切断进入腮腺的腺体支；翻瓣至腮腺前缘时，注意避免损伤面神经分支。

4. 根据需要采用总干法或周围支法分离面神经；对于肿瘤较小、较表浅的，可以不用解剖面神经，但术中注意避免损伤面神经。尽量保留腮腺导管，以保留残余腮腺功能；在肿瘤外、正常组织内的，连同肿瘤一并切除。

5. 切除的肿瘤标本建议常规行术中冰冻。如冰冻结果为恶性，则需行全腮腺切除术。

6. 关闭创面。创面较小者，可以放置橡皮引流条；创面大者，术后渗出多，建议放置负压引流管。术后缺损较小者，可直接拉拢缝合或放置生物膜；缺损范围大者，可采用局部或远位组织瓣修复。建议采用可吸收缝线，逐层（腮腺咬肌筋膜、颈阔肌和皮肤）间断缝合。

7. 腮腺肿瘤手术一般不建议预防性应用抗生素；术后酌情给予营养神经药物、改善微循环药物及抗水肿药物，以促进面神经康复。术后一天可进食清淡饮食。术后5~7天拆除面部缝线。

### （二）腮腺手术美容切口

1. 腮腺手术美容切口有耳后发际入路（图8-5至图8-8）、耳前发际入路（图8-9至图8-12）两种，对于较大的腮腺肿瘤可采用两者相结合的入路，适用于对美观要求比较高、肿瘤不是太大、不需要全腮腺切除的患者。优点是瘢痕隐蔽，术后美观效果好。缺点是术野暴露没有传统手术方法好，操作相对困难。

2. 切口由耳垂至耳后沟，向上至耳后沟约2/3处，然后从耳后沟沿发际前向下（图8-6），并根据肿物位置和术野暴露情况在发际前适当延伸，必要时可绕耳垂沿耳面沟向耳屏前延伸，并可向上呈"拐杖"形进入颞部发际（图8-9）。如肿瘤位于耳屏前腮腺组织内，可采用耳前发际切口，并酌情由耳垂部位向耳后延伸至发际前。

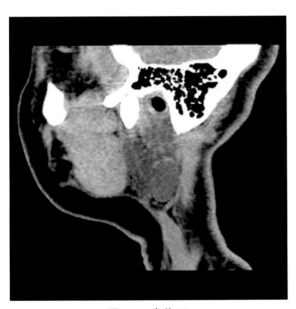

图8-5　术前CT

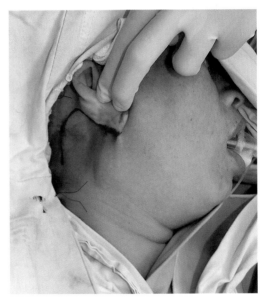

图8-6　术前切口设计

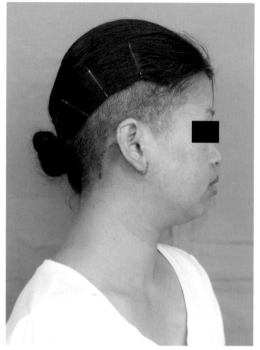

图8-7　术后切口

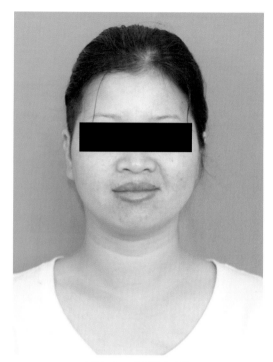

图8-8　术后正面观

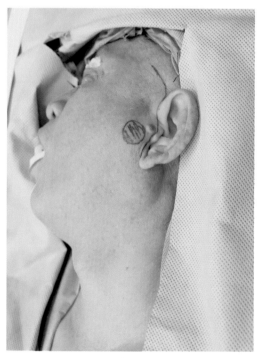

图8-9　术中切口设计

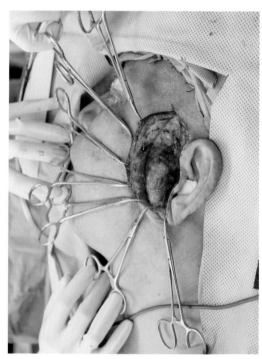

图8-10　术中显露病变

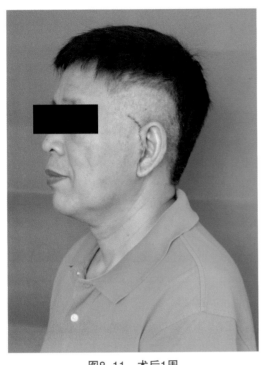

图8-11　术后1周

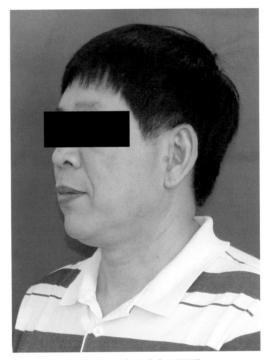

图8-12　术后半年侧面照

3. 此切口可采用总干法分离面神经。翻起颈阔肌皮瓣后，沿耳屏软骨、外耳道软骨、乳突表面、胸锁乳突肌前缘露二腹肌，将腮腺与二腹肌分离，向前内牵拉腮腺整体，于二腹肌与乳突的夹角内沿垂直面神经总干的方向逐步分离腺泡即可暴露面神经总干，再顺行解剖各分支。面神经总干表面常有一伴行血管，术中注意结扎，以免出血影响视野。如该血管损伤出血，可采用纱布压迫止血，待视野清楚后再找到该血管止血，切忌随意钳夹，以免损伤面神经总干。

4. 其他步骤及注意事项与"S"形切口一致。

## 五、总结

腮腺肿瘤首选的治疗方法是手术切除，术前、术中应尽量行组织学检查以明确诊断，术前采用超声或CT、MRI等影像学检查方法明确肿瘤与面神经及周围解剖结构的关系，根据肿瘤的特点及患者的要求设计"S"形切口或腮腺手术美容切口，术后缺损酌情采用生物膜、邻近或远位组织瓣修复。术后根据病理结果决定是否需要进一步治疗。

（吕晓智）

# 第三节　腮腺全切除术

## 一、实践技巧

1. 根据腮腺肿瘤的病理诊断（良性或恶性），通过影像学检查（首选超声，结合CT及MRI或PET-CT等）明确肿瘤的大小、范围，了解肿瘤与面神经的关系及其与邻近结构的关系，为术中选择手术方式提供依据。

2. 对于腮腺深叶的良性肿瘤，如果瘤体不大，位于腮腺下极，可以保留部分腮腺及腮腺导管，以保存腮腺部分功能，减少对面部外形的破坏。对于腮腺深叶较大的良性肿瘤、腮腺恶性肿瘤建议行腮腺全切除术。如术前影像学检查提示颈部淋巴结有转移，应行同期颈淋巴清扫术。

3. 术前、术中明确腮腺肿瘤与面神经的关系及肿瘤的病理，对于决定是行保留面神经的腮腺全切除术还是不保留面神经的腮腺全切除术非常重要。

4. 术中如需切除面神经，可选用枕小神经、耳大神经、腓肠神经、肋间神经、脊副神经或舌下神经等自体神经行1期神经移植，重建面神经。

5. 对于巨大的腮腺肿瘤，术中明确其内侧位置及颅底颈内动静脉位置对于安全切除肿瘤非常重要。对于晚期腮腺恶性肿瘤，术后需补充放疗。

## 二、经验教训

1. 术前有面神经麻痹症状，术中发现面神经穿入肿瘤，面神经与肿瘤紧贴，病理类型为腺样囊性癌、鳞状细胞癌、腮腺导管癌等高度恶性肿瘤，面神经明显变粗、变色等病理改变时，保留面神经容易导致肿瘤难以切除彻底或极易复发，因此不建议保留面神经。

2. 术中如发现腮腺恶性肿瘤与下颌骨、上颌骨、颧骨颧弓及颅底骨组织粘连难以分离或与其他邻近结构粘连，需切除相应的肿瘤侵犯的组织结构。

3. 腮腺全切除术对面部外形和腮腺功能破坏较大，必须要让患者充分了解手术的风险，交代可能的术后并发症，如暂时性或永久性面瘫、味觉-出汗综合征、局部明显的凹陷畸形、耳垂麻木、Ⅳ～Ⅶ脑神经损伤、大出血、腮腺周围组织结构切除后的并发症及供区组织损伤等。如需行下颌骨劈开，可能导致下牙槽神经永久损伤。

4. 术中要仔细认真止血，预防血肿；局部缺损可采用局部或远位组织瓣修复。

### 三、背景与解剖要点

1. 腮腺肿瘤是否需要行腮腺全切除术需慎重考虑，术前和/或术中建议行病理检查，明确诊断，严格掌握好适应证。

2. 腮腺全切除术的关键是面神经的处理，尤其是腮腺恶性肿瘤术中面神经是否保留，仍旧争议较大。但随着循证医学的发展、治疗手段的丰富和完善、人们对生活质量要求的提高，在不增加肿瘤复发风险的基础上尽可能地保存面神经已经成为临床医生的共识。

3. 腮腺全切除术根据术者习惯及肿瘤部位，可分为分离面神经总干的腮腺全切除术和分离面神经周围支的腮腺全切除术；根据面神经是否保留，可分为保留面神经的腮腺全切除术和不保留面神经的腮腺全切除术。

4. 腮腺恶性肿瘤的影像学特点。B超显示界限不清，内部回声不均匀，对周围组织有浸润，存在靶状回声；CT显示有边界不清楚、轮廓不规则的软组织密度肿物，增强扫描后呈不均匀轻度或中度强化（图8-13）；MRI影像上肿物边界不规则、信号强度不均匀、周围组织受侵犯、皮下脂肪变薄或消失及颈淋巴结增大，表现为T1W1低信号、T2W1中高信号。如有这些影像学改变，要注意该腮腺肿瘤是否为恶性；如有怀疑，建议术前、术中行病理检查，以明确诊断。

5. 腮腺全切除术通常采用口外径路，选择经典的"S"形切口，暴露充分、视野清楚，利于肿瘤根治。如腮腺肿瘤位于深叶，瘤体较大，建议行下颌骨升支劈开术。

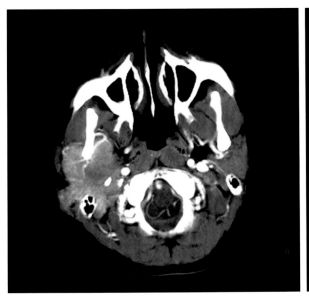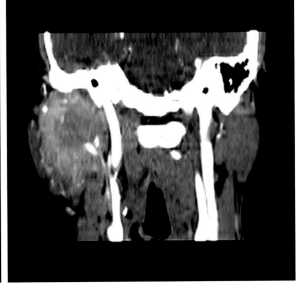

图8-13 典型的腮腺恶性肿瘤CT影像

## 四、临床实践

1. 采用 "S" 形切口，自耳屏前，绕耳垂下方至乳突尖，再转向下至颌后区，根据需要可延伸至下颌下。翻瓣时注意对耳大神经耳后支及耳垂支的保护。

2. 根据术者习惯及肿瘤部位采用总干法或周围支法解剖面神经，结扎腮腺导管，切除浅叶。拉开面神经，切除腮腺深叶及肿瘤（图8-14）。如术中发现面神经难以保留，则连同肿瘤和面神经一起切除，并酌情行术后同期面神经移植重建术。

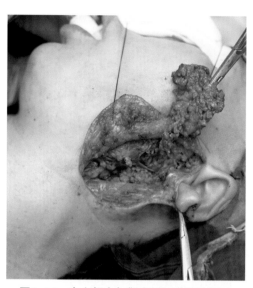

图8-14　在上颊支与颧支间切除腮腺深叶

3. 如为腮腺深叶的较大肿瘤，建议劈开下颌骨升支，术后行坚强内固定术。

4. 分离腮腺深叶的过程中，可能会涉及颈外动脉、颌外动脉、颞浅动脉、颌内动脉。如肿瘤较大，尤其要注意其内侧或颅底被推移移位的颈内动脉、颈内静脉及IV ~ VII脑神经，避免误伤。

5. 对于腮腺全切除后的缺损，建议采用组织瓣修复（图8-15）。如不存在皮肤缺损，缺损也不太大，建议采用局部组织瓣修复。胸锁乳突肌瓣是一个比较好的选择，不用另外增加手术切口，制备简单、方便、快捷，对供区外形和功能影响较小（图8-16）。如同时存在皮肤缺损，则建议采用皮瓣或肌皮瓣修复，如锁骨上动脉皮瓣、斜方肌肌皮瓣和胸大肌肌皮瓣等（图8-17至图8-21）。

6. 关闭创面，建议放置负压引流管，但要避免引流管直接置于面神经上，以免拔管时加重面神经损伤；引流管开口建议置于耳后，此处瘢痕隐蔽。建议采用可吸收缝线，分层间断缝合，皮肤美容缝合。

7. 腮腺肿瘤手术一般不建议预防性应用抗生素；术后常规给予营养神经药物、改善微循环药物及抗水肿药物，以促进面神经康复。术后1天可进食清淡饮食。术后5～7天拆除面部缝线。术后1个月可行面神经康复训练。

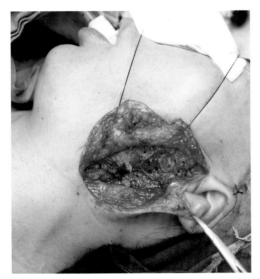

图8-15　腮腺全切除术后

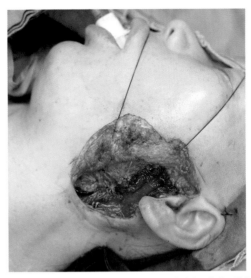

图8-16　胸锁乳突肌瓣转移修复腮腺全切除术后缺损

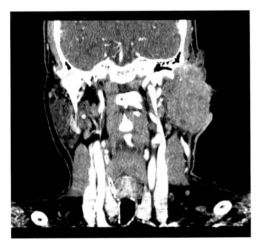

图8-17　冠状位CT，肿瘤侵及颅底

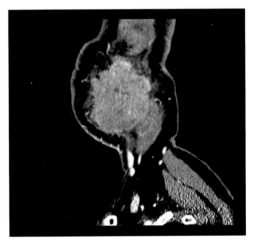

图8-18　矢状位CT，肿瘤边缘毛刺状

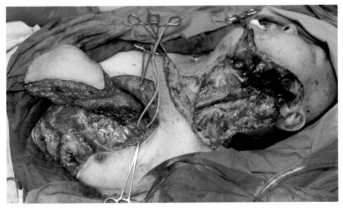

图8-19　腮腺全切除术后胸大肌皮瓣修复局部缺损

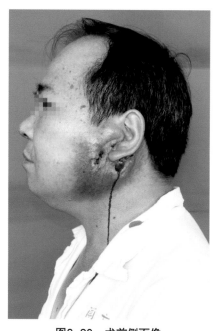

图8-20　术前侧面像

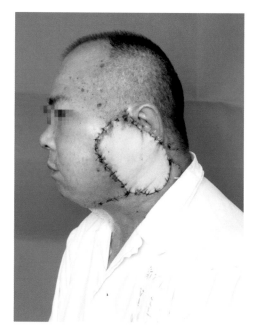

图8-21　术后1周

## 五、总结

　　腮腺全切除术对面部外形和腮腺功能破坏较大，要慎重选择适应证，术前、术中尽量行组织学检查，明确病理诊断，术中根据情况决定是否保留面神经。如切除面神经，则应尽量同期行自体神经移植修复。术后腮腺区缺损畸形，建议采用组织瓣修复，术后常规行营养神经治疗及神经康复治疗。

（吕晓智）

# 第四节　面神经损伤的处理技巧

腮腺恶性肿瘤发展至一定时期，可累及面神经主干（颅外段），从肿瘤学根治的要求出发，往往需要牺牲受累的面神经；如在腮腺手术过程中误伤面神经，需要对受损或离断的神经进行即刻处理。对于恢复面神经功能和避免面神经瘫痪后引起的临床症状（图8-22），主要的解决方案有直接修复、神经移植、神经转位、悬吊固定和眼保护。

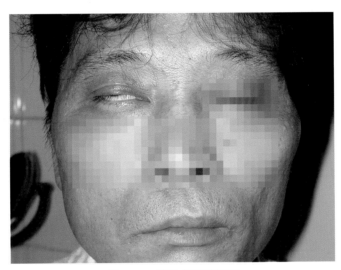

**图8-22　面神经瘫痪表现**

## 一、实践技巧

1. 直接修复。若面神经是在术中被切断的，那就应该在显微镜下即刻直接修复，神经离断超过3天，修复效果都不理想，应尽量保证神经外膜缝接对合整齐。

2. 神经移植。当面神经主干受累，需要牺牲一段神经（4mm以上），无法进行直接缝合修复时，应考虑进行神经移植。供体神经的选择取决于缺损的长度，以及是否需要分支。对于短缺损来说，耳大神经或舌下神经是较好的供体；对于较长或需要分支的缺损来说，腓肠神经较为适合。面神经移植能否成功由多种因素决定，如供体的选择、神经吻合对位情况、局部组织血运情况等等。3个月到半年评估，若面部表情能恢复30%以上，可以认为面神经移植是有效的。

3. 神经转位。即用与面神经相邻、具有运动纤维的神经，将其远端转位至与面神经的远端吻合，常用的神经有舌下神经、副神经、膈神经及舌咽神经。此种修复方法，成功率较高，面神经功能可有一定程度上的恢复，但是面部神经控制是不自然、不协调的，并且会有与供体神经相关的连带运动，如使用舌下神经转位修复的，会导致舌萎缩，咀嚼、说话、吞咽功能障碍等。再者，供体神经的长度也会限制这种修复方式的应用。

4. 悬吊固定。对于严重的口角歪斜和颜面部不对称，可以用悬吊固定的方法进行纠正。常用的悬吊组织有阔筋膜、掌长肌、第二或第三趾伸肌肌腱、生物材料等，方法是将悬吊组织锚定在上唇和蜗轴之间，以及覆盖颧弓或颞肌的韧带等关键位置之间，来改善面部的对称性。长时间悬吊会出现悬吊组织的过伸和松弛，常要求手术时过度矫正。良好的悬吊固定可以改善说话功能和避免流涎。

5. 眼的保护。眼睑闭合不全和眨眼反射消失是面神经主干损伤最为棘手的问题，严重者可引起角膜损伤进而导致失明。长期下眼睑外翻会妨碍泪液运输导致溢泪，得不到泪液湿润、缺少保护的角膜非常容易受到损伤。目前有不少方法可以改善症状，但是效果都不理想。常见的有：上眼睑内植入重物以增加上眼睑闭合的范围；植入弹簧装置，但是其植入和张力调试比较困难，并发症多；眼睑缝合术可以辅助闭眼，但会造成视野缩小，外观也不能令人满意；颞肌转位可提供眼睑闭合的动力修复方式，一小束颞肌或肌腱穿过上、下眼睑，与内眦韧带系牢，可提供有力、充分的眼睑闭合，不足之处是有裂隙样眼睑缝隙，闭眼时有皮肤褶皱，在眼眶边缘可能会有肌肉隆起，以及咀嚼时眼睑会连带运动。眼睑闭合不全改善的方法虽多，但没一个应用成熟的方案，简单有效的方法是加强角膜护理，采用滴眼药水与涂眼药膏相结合的方案，可让角膜得到长期的保护。

## 二、总结

面神经损伤即刻修复效果最为理想，采用感觉神经修复较长的神经缺损比用神经转位修复更理想。眼的保护是面神经瘫痪最需要重视的问题。

（宋明）

# 第五节　颌下腺肿瘤的外科处理

颌下腺位于下颌下三角，包裹在由颈深筋膜浅层形成的筋膜鞘内，分浅、深两部。浅部较大，位于下颌舌骨肌浅面，绕该肌后缘延伸至深部。下颌下腺管由腺深部前端发出，在下颌舌骨肌的深面前行，开口于口底黏膜的舌下阜。其深面有面动脉，内下方有舌下神经，深部内上方有舌神经。

颌下腺肿瘤最常见的良性肿瘤是多形性腺瘤，完整切除病变腺体是标准的治疗方案。恶性肿瘤占40%～60%，以腺样囊性癌较多见，其次为黏液表皮样癌，两者占颌下腺肿瘤的一半以上。其他还有未分化癌、鳞状上皮癌、恶性混合瘤、腺癌等。男性患者多为恶性，女性多为良性。恶性颌下腺肿瘤偶伴疼痛或生长较快。治疗采用手术切除的方法。主要临床表现为颌下肿瘤、疼痛，有脓性分泌物自导管口溢出。早期颌下区有缓慢生长的肿物，无痛性肿物多为良性。中晚期颌下腺肿瘤可造成疼痛不适，舌神经受累出现半侧麻木，舌下神经受累影响舌运动，累及翼内肌出现张口受限，面神经下颌缘支受侵伴口角歪斜。

## 一、实践技巧

1. 完善术前检查。目前术前评估主要依靠专科查体、超声、CT及MRI检查，超声可通过二维图像明确下颌三角区占位的大小和范围。CT及MRI的观察指标包括病变位置、形态、范围、强化表现、病灶周边脂肪间隙是否清晰及周边有无肿大淋巴结。

2. 术前全面评估，选择治疗方案，在无转移的情况下，只行肿瘤、腺体或加舌骨上清扫术就可以获得较好的效果。如果肿瘤有浸润，并出现转移则应行肿瘤、腺体加颈淋巴结清扫术或颌颈联合根治术。当肿瘤体积大，局部侵犯广泛，下颌骨可疑受累时，行局部广泛切除+手术后放疗是提高治疗效果的重要措施。

3. 当肿瘤病理类型为未分化癌、低分化腺癌等高度恶性肿瘤时，术后应补充放疗及化疗。

4. 开放性颈横径路切除颌下腺是治疗颌下腺病变的金标准。

为保护面神经下颌缘支，我们在手术中通常选取距下颌骨下缘2cm的平行切口（图8-23），对于肿物较大、怀疑为恶性病变者应完整游离下颌缘支，在距下颌缘向上1.2cm至向下0.8cm的范围内进行操作，注意避免钝挫伤，游离神经后再行进一步手术（图8-24）。研究证实，主动解剖面神经下颌缘支的颌下腺切除术更安全，可减少神经损伤的并发症。

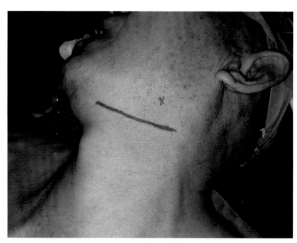

图8-23 切口

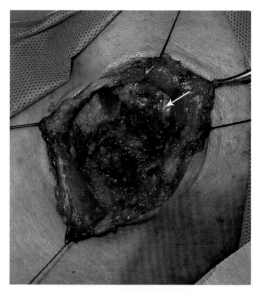

图8-24 面神经下颌缘支

在对舌神经的分离中，应将下颌下腺向外下牵引，同时将下颌舌骨肌向前方牵拉，逐渐寻找位于腺体深面的舌神经，确认下颌下神经节后将其结扎分离。

在舌下神经的寻找中，应在舌骨的外端寻找二腹肌中间腱，沿二腹肌的后腹区域寻找舌下神经（图8-25、图8-26）。舌骨舌肌前缘是重要的肌性标志，舌下神经在该缘向内旋转而入舌，在舌系带延长的情况下应注意保护。在下颌下腺手术切除中，在结扎颌外动脉近心端时，要避免分离过深，以防损伤舌下神经。

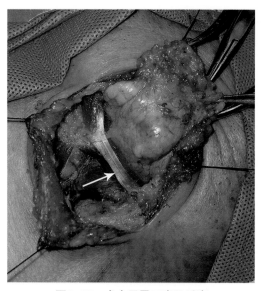

图8-25 术中显露二腹肌后腹

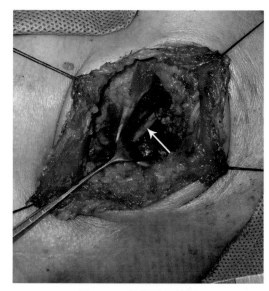

图8-26 显露舌下神经

是否切除下颌骨取决于术中具体情况，肿瘤包绕下颌骨并突向舌下区是同时行下颌骨切除的适应证。切除时可以从下颌支横断，然后植入钛板，或游离髂骨、游离腓骨移植以维护下颌骨的连续性，以及面部外形和下颌骨功能。

## 二、经验教训

1．颌下腺恶性肿瘤的预后与肿瘤的位置、大小、神经浸润情况、局部淋巴结受累情况、手术切缘情况、临床分期、病理类型等密切相关。即使是分化程度较好的肿瘤类型仍有部分患者会远处转移，这是治疗失败的主要原因。

2．分化程度较差的颌下腺恶性肿瘤，如未分化癌、鳞状细胞癌、低分化腺癌等的颈淋巴结转移率高，预防性颈淋巴结清扫很有必要。有学者认为，即使术前影像学没有发现颈淋巴结肿大，临床N0患者也有理由接受选择性颈淋巴结清扫，这样可降低患者术后的复发率。

3．对于肿瘤固着于颈内、外动脉而无法解离，甚至延伸至颅底或颅内而无法血管重建的患者，可考虑非血管重建的肿瘤合并颈动脉切除术，为了避免颈动脉切除后严重的脑血管并发症，一般应选择50岁以下且能排除心脑血管疾病的患者，术前对患者能否耐受颈动脉切除的评估至关重要。

4．即使是良性肿瘤，也要注意避免损伤与其毗邻关系密切的下颌缘支、舌及舌下神经。

## 三、总结

颌下腺肿瘤的常规治疗仍以手术治疗为主，术前全面评估，根据具体情况选择肿瘤、腺体的手术方式，或加颈淋巴结清扫术。下颌骨可疑受累时行局部广泛切除+手术后放疗。对于较差的病理类型如未分化癌、低分化腺癌等，术后考虑应补充放疗及化疗。相当比例的患者存在远处转移的可能，故术后密切的长期随访应当引起临床医生的足够重视。

（马斌林　杨乐）

### 参 考 文 献

姜辉春，邵彬，郑锦花，等，2003．解剖面神经下颌缘支的颌下腺切除术［J］.中国耳鼻咽喉颅底外科杂志，4（09）：242-243.

吕晓智，张磊涛，殷学民，等，2010.腮腺部分切除术在腮腺浅叶下极良性肿瘤中的临床价值［J］.中国耳鼻咽喉头颈外科，17（07）：340-342.

吕晓智，李志华，2011.改良腮腺部分切除术在老年腮腺下极良性肿瘤中的临床应用［J］.中华老年口腔医学杂志，9（06）：344-346.

邱蔚六，2013.口腔颌面外科学［M］.7版.北京：人民卫生出版社：362-372.

伍国号，刘均墀，丁学强，2008.头颈外科修复与重建手术学［M］.北京：人民卫生出版社：283-290.

于世凤，2012.口腔组织病理学［M］.7版.北京：人民卫生出版社：294-324.

俞光岩，2007.涎腺肿瘤研究进展［J］.中国医学文摘耳鼻咽喉科学，22（06）：316-318.

马大权，俞光岩，郭传瑸，2005．腮腺肿瘤的外科治疗［J］.中国耳鼻咽喉头颈外科，12（11）：688-689.

俞光岩，2011.口腔颌面外科手术精要与并发症［M］.北京：北京大学医学出版社：120-126.

ADAMS A, WARNER K, NOR J E, 2013. Salivary gland cancer stem cells［J］. Oral Oncol, 49（09）：845-853.

ADELSTEIN D J, KOYFMAN S A, EL-NAGGAR A K, et al, 2012. Biology and management of salivary gland cancers ［J］. Semin Radiat Oncol, 22（03）：245-253.

ARO K, LEIVO I, MÄKITIE A, 2014. Management of salivary gland malignancies in the pediatric population［J］. Curr Opin Otolaryngol Head Neck Surg, 22（02）：116-120.

BORUMANDI F, GEORGE K S, CASCARINI L, 2012. Parotid surgery for benign tumours［J］. Oral Maxillofac Surg, 16 （03）：285-290.

CAREW J F, SPIRO R H, SINGH B, et al, 1999. Treatment of recurrent pleomorphic adenomas of the parotid gland［J］. Otolaryngol Head Neck Surg, 121（05）：539-542.

CHANDANA S R, CONLEY B A, 2008. Salivary gland cancers：current treatments, molecular characteristics and new therapies［J］. Expert Rev Anticancer Ther, 8（04）：645-652.

CHRISTOPHER J, ROBERT J, JOHN W, et al, 2012. Adenoid cystic carcinoma of the head and neck［J］. American Journal of otolaryngology-Headand Neck Medicine and Surgery, 33（05）：510—518.

ELLIOTT R M, WEINSTEIN G S, LOW D W, et al, 2011. Reconstruction of complex total parotidectomy defects using the free anterolateral thigh flap：a classification system and algorithm［J］. Ann Plast Surg, 66（05）：429-437.

LIU J, SHAO C, TAN M L, et al, 2012. Molecular biology of adenoid cystic carcinoma［J］. Head Neck, 34（11）：1665-1677.

MCGURK M, THOMAS B L, RENEHAN A G, 2003. Extracapsular dissection for clinically benign parotid lumps：reduced morbidity without oncological compromise［J］. Br J Cancer, 89（09）：1610-1613.

PAPADOGEORGAKIS N, GOUTZANIS L, PETSINIS V, et al, 2012. Management of malignant parotid tumors［J］. Oral Maxillofac Surg, 16（01）：29-34.

RARICK J M, WASMAN J, MICHAEL C W, 2014. The utility of liquid-based cytology in salivary gland fine-needleaspirates：experience of an academic institution［J］. Acta Cytol, 58（6）：552-562.

REDAELLI DE ZINIS L O, PICCIONI M, ANTONELLI A R, et al, 2008. Management and prognostic factors of recurrent pleomorphic adenoma of the parotid gland：personal experience and review of the literature［J］. Eur Arch Otorhinolaryngol, 265（04）：447-452.

SANTOS G C, MARTINS M R, PELLACANI L B, et al, 2003. Neoplasias de glandulas salivares：estudo de 119 casos ［J］. J Bras Patol Med Lab, 39：371—375.

STERN S J, SUEN J Y, 1993. Salivary gland tumors［J］. Curr Opin Oncol, 5（03）：518-525.

VAN WEERT S, BLOEMENA E, VAN DER WAAL I, et al, 2013. Adenoid cystic carcinoma of the head and neck：a single-center analysis of 105 consecutivecases over a 30-year period［J］. Oral Oncol, 49（08）：824-829.

VANDER POORTEN V, HUNT J, BRADLEY P J, et al, 2014. Recent trends in the management of minor salivary gland carcinoma［J］. Head Neck, 36（03）：444-455.

WITT B L, SCHMIDT R L, 2014. Ultrasound-guided core needle biopsy of salivary gland lesions：a systematic review and meta-analysis［J］. Laryngoscope, 124（3）：695-700.

YLA-KOTOLA T, GOLDSTEIN D P, HOFER S O, et al, 2015. Facial nerve reconstruction and facial disfigurement after radicalparotidectomy［J］. J Reconstr Microsurg, 31（04）：313-318.

# 第九章

# 机器人辅助系统

# 第一节　经口机器人手术系统辅助口咽恶性肿瘤切除术

口咽解剖结构包括了软腭、扁桃体、舌根、连接于鼻咽和下咽的部分咽侧壁及咽后壁组织。口咽黏膜由鳞状上皮覆盖，黏膜下还含有大量的涎腺腺体和丰富的淋巴组织。鳞状细胞癌是口咽最常见的恶性肿瘤，其次是涎腺来源的恶性肿瘤，再次为淋巴瘤。近年来，人类乳头瘤病毒（HPV，主要为16型）感染在世界范围内大幅度上升，伴随而来的是与HPV相关的口咽癌数量显著增加。当前，口咽癌的首选治疗是同期放化疗，其原因：一是部分口咽鳞癌对放化疗敏感，有根治的可能；二是口咽部解剖复杂，常规手术有难度，部分手术需要下颌骨裂开，会给患者造成严重的吞咽功能障碍和面容外观的改变，部分病例还需要组织瓣修复，恢复时间长。然而，放化疗相关的远期毒副作用非常明显，包括黏膜炎、纤维化、口干燥症、吞咽困难、放射性骨坏死和粒细胞减少症。放化疗导致的严重吞咽困难使高达76%的患者需要胃造瘘管营养。随着口咽癌患者生存期的延长，这个问题更为凸显。然而，随着医疗技术的进步，达芬奇机器人手术辅助系统的出现正在改变口咽恶性肿瘤的治疗模式，经口机器人手术（TORS）已经广泛地应用在口咽恶性肿瘤的外科治疗上。与传统开放手术相比，TORS具有多种优势：三维高清，切除精确，操作灵活，无须下唇正中或下颌骨裂开。TORS不仅能根治口咽恶性肿瘤，还能保存良好的口腔功能，且使一部分患者避免了放射治疗。

## 一、实践技巧

1. 口咽部是经口机器人手术系统最适宜应用的人体部位之一，因为口咽属天然腔隙，无须建腔和注气，能最大限度地保证人体内环境的稳定和安全。

2. 选择合适的手术患者，详细评估患者的全身情况和局部口腔情况。口腔有以下情况者不建议行TORS手术。

（1）有张口困难，开口度<1.5cm，可能是肿瘤累及翼内外肌，或曾经做过手术，或有放疗史。

（2）下颌骨横向宽度不足。

（3）巨舌症。

（4）门齿前突明显。

（5）小颌畸形。

3. 根据肿瘤情况选择合适的患者。一般来说，T1、T2、T3和部分T4期口咽癌患者都可以接受TORS，但是如果影像学（CT/MRI）检查出现下列情况者不建议做TORS：①肿瘤固定，侵犯咽侧壁、咽后壁和咽旁间隙。②肿瘤累及颈内动脉。③肿瘤侵犯下颌骨。④肿瘤侵犯颅底。
⑤舌根、口底广泛受累。⑥肿瘤侵犯舌骨。

4．仰卧位，气管插管全麻。对于舌根肿瘤较大、插管有出血风险者，可以选择先行气管
切开插管麻醉。

5．术前机械臂的位置和摆放的角度非常重要。常规主机位于患者右侧，与手术台呈
45°，机械臂从侧方伸向头侧。由于口腔内操作空间狭小，因此建议两侧为1、2号臂，中间为
3D镜头，手术期间1、2号臂的器材可以互换，不建议使用3号臂（图9-1）。

6．良好的口腔牵开是手术成功的基本保障（图9-2），常用的开口器械有Feyh-Kastenbauer
（FK）牵开器，或者Crowe-Davis牵开器。牵开口腔，在放置各型号机械臂操作杆时，要仔细检查
病灶的范围，一定要保证其边界是可见的，特别是舌根肿瘤，要让助手触摸肿瘤后用缝线标记其
前、后、上、下界。

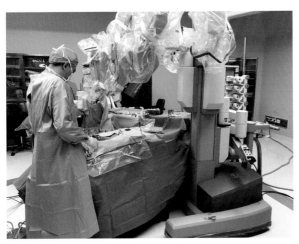
图9-1　患者侧主机摆放位置

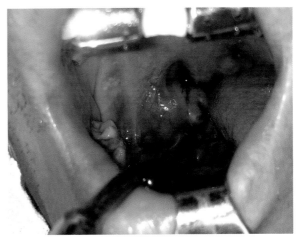
图9-2　肿瘤暴露情况

7．口腔空间狭小，选择机械臂器械时建议选用5mm带"手腕功能"的器械，如5mm马里
兰分离钳、5mm单极电刀等。5mm带"手腕功能"的器械除了节省空间外，还可以多角度、多
方向旋转，非常有利于经口手术。

8．扁桃体切除。TORS切除扁桃体癌的范围一般要包括磨牙后三角区域、扁桃体窝结构、部
分软腭、部分与扁桃体相连的舌根组织和部分咽后壁组织。开始切除前应对切除范围进行标记，
可以从离肿瘤较远处切开，如从上界软腭组织（腭舌肌、腭咽肌）开始，转向外侧磨牙后三角黏
膜组织，逐渐再向下切除扁桃体整个外侧壁（腭舌弓黏膜和肌肉组织），然后转向内侧，将扁桃
体下极连同部分舌根组织一并切除，最后切除扁桃体内侧壁（腭咽弓黏膜、肌肉组织及咽后壁黏
膜）（图9-3、图9-4）。切除深度以咽缩肌作为平面，在整个扁桃体切除期间一定要注意深度，
当肿瘤累及咽缩肌时，切除要非常小心，切至颊咽筋膜处就不应再往深面切除，因为外侧壁的深
面是颈内动静脉，要避免暴露和误伤。扁桃体切除后，创面需要充分止血，可以旷置，若舌根部

切除的范围较大，此处可以缝合数针以预防术后出血（图9-5）。若外侧壁切除较深，有暴露颈内动静脉的风险，则此处应该做适当的修补（可以就近取材，用颊脂肪垫组织覆盖），避免术后血管外露破裂出血。

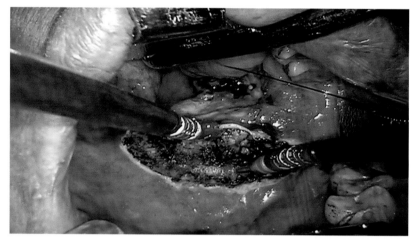
图9-3　手术切除过程

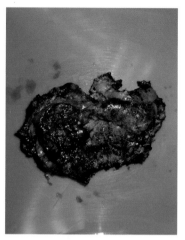
图9-4　肿瘤连续整块切除大体

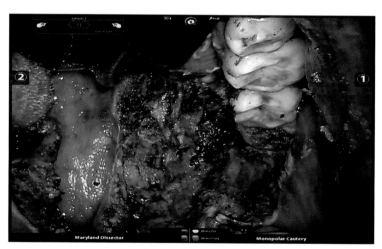
图9-5　术后创面

9. 舌根肿瘤切除。术前仔细评估舌根肿瘤的位置、大小和浸润深度非常重要。舌根肿瘤的暴露要比扁桃体困难，在切除过程中需要经常调整开口器的位置，若肿瘤较大且较深（向会厌侧发展），则不适合TORS手术切除，应该果断地改成经颈部咽侧入路的开放性手术，以保证手术切除的彻底性。为了更好地判断肿瘤大小、位置，术者应在机械臂就位前，仔细触摸肿瘤，可在肿瘤外1cm的前界和左右界各缝一针，作为安全边界的定位，还建议在舌尖处逢一针用于牵拉舌头（图9-6）。可以在肿瘤的前界开始切舌黏膜和舌内肌，然后逐渐向左右两侧扩展，切除深度以影像为参照，为了方便切除，可以让助手牵拉舌头，术者用马里兰分离钳轻抓切除组织，在一定的张力对抗下，切除更为快捷，一边切除一边上提，逐渐切至后界（图9-7）。调整好开口器角度，以便在最佳视角下观察肿瘤。有一部分舌根肿瘤切除前难以观察到后界，只能一边切除一边暴露。舌根组织血供丰富，手术过程应仔细止血，其主要供血血管为舌深动脉与其分支，若手术过程中发现这些血管，应积极处理，采用超声刀凝闭或用止血结扎夹夹闭。舌根创面术后易出血，切除肿瘤后应该对创面进行缝合（图9-8、图9-9），较大创面可以用组织瓣进行修复，部分患者建议做预防性气管切开。

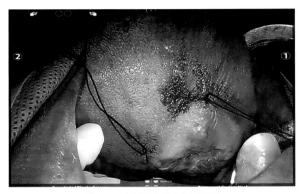

图9-6　舌根肿瘤暴露情况

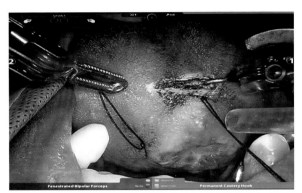

图9-7　在安全切缘标记外进行切除

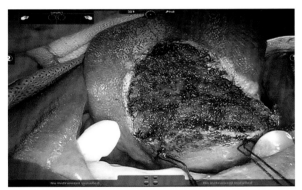

图9-8　肿瘤切除后创面

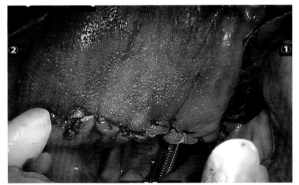

图9-9　创面缝合后

10. 口咽鳞癌出现颈部淋巴结转移的概率比较高，半数以上的患者初次就诊时就已经发现有同侧颈淋巴结转移，甚至出现双侧颈淋巴结转移。颈淋巴清扫作为治疗的一部分，可以同期进行。要根据术前影像制定清扫的范围，目前保留颈内静脉、胸锁乳突肌和副神经的择区颈淋巴清扫是最为常用的术式。

11. TORS手术切除扁桃体或舌根肿瘤术后（图9-10、图9-11），建议放置鼻饲管一到两周，特别是扁桃体切除术创面旷置时，患者会出现咽部疼痛不适，进食将加重咽部不适感，切除范围较大者较早进食还会有创面出血的风险。

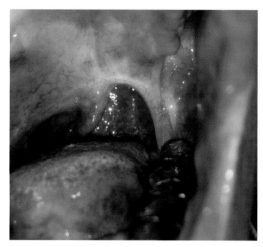

图9-10　术后扁桃体及咽侧创面愈合情况

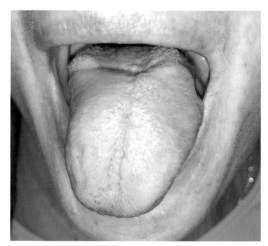

图9-11　术后舌根创面愈合情况

## 二、经验教训

1. 当患者处于麻醉状态下时，应仔细检查肿瘤活动度、侵犯咽缩肌和椎前筋膜情况，若活动欠佳，甚至固定，则不适合做TORS手术，应果断地转换手术方式。

2. 术前完善CT或MRI检查非常有必要，通过影像学检查，可以明确肿瘤是否已经累及舌根或咽旁间隙，MRI检查在这方面更有利于准确判断。

3. 颈内动脉在咽旁间隙内的走行很明确，很少变异，手术时发现已到达椎前筋膜和颊咽筋膜时应非常仔细地解剖，部分患者还会出现颈内动脉的咽后动脉分支，对其处理不到位也会导致术后大出血。

4. TORS手术从磨牙后区翼下颌脊处切开黏膜时，要仔细辨别翼内肌，它位于较表面的位置，可作为一个手术行进方向指引标志，它的内上方是咽旁脂肪垫，内侧大部分为咽缩肌和腭舌肌与腭咽肌交汇处。

5. 术前一定要做好标记，避免不必要地切除过多的咽缩肌，这将会导致短期或长期的吞咽困难。

6. 舌动脉及其分支舌深动脉位于舌骨上方，在舌内肌和舌骨舌肌之间，在舌根肿瘤切除时，一定要仔细处理，可用止血结扎夹夹闭并切断动脉，避免术后大出血的风险。

7. TORS联合颈清扫手术在清扫颌下区（Ⅰb区）时，一定要注意：将颌下腺完全取出后，颈部手术区域可能会与口腔内口底或咽侧壁伤口相通，若发现此类情况应及时修补，避免术后出现长时间的咽瘘。

## 三、总结

达芬奇机器人手术辅助系统的应用是当前外科技术革命性的进步，可以提供高清晰3D影像，两个主要机械臂活动灵巧，在狭小的空间内即可完成复杂的动作，操作中可以过滤人手震颤，保证动作的稳定性。经口机器人手术（TORS）是达芬奇机器人手术辅助系统最佳应用之一，在狭小的口腔中操作对比传统的头灯直视下或内镜辅助下手术优势巨大，可以近距离放大观察病变实际情况，精准地定位切除范围，且不会发生双手操作时遮盖术野的情况，更有利于完整地切除肿瘤。TORS手术在国内的开展还不普及，这与达芬奇机器人手术辅助系统价格昂贵、使用成本高、在国内医院落地较少有关。要开展TORS手术需要对口腔、口咽的解剖非常熟悉，并有良好的开放性口腔、口咽手术基础，方可在选择合适病例的情况下，谨慎有序地开展。

（宋明）

# 第二节 机器人辅助下经口咽旁肿瘤切除

本书第一章第六节介绍咽旁间隙肿瘤的外科治疗时提及部分咽旁肿瘤可以经口切除，该类咽旁肿瘤主要起源于茎突后间隙，组织类型以神经鞘瘤和小涎腺来源肿瘤为主，70%～80%是良性。临床上，患者一般无明显不适症状，病史可以很长，颈部体表也无异常表现，肿物增大时会向口腔或咽腔突出，患者或家属一般是在发现口腔或咽腔内的不对称情况后才来就诊的，也有患者是出现较明显吞咽不适时来就诊的。经口机器人手术应用前，该类肿瘤经口手术有一定难度，特别是肿瘤较大时，手术视野容易被遮挡，器械在口腔内运作困难，出血时不易止血，还有文献报道常规经口入路，盲目用手指钝性分离肿瘤，极易造成肿瘤破裂，增加肿瘤复发风险，故对此入路并不作常规推荐。近十年来，随着经口机器人手术的广泛应用，有不少学者尝试机器人辅助下切除咽旁肿瘤，取得很好的效果。

## 一、实践技巧

1. 术前要充分了解茎突后间隙的解剖结构。咽旁间隙呈倒漏斗状，由腭帆张肌筋膜分隔成茎突前、后间隙。能经口切除的咽旁肿瘤一半是位于茎突后间隙，茎突后间隙内的结构除了颈内动静脉外还有交感神经链和第Ⅺ及第Ⅻ对脑神经。

2. 术前行增强CT或MRI检查，可以清晰了解咽旁间隙肿瘤解剖定位、内部结构及其与邻近大血管的关系（图9-12）。

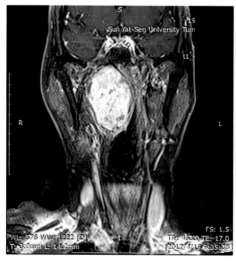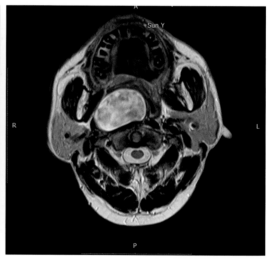

图9-12 术前CT图像

3．术前评估若发现肿物与周围组织分界欠清，怀疑有恶性可能，应在术前行细针穿刺活检，明确咽旁肿物的病理性质。目前，不建议经口做恶性咽旁肿瘤切除。

4．术前应该与患者充分沟通手术方式和风险，告知患者可能会出现暂时性或永久性第Ⅶ、Ⅸ、Ⅹ、Ⅺ、Ⅻ脑神经损伤，出血，first-bite综合征，Horner's综合征等。

5．选择5mm的单极电刀和分离钳更有利于口腔内操作。

6．用电刀切开咽侧壁黏膜，到达肿瘤包膜表面，需要仔细分离和止血，不要轻易用手指暴力钝性分离，应用分离钳从一端向另一端分离，若5mm分离钳抓力不够，可以更换成8.5mm抓钳。

7．当肿瘤较大、口内难以完整剥离时，有学者建议在颈部做小切口，然后内镜辅助下分离肿瘤外侧，并将肿瘤推向咽侧，以协助在口腔内完整出瘤。

8．术后创面可用可吸收倒刺分层缝合，咽侧无须放置引流，一般不用做预防性气管切开。

## 二、经验教训

1．术前要充分评估肿瘤大小和患者张口情况（图9-13），张口度明显小于肿瘤者，不宜选择TORS切除咽旁肿瘤。

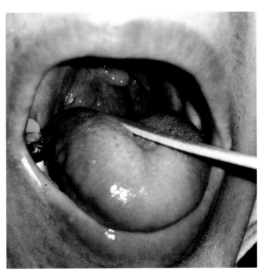

图9-13　术前口咽情况

2．当发现咽旁肿瘤包绕颈动脉或累及颅底骨质时，不宜选择TORS切除。

3．术前必须要让患者充分了解手术风险，交代可能的术后并发症，如颈内动脉损伤、Horner's综合征、吞咽困难和第一口综合征等等。

4．当咽旁肿瘤向鼻咽侧延伸时，需要切开软腭以增加暴露面积，但切口不能太接近牙龈侧，否则容易造成术后伤口裂开。

5. 当用单极电刀和抓钳分离肿瘤外科包膜到一定程度时，主刀者或其助手可以用手指进行钝性分离，但一定要顺势而为，不能用暴力挖出肿瘤，这样做极易引起大出血和肿瘤破裂。

6. 手术结束时一定要仔细认真止血，缝合创面，预防血肿，创面较大者要行预防性气管切开。

## 三、临床实践

1. 经口机器人手术基本适应证见本章第一节。

2. 术前准备见本章第一节。

3. 将镜头放置于正中合适位置（图9-14），用30°或者0°镜头，能保证充分显露口腔，1号臂、2号臂角度适合，避免操作过程中互相碰撞。

4. 用单极电刀切开咽部黏膜，切口长度略超过肿瘤的最长径，从黏膜向下进一步切开咽上、中缩肌（图9-15）。此时已接近肿瘤包膜，动作不宜过急，要轻柔，一旦切破包膜，会造成手术过程中肿瘤组织脱落、种植，导致复发。

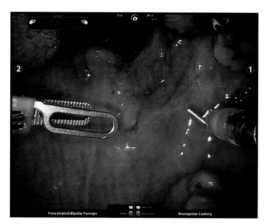

图9-14　电切前机械臂的摆放

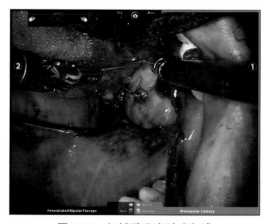

图9-15　机械臂分离肿瘤包膜

5. 找到肿瘤外科包膜的疏松层，用分离钳一边分离一边切割，可以先从肿瘤较为容易触及的一端开始，由于装配在机器人上的分离钳不大，分离的力度较小，因此可能会出现分离效果不理想、手术进度慢的情况，此时可以让台上的助手用扁桃钳协助分离，加快手术进程。

6. 当肿瘤的一端和咽侧分离得较为充分时，可用手指进行适度的钝性剥离，并用手指感知靠外侧颈动脉鞘的位置，避免机械臂分离过深损伤大血管和神经。

7. 当肿瘤较大时，用分离钳分离到一定程度后，在手指钝性分离的配合下，最终可以将肿瘤完全剥离出来（图9-16）。

8. 手术结束前要评估创面大小和出血风险，必要时做预防性气管切开。关闭创面，建议采用可吸收缝线，逐层（筋膜、咽缩肌和黏膜）间断缝合（图9-17）。

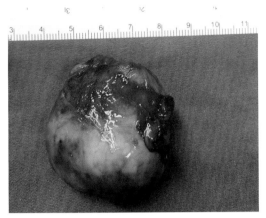
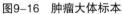

图9-16　肿瘤大体标本

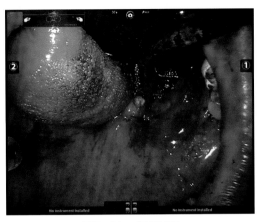

图9-17　术后创面

9. 建议术前预防性使用抗生素，术后一到两天可以经口进食流质食物。

## 四、总结

咽旁肿瘤的切除有多种不同的入路方式。对于发生于茎突后间隙的咽旁肿瘤，因其离咽侧近，所以经口入路进行手术，特别是使用经口机器人切除是比较好的选择。TORS具有以下优点：视野好、创伤小、恢复快、安全且颈部无瘢痕。TORS是一种非常好的手术方案，但是这类手术实践还比较少，仍需积累更多的经验。

（宋明）

# 第三节　机器人辅助下咽后淋巴结切除

## 一、实践技巧

1．根据肿瘤的组织学特点（常见的有鳞状上皮或甲状腺来源），通过影像学（CT或MRI）了解淋巴结大小和轮廓，判断其是否有包膜外侵犯，及其与颈鞘的关系、与颅底部的距离，据此来判断咽后淋巴结是否有手术切除的可能性。

2．咽后淋巴结切除有两种入路，一种为经口腔入路，另一种为颈部入路。不管采取哪种入路，术中明确颈内动脉和交感干的位置对于安全切除咽后淋巴结（RPLNs）是非常重要的。

3．由于大部分的咽后淋巴结距离咽部黏膜比较近，经口腔入路时颈鞘在咽后淋巴结的内侧，因此处理起来会比颈部入路更为安全。

4．目前，在机器人辅助下经口入路切除是最为理想的做法，对于小于1cm的淋巴结若能应用超声内镜定位咽后淋巴结所在位置，则更有利于手术的顺利进行。

## 二、经验教训

1．一般情况下咽后淋巴结在体表是不可触及的，术前的MRI或CT检查非常关键，可以多维度地了解咽后淋巴结的大小、位置、形态及其相邻关系，若已明显累及颈动脉鞘，则不建议手术切除。

2．要与有超声内镜检查经验的医生沟通，术前提前一天进行超声内镜定位，使用不易褪色的特殊染色（纳米炭或亚甲蓝）进行具体位置标记，术中也需要超声内镜医生的全程参与，必要时再次进行术中超声定位（图9-18）。

3．必须要让患者充分了解手术的风险，交代可能的术后并发症，如颈内动脉损伤、Horner's综合征、吞咽困难和第一口综合征（first bite syndrome）等等。

4．一定要仔细认真止血，预防咽后血肿，创面较大者要行预防性气管切开。

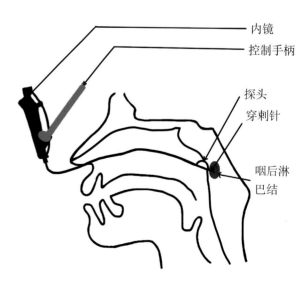

内镜
控制手柄
探头
穿刺针
咽后淋巴结

图9-18　超声内镜定位咽后淋巴结

### 三、背景与解剖要点

咽后淋巴结的处理目前仍存在较大的争议，由于手术难度大、风险高、创伤大，因此并不作为首选治疗方案。然而，随着时代的进步，达芬奇机器人系统的出现改变了该种治疗格局，因为达芬奇机器人的机械臂可以在狭小的空间进行精确操作，3D镜头还能近距离观察病灶，所以经口腔切除咽后淋巴结成为可能。

一侧咽后淋巴结主要位于咽后间隙，咽后间隙上达颅底，下至C4/舌骨水平，内为颈动脉鞘，外为翼内肌等。最常累及此处淋巴结的病变是咽壁（包括鼻咽、口咽和喉咽）鳞癌和甲状腺癌。一般情况下，CT和MRI难以发现正常状态的咽后淋巴结，当淋巴结出现异常变化时，如不对称增大，伴有包膜强化、中央坏死等征象，可被影像发现（图9-19）。如果怀疑有恶性病变，建议超声内镜下细针穿刺活检，以明确病理诊断。

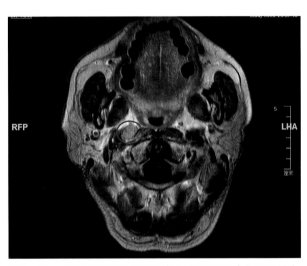

图9-19 术前MRI图像（红圈内为右侧咽后肿大淋巴结）

### 四、临床实践

1. 咽后淋巴结转移最常来自鼻咽癌，其次口咽癌，再次甲状腺癌。大部分的咽后淋巴结都是位于中高位，在软腭水平以上。所以，为了更好地暴露咽旁间隙，切口应由软腭水平往下达腭舌弓下界，软腭切开处不要太接近牙龈，以免术后难以封闭创面（图9-20）。

2. 纵向切开口咽部黏膜后，仔细分离外侧翼内肌和内侧腭舌肌，寻找到咽旁间隙脂肪结缔组织（图9-21）。对于小于1cm的淋巴结应术前做超声内镜染色定位，这样有利于快速寻找到淋巴结，对于大于1cm的淋巴结可以按MRI影像解剖定位仔细寻找（图9-22）。由于颈内动脉鞘位于咽后淋巴结外侧较为深在的部位，因此不建议常规解剖，当寻找到目标淋巴结后，将淋巴结完整切除即可。

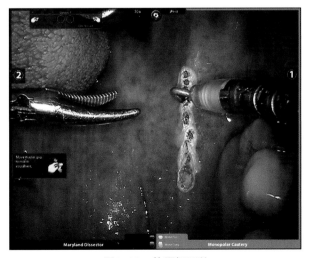

图9-20 软腭切开处

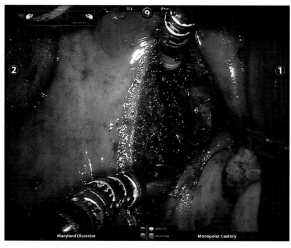
图9-21　寻找咽旁间隙脂肪结缔组织

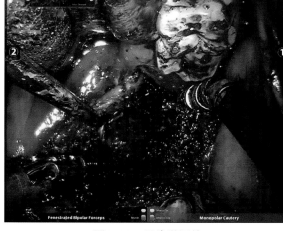
图9-22　寻找淋巴结

3. 一般情况，口咽癌或甲状腺癌咽后淋巴结转移与颈内动脉有较为清晰的界限，只要操作仔细大多数都可以完整切除（图9-23）。但是对于鼻咽癌咽后淋巴结转移，因为放疗和肿瘤的生物学行为，有部分患者的淋巴结与颈内动静脉粘连明显，要完整切除有相当的难度，这需要术前进行良好的判断，至于无法完整切除者，需要提前与患者和家属沟通。

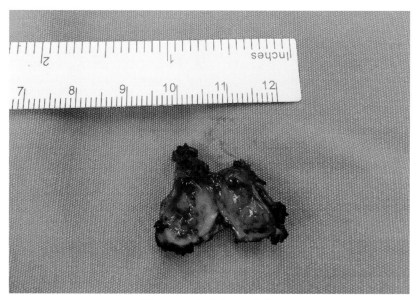
图9-23　咽后淋巴结大体

4. 咽后间隙组织量不大，特别是对于有放疗史的患者，切开后在寻找淋巴结的过程中，会损失一定量的正常组织，这很可能导致术后创面闭合困难。因此，在手术进行中不要随意地切除正常组织，也要避免频繁使用能量工具止血（譬如超声刀）。如果术后创面缺损大，必要时要用组织瓣进行修复，也可以用碘仿纱条填塞，术后两周左右拔出。

5. 手术结束前要评估创面大小和出血风险，必要时做预防性气管切开。关闭创面，建议采用可吸收缝线，逐层（筋膜、咽缩肌和黏膜）间断缝合。

6. 建议术前预防性使用抗生素，术后留置鼻饲管，鼻饲管在创面碘仿纱条拔出后一两天撤出。

## 五、总结

部分头颈癌有转移至咽后淋巴结的风险，特别是在我国南方地区，有部分鼻咽癌患者放疗后还会出现咽后淋巴结残留或复发，影像学CT或MRI检查是发现这些转移淋巴结的主要手段。传统的再次放疗并不能完全解决此问题，而且会带来严重的二次放疗并发症。经口机器人手术系统辅助下切除咽后淋巴结，是当前外科技术的突破，严格把握指征，选择合适病例，合理设计手术方案，可为该类患者治疗带来根治的希望。

（宋明　陈树伟）

## 参 考 文 献

ALBERGOTTI W G, GOODING W E, KUBIK M W, et al, 2017. Assessment of Surgical Learning Curves in Transoral Robotic Surgery for Squamous Cell Carcinoma of the Oropharynx [J]. JAMA Otolaryngology - Head & Neck Surgery, 143（06）: 542.

ARSHAD H, DURMUS K, OZER E, 2013. Transoral robotic resection of selected parapharyngeal space tumors [J]. Eur Arch Otorhinolaryngol, 270（05）: 1737–1740.

BOYCE B J, CURRY J M, LUGINBUHL A, et al, 2016. Transoral robotic approach to parapharyngeal space tumors: Case series and technical limitations [J]. Laryngoscope, 126（08）: 1776–1782.

CHAN J Y, TSANG R K, EISELE D W, et al, 2015. Transoral robotic surgery of the parapharyngeal space: a case series and systematic review [J]. Head Neck, 37（02）: 293–298.

CHU F, DE BERARDINIS R, TAGLIABUE M, et al, 2020. The Role of Transoral Robotic Surgery for Parapharyngeal Space: Experience of a Tertiary Center [J]. J Craniofac Surg, 31（01）: 117–120.

CHU F, TAGLIABUE M, GIUGLIANO G, et al, 2017. From transmandibular to transoral robotic approach for parapharyngeal space tumors [J]. Am J Otolaryngol, 38（04）: 375–379.

DE VIRGILIO A, PARK Y M, KIM W S, et al, 2012. Transoral robotic surgery for the resection of parapharyngeal tumour: our experience in ten patients [J]. Clin Otolaryngol, 37（06）: 483–488.

DE VIRGILIO A, PARK Y M, KIM W S, et al, 2013. How to optimize laryngeal and hypopharyngeal exposure in transoral robotic surgery [J]. Auris Nasus Larynx, 40（03）: 312–319.

DUEK I, AMIT M, SVIRI G E, et al, 2017. Combined endoscopic transcervical–transoral robotic approach for resection of parapharyngeal space tumors [J]. Head Neck, 39（4）: 786–790.

DZIEGIELEWSKI P T, TEKNOS T N, DURMUS K, et al, 2013. Transoral Robotic Surgery for Oropharyngeal Cancer [J]. JAMA Otolaryngology - Head & Neck Surgery, 139（11）: 1099.

GIVI B, TROOB S H, STOTT W, et al, 2016. Transoral robotic retropharyngeal node dissection [J]. Head Neck, 38（Suppl 1）: E981–E986.

GRANELL J, MENDEZ-BENEGASSI I, MILLAS T, et al, 2014. Transoral Robotic Surgery: Step-by-Step Radical Tonsillectomy [J]. Case Reports in Otolaryngology, 2014: 1–6.

LEE S Y, PARK Y M, BYEON H K, et al, 2014. Comparison of oncologic and functional outcomes after transoral robotic lateral oropharyngectomy versus conventional surgery for T1 to T3 tonsillar cancer［J］. Head Neck, 36（08）：1138-1145.

LIU H, WANG Y, WU C, et al, 2019. Robotic compared with open operations for cancers of the head and neck：a systematic review and meta-analysis［J］. British Journal of Oral and Maxillofacial Surgery, 57（10）：967-976.

MAGLIONE M G, GUIDA A, PAVONE E, et al, 2018. Transoral robotic surgery of parapharyngeal space tumours：a series of four cases［J］. Int J Oral Maxillofac Surg, 47（08）：971-975.

MECCARIELLO G, MONTEVECCHI F, SGARZANI R, et al, 2018. Defect-oriented reconstruction after transoral robotic surgery for oropharyngeal cancer：a case series and review of the literature［J］. Acta otorhinolaryngologica Italica：organo ufficiale della Societa italiana di otorinolaringologia e chirurgia cervico-facciale, 38（06）：569-574.

MENDELSOHN A H, 2015. Transoral robotic assisted resection of the parapharyngeal space［J］. Head Neck, 37（02）：273-280.

MOORE E J, OLSEN K D, KASPERBAUER J L, 2009. Transoral robotic surgery for oropharyngeal squamous cell carcinoma：A prospective study of feasibility and functional outcomes［J］. The Laryngoscope, 119（11）：2156-2164.

MOORE E J, VAN ABEL K M, PRICE D L, et al, 2018. Transoral robotic surgery for oropharyngeal carcinoma：Surgical margins and oncologic outcomes［J］. Head & Neck, 40（04）：747-755.

MOORE M W, JANTHARAPATTANA K, WILLIAMS M D, et al, 2011. Retropharyngeal lymphadenectomy with transoral robotic surgery for papillary thyroid cancer［J］. Journal of Robotic Surgery, 5（03）：221-226.

OZLUGEDIK S, IBRAHIM ACAR H, APAYDIN N, et al, 2005. Retropharyngeal space and lymph nodes：An anatomical guide for surgical dissection［J］. Acta Oto-Laryngologica, 125（10）：1111-1115.

PANDA S, SIKKA K, THAKAR A, et al, 2020. Transoral robotic surgery for the parapharyngeal space：expanding the transoral corridor［J］. J Robot Surg, 14（01）：61-67.

PARK Y M, CHA D, KOH Y W, et al, 2019. Transoral Robotic Surgery With Transoral Retropharyngeal Lymph Node Dissection in Patients With Tonsillar Cancer［J］. Journal of Craniofacial Surgery, 30（01）：145-148.

PARK Y M, DE VIRGILIO A, KIM W S, et al, 2013. Parapharyngeal Space Surgery via a Transoral Approach Using a Robotic Surgical System：Transoral Robotic Surgery［J］. Journal of Laparoendoscopic & Advanced Surgical Techniques, 23（03）：231-236.

PETRUZZI G, ZOCCHI J, MORETTO S, et al, 2019. Transoral robotic retropharyngeal lymph node dissection in a recurrent head and neck carcinoma［J］. Head & Neck, 41（11）：4051-4053.

SHENOUDA K, RUBIN F, GARCIA D, et al, 2020. Evaluation of robotic surgery for transoral resection of T1-2 squamous cell carcinoma of the tonsillar fossa［J］. European Annals of Otorhinolaryngology Head and Neck Dis, 137（01）：31-36.

TROOB S, GIVI B, HODGSON M, et al, 2017. Transoral robotic retropharyngeal node dissection in oropharyngeal squamous cell carcinoma：Patterns of metastasis and functional outcomes［J］. Head & Neck, 39（10）：1969-1975.

TSANG R K, MOHR C, 2013. Lateral palatal flap approach to the nasopharynx and parapharyngeal space for transoral robotic surgery：a cadaveric study［J］. J Robot Surg, 7（02）：119-123.

TSANG R K, WONG E W Y, CHAN J Y K, et al, 2018. Transoral radical tonsillectomy and retropharyngeal lymph node dissection with a flexible next generation robotic surgical system［J］. Head & Neck, 40（06）：1296-1298.

VAN ABEL K M, QUICK M H, GRANER D E, et al, 2019. Outcomes following TORS for HPV-positive oropharyngeal carcinoma：PEGs, tracheostomies, and beyond［J］. American Journal of Otolaryngology, 40（05）：729-734.

第十章

# 头颈部缺损重建

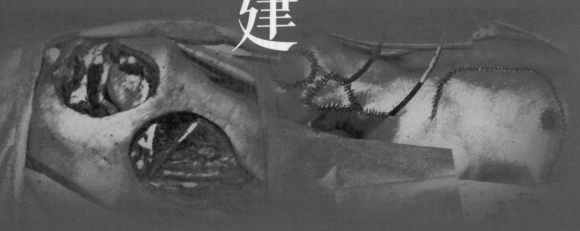

# 第一节  胸大肌肌皮瓣应用技巧

胸大肌是一块扁平扇形肌肉，覆盖在上胸部，上部（锁骨部）呈水平走向，起于锁骨中部和上胸骨部，下部（胸肋骨部）呈斜行走向，起于胸骨和第4～6肋骨。它的血液供应主要来源于胸肩峰动脉的胸肌支（图10-1）。胸大肌肌皮瓣解剖位置恒定，位置表浅，制备简单，修复半径长，覆盖范围广，皮肤和肌肉组织提供量大，是一期修复头面部巨大缺损的良好皮瓣。

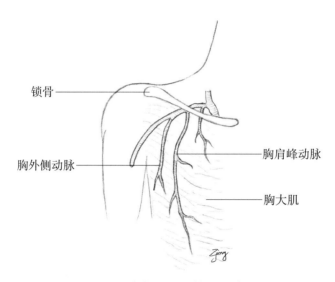

图10-1  胸大肌肌皮瓣供区示意图

## 一、实践技巧

1．术前要仔细检查修复侧胸部皮肤组织情况，有明显外伤史者或女性患者乳房巨大者慎用胸大肌肌皮瓣。

2．术前对于手术后缺损区的大小要有比较准确的预判，较小的缺损不建议选择胸大肌肌皮瓣，如口底缺损、小于1/2的舌缺损、小型口颊缺损等。

3．胸大肌肌皮瓣设计时要保证皮瓣的最远端可以到达缺损区最远端，术中可用无菌量尺准确测量。若需要胸大肌肌皮瓣从锁骨上跨过，则肌肉血管蒂要增加2cm左右的长度。

4．胸大肌肌皮瓣取皮范围最远端可达剑突下3cm，但是为了保持远端皮瓣血运良好，必须保证1/3以上的皮瓣有肌肉附着。

5．由于胸肩峰血管非常恒定，所以并不一定需要术前对胸肩峰血管进行标志定位，或者术前行彩色多普勒检查。只是在解剖到胸小肌时肌蒂不要切得过于狭窄，在胸大肌、胸小肌之间找出胸肩峰血管后，可逐渐收窄肌蒂。

6. 当肌蒂解剖至胸大肌上部（锁骨部）时，可在此处将血管蒂与胸大肌分离，并尽量游离胸肩峰血管到其根部，以增加胸大肌肌皮瓣的长度和旋转幅度。若发现有分支向胸侧走行，可将分支结扎切断。

7. 胸大肌肌皮瓣由胸部翻转上颈部时，尽量不要扭转肌蒂，否则很容易造成静脉回流不佳。推荐的方法是，将胸肩峰血管蒂分离至其根部，然后180°翻转上颈部。

8. 胸大肌肌皮瓣有两种方式跨越锁骨，其一是从锁骨下分离锁骨骨膜，并由骨膜上方通过，这种方式对血管蒂保护好，可以增加2~3cm的修复半径，缺点是耗时多，技术要求高；其二是在颈阔肌深面打隧道，或将胸部手术切口与颈部切口相连，经过切口分离直接翻转皮瓣，此法简单方便，但是会造成颈部外观较为臃肿。

9. 胸大肌肌皮瓣翻转上颈部后，可根据实际情况进行缺损修复，若肌蒂携带肌肉太臃肿，可以在确保不会危及胸肩峰血管蒂的情况下进行适当修剪，为了减少重力对肌蒂的影响，可在颈部和下颈部进行数针固定缝合。

10. 进行缺损区修复（图10-2至图10-6）。

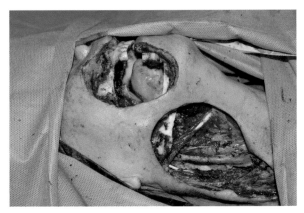

图10-2 颊黏膜癌（累及面颊及颈部皮肤）切除后的颊部及颈部缺损

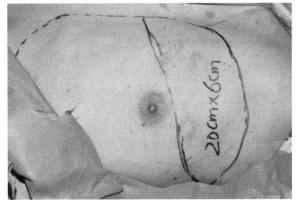

图10-3 胸大肌肌皮瓣设计

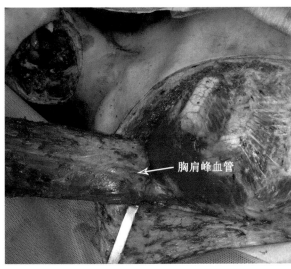

图10-4 显露胸肩峰血管

胸肩峰血管

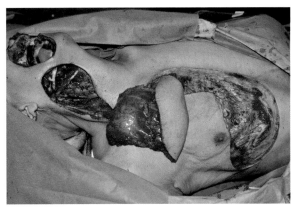

图10-5 制备胸大肌肌皮瓣

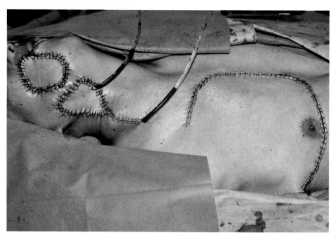

**图10-6　用胸大肌肌皮瓣修复颊部及颈部缺损**

## 二、经验教训

1. 术前组织瓣选择不合理。如果颈部缺损区较小、局部组织量丢失少，则不宜选用胸大肌肌皮瓣进行修复，譬如单纯半舌缺损，选用胸大肌肌皮瓣会导致颈部伤口过于臃肿，缝合张力大，严重影响美观和功能恢复。此类缺损不大、需要精细修复的患者，建议选用游离组织瓣。

2. 术前对修复长度评估不准确。将胸大肌肌皮瓣翻转上颈部时，无法达到缺损最远端，或者勉强缝合后血管蒂牵拉张力过大，导致血管危象的发生。可采用胸大肌肌皮瓣穿越锁骨下的办法增加2～3cm的修复半径，以减轻血管蒂张力。

3. 胸大肌肌皮瓣修复半径较长时，较易出现皮瓣远端局部缺血。在皮瓣制备过程中，要尽量多携带胸大肌肌组织，保证皮瓣下方1/3以上有肌肉组织附着，亦不宜为了减小颈部臃肿而过度修剪肌蒂。

4. 当胸大肌肌皮瓣修复口颊洞穿性缺损时，需要去除部分表皮，并反折皮瓣。若皮瓣下方肌肉附着量少，或没有肌肉附着，则切开表皮时要非常慎重，避免远端皮岛完全坏死。

5. 对于女性患者，老年女性乳房萎缩、下垂，应用此皮瓣无大困难，而年轻女性患者应慎用胸大肌肌皮瓣。

## 三、临床实践

1. 根据缺损区的大小和血管走行设计皮岛，皮瓣最远端可以达剑突下3cm，画线时要避开乳头。

2. 按皮瓣设计切开皮瓣周缘，皮瓣上缘只切开皮下组织，避免伤及肌肉，并向上翻皮瓣显露大部分胸大肌。皮瓣下方将胸大肌和皮瓣一起翻起，将附着在肋骨上的胸大肌肌组织保留至皮瓣组织内，逐渐向上解剖分离，在胸大肌与胸小肌之间，用手指钝性分离并将肌肉提起，即可见血管神经束。

3. 根据肌蒂的宽度（一般为5~6cm），按照血管走向，全层切断肌肉，并沿着肌蒂向上分离直至锁骨部。此过程可能会遇见胸外侧分支和神经，可结扎并切断，以增加修复灵活度。

4. 从锁骨上穿行，要仔细在颈阔肌深面潜行分离隧道，注意勿损伤颈外静脉及其属支，隧道的内外口应保证宽度充足，避免肌蒂通过时受到挤压。

5. 从锁骨下穿行，要非常小心地分离锁骨骨膜，因为该间隙较为狭窄，至少要将腔隙扩展为3~4横指才能确保胸大肌肌皮瓣顺利转移至上颈部，扩展腔隙应该主要往外侧，锁骨中点往内容易损伤到锁骨下大血管。

6. 一般情况下，胸部缺损可以直接拉拢缝合，若所取组织瓣太大，无法封闭创面，可以腹部取皮植皮。胸部应放置引流管。

## 四、总结

胸大肌肌皮瓣血管解剖恒定，皮肤肌肉组织丰富，手术无须变换体位，制备简单，耗时少，适用范围广，手术成功率高，是头颈部缺损修复经典组织瓣。但是，当前显微外科技术发展迅猛，游离组织瓣修复成功率高，游离组织瓣修复头颈缺损更具优势，其优点包括塑形精确、功能恢复好等，已经成为当前头颈部大型缺损修复的首选，不过胸大肌肌皮瓣仍不可替代，可作为备用皮瓣。

（宋明）

# 第二节　斜方肌肌皮瓣应用技巧

## 一、实践技巧

1. 斜方肌肌皮瓣通常分为上、外、下三种，应按照实际缺损情况选择合适的修复方式，其中下斜方肌肌皮瓣修复范围大，血管变异小，临床使用较多。

2. 如切取肌皮瓣后供区缺损较大，术中止血和术后引流应充分彻底，术后头颈部应适当制动，并延长拆线时间，采用间断拆线方式，以免切口裂开，必要时植皮修复创面。

3. 术后应密切观察肌皮瓣的血运。如色泽苍白，多系动脉血供不足。如肌皮瓣肿胀、色泽青紫，多系静脉回流不畅。均应及时处理。

## 二、经验教训

1. 术前必须确认颈横动脉降支完好，尤其是头颈部高压电击伤、恶性肿瘤术后或放射治疗后的患者，术前应予多普勒血流探测仪探测，若该血管损伤，应放弃该侧肌皮瓣，可使用对侧斜方肌肌皮瓣或者游离皮瓣。

2. 解剖肌肉血管蒂时应在大、小菱形肌浅面进行，注意保护颈横动脉浅降支，保留蒂部宽度约4cm。确认皮瓣旋转轴心点后，可根据具体情况调整肌皮瓣远端的切取位置。

3. 术中应将肌肉与皮瓣边缘皮肤暂时缝合数针固定，防止肌肉与皮下撕脱损伤肌皮穿支。肌皮瓣超出斜方肌范围部分应自深筋膜下层面掀起，并将深筋膜与皮缘暂时缝合数针，以保护深、浅筋膜内血管网不受损伤。

4. 皮瓣如果经皮下隧道转移，则皮下隧道要宽松，以免术后肿胀，血管蒂受压，必要时可采用明道转移。血管蒂旋转可达180°，但应保持一定弧度，避免血管蒂成锐角弯曲或扭曲而导致肌皮瓣血供障碍。

## 三、背景与解剖要点

斜方肌位于项背部，是大而薄的三角形扁平阔肌，两侧合在一起为斜方肌（图10-7）。按肌纤维的排列方向和起止点位置的不同，可将其分为降部（上部）、水平部（中部）、升部（下部）。上部起自上项线的内1/3、枕外隆凸、项韧带和第四至第七颈椎，肌纤维向外下走行，止于锁骨的外1/3；中部起自第七颈椎和上6个胸椎棘突，肌纤维水平向外走行，止于肩峰和肩胛冈上缘；下部起自下6个胸椎棘突和背阔肌的浅面，肌纤维向外上走行，止于肩胛冈下缘的内侧。该肌的主要功能为上提肩峰和肩胛骨、降低和收拢肩胛骨。此肌麻痹或缺失时可导致肩下垂、肩部旋转和外展上抬受限，上肢疼痛、麻木或感觉异常。其深部为肩胛提肌及大、小菱形肌，它们协同斜方肌发挥作用。因此，斜方肌部分缺失时对肩部功能影响不大。斜方肌的血供具有多源性，包括颈横动脉、肩胛背动脉、肋间后动脉内侧穿支、枕动脉分支及胸背动脉分支等。斜方肌的静脉血主要通过颈横静脉和肩胛上静脉回流到颈外静脉和锁骨下静脉。斜方肌由副神经和第三、第四颈神经支配。

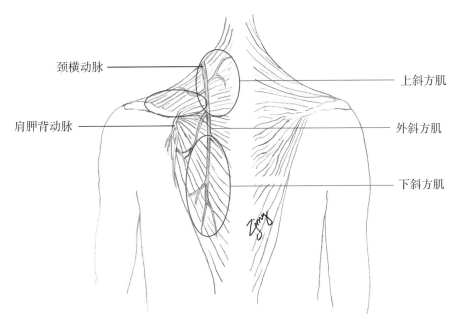

颈横动脉
肩胛背动脉
上斜方肌
外斜方肌
下斜方肌

图10-7　斜方肌示意图

斜方肌肌皮瓣（图10-8）可分为以下3种。

上斜方肌肌皮瓣：以枕动脉分支为血管蒂，适合修复颈侧部、颈前部、扁桃体区、下咽部及肩胛背区，附有肩胛、肩峰的肌骨皮瓣可修复下颌骨的部分缺损。

外斜方肌肌皮瓣：主要血供来自颈横动脉，适合修复下咽部及口底前部，带有肩胛、肩峰的肌骨皮瓣可修复下颌骨的部分缺损。

下斜方肌肌皮瓣：其血供来自肩胛背动脉与颈横动脉降支，其血管蒂长，适合修复头颈部远距离大面积缺损，如前额、眼眶、鼻咽、颅底等处的缺损。

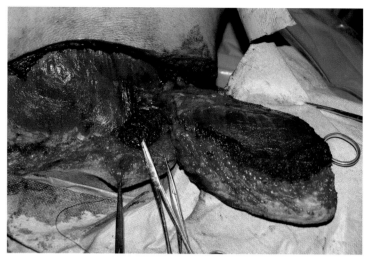

图10-8　斜方肌肌皮瓣切口

## 四、临床实践

1. 皮瓣的设计。

（1）肌皮瓣的旋转轴心点：肩胛上角外上方1.5cm为肌皮瓣的旋转轴心点。

（2）肌皮瓣的轴心线：颈横动脉浅降支的体表投影为棘突与肩胛骨内侧缘之间的中垂线，该中垂线即下斜方肌肌皮瓣设计的轴心线。术前可用多普勒血流探测仪于肩胛上角外上方探测颈横动脉干及浅降支搏动，帮助确定肌皮瓣的轴心线。

（3）解剖平面：肌皮瓣上部位于斜方肌深筋膜与大、小菱形肌之间，下部位于深筋膜与背阔肌肌膜之间。

（4）肌皮瓣的切取范围：根据受区创面的形状和缺损范围确定肌皮瓣的大小和位置。为避免缝合后张力过大而影响肌皮瓣血供，设计的肌皮瓣长和宽均应超过受区创面大小1～2cm。肌皮瓣两侧可与斜方肌等宽，亦可超过脊椎中线，但不宜超过3cm范围，远端向下延伸可达肩胛下角下15～17cm。肌皮瓣面积可达36cm×13cm，如缺损面积较大，可同时设计双侧下斜方肌肌皮瓣进行修复，其总面积可达36cm×25cm。

2. 皮瓣的切取与转移。于肩胛上角外上方用多普勒血流探测仪确认颈横动脉浅降支搏动后，根据受区的远近和缺损范围设计肌皮瓣。按照肌皮瓣设计线切开皮肤、皮下组织和深筋膜，于斜方肌表面将蒂部皮肤向两侧掀开并予丝线缝合牵引，将肌皮瓣两侧斜方肌切开，并将皮缘与肌肉或深筋膜间断缝合数针，以免肌肉与皮下撕脱损伤肌皮穿支。自斜方肌深面由远端向近端分离掀起肌皮瓣，在斜方肌深面可见血管神经束入肌瓣内，仔细辨认紧贴下斜方肌深面疏松结缔组织中的颈横动脉浅降支，保护好血管神经，保留浅降支两侧2cm的肌肉组织，将蒂部两侧缘斜方肌切开，循血管束向上分离至颈横动脉升、降支分叉处，形成肌肉血管蒂，结扎来自菱形肌及大、小菱形肌之间的穿支，查看肌皮瓣血供，确认肌皮瓣血供良好后可通过皮下隧道或明道转移至头颈部创面进行修复。

3．皮瓣供区闭合。皮瓣供区清除创面积血，检查粗大血管结扎是否可靠，确切止血，置硅胶管引流。肌皮瓣宽度小于12cm时，可拉拢原位缝合。张力大而难以缝合的部位则行减张缝合或"Z"字改形，皮瓣供区如不能直接拉拢缝合，可行中厚皮片移植修复，双侧肌皮瓣转移后供区需植皮修复。

## 五、总结

斜方肌肌皮瓣是头颈缺损修复的常用带蒂组织瓣之一，该肌皮瓣手术简单、操作要求不高、成功率高，同时皮瓣面积大，组织量丰富，局部抗感染存活能力强，可用于包括颞顶部、枕部、面部、颈部、腋部等广泛区域的外伤、电击伤、放射性溃疡、肿瘤术后等所致皮肤软组织缺损的修复。而且皮瓣位于背部，不会破坏肩部功能，尤其是女性患者的胸部外形和功能。

斜方肌肌皮瓣亦存在较多缺点，如手术时常须变换体位，部分患者存在颈横动脉变异或损伤，以及缺损较大时背部创面需植皮等。同时随着显微技术的发展，临床上带蒂肌皮瓣已逐渐被游离皮瓣替代。游离皮瓣具有面积大、血管蒂长及血管口径粗、成活率高、抗感染能力强等优点，但需吻合血管，耗时费力、操作要求高。在国内大部分地区医疗器械、技术尚存在不足的情况下，斜方肌肌皮瓣不失为一种头颈部缺损的良好解决方法。

（宋明　张星）

# 第三节 游离前臂皮瓣应用技巧

## 一、实践技巧

1. 设计皮瓣时可将皮瓣稍偏向桡侧（尤其设计皮瓣较小时），以使皮瓣覆盖或紧贴头静脉，保证头静脉系统能充分回流游离皮瓣的静脉血液。

2. 有学者选择将头静脉保留在前臂供区，只选择桡静脉作为前臂皮瓣的回流静脉。笔者推荐将头静脉与皮瓣一起取下，以保证前臂皮瓣静脉系统包括互相汇通的浅静脉（头静脉）和深静脉（桡静脉）两套回流系统。因前臂皮瓣的供血动脉为桡动脉，笔者推荐优先选择吻合桡静脉，以最大程度保证静脉回流。

3. 前臂皮瓣的回流静脉共有3条（2条桡静脉和1条头静脉），对于吻合几条静脉更能减少皮瓣血管危象的风险，目前争论不一，有文献认为双静脉吻合（1条桡静脉+1条头静脉）可使游离皮瓣有更多的静脉回流通道，确保皮瓣更为安全。但也有文献提出吻合两条静脉有可能会降低静脉压力，导致静脉血液回流速度减缓，增加血栓发生率。笔者认为最有可能减少血管危象风险的方案为游离皮瓣回流的浅、深静脉分别与颈部受区浅静脉（颈外静脉）、深静脉（颈内静脉）的两套系统吻合。

## 二、经验教训

1. 桡动脉在前臂中段较少穿支，如果需在前臂近端设计皮瓣，需切取更多的筋膜，以保留足够的穿支。

2. 分离皮瓣时尽量原位保留桡神经，以免造成患者以后出现前臂感觉麻木及神经疼痛等症状。

3. 笔者建议就算只计划吻合桡静脉作为皮瓣的回流静脉，也要将头静脉连同皮瓣一并取下。皮瓣出现静脉性血管危象时，可尝试重新开放头静脉回流通道并与供区静脉吻合，以抢救皮瓣。

## 三、背景与解剖要点

以桡动脉为蒂的游离前臂皮瓣由我国的杨果凡于1981年首次提出，随后国内多个学者先后报道了前臂皮瓣的临床应用，故该组织瓣亦被称为"中国皮瓣"。前臂皮瓣开始主要应用于治疗烧伤后瘢痕挛缩，后逐渐推广至头颈部修复、阴茎重建等。在头颈部，前臂皮瓣常用于口腔口咽术后的黏膜缺损修复、咽食管的环形重建等。前臂皮瓣最大取瓣范围可包括整个前臂皮肤（从肘横纹至腕横纹），临床上常用前臂桡侧皮肤，取桡动脉、桡静脉及头静脉为皮瓣动、静脉供血系统，并保留贵要静脉，以保证前臂静脉回流。前臂皮瓣具有两套静脉系统——两条桡静脉（深静脉）和头静脉（浅静脉），两者均有静脉瓣，且相互之间有广泛的交通支，故在临床应用中可在两个静脉系统中至少选择其一作为皮瓣静脉回流通道。

前臂皮瓣供区常见的神经有桡神经浅支及前臂外侧皮神经。其中前臂外侧皮神经是最常用供区皮肤的感觉神经，桡神经则是运动感觉混合神经，支配前臂大部分伸肌的运动（深支）和部分上臂与前臂背侧的感觉（浅支）。在制备前臂皮瓣时通常将前臂外侧皮神经连同皮瓣一并切取，但可以保留桡神经浅支，以减少对前臂皮肤感觉的影响。

### 四、临床实践

1. 皮瓣的设计。手掌的供血血管主要为尺动脉和桡动脉，因此在设计皮瓣前需要行Allen试验，若为阴性，表明尺动脉和桡动脉间存在良好的侧支循环，可以行前臂皮瓣制备术且不影响同侧手掌血供。皮瓣切取范围主要包括前臂远端桡侧面。先在腕横纹附近定位桡动脉搏动点并标记，然后在其桡侧寻找头静脉并标记其走行体表投影。根据大概所需修复面积及形状设计前臂皮瓣，以桡动脉为轴心向内、外侧延长为皮瓣的宽度，尽量使皮瓣覆盖头静脉走行途径（图10-9）。

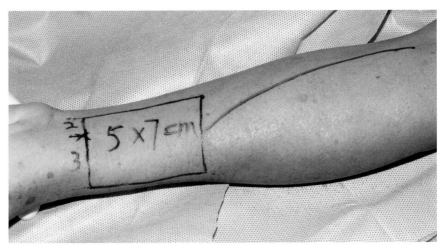

图10-9 前臂皮瓣设计

2. 皮瓣的切取与转移。在制备皮瓣时需注意桡动、静脉与头静脉并不处于同一层面，所以需要熟悉肱桡肌的解剖，因上述两者分别位于此肌两侧。桡动、静脉在腕横纹处常位于肱桡肌内下方，而头静脉常位于此肌外侧，大约在此肌的表面（图10-10）。分离皮瓣可先从远端切口切开，直达深筋膜，至腕上皮支起始部位找出前臂外侧皮神经和桡神经，于皮瓣远侧缘暴露并切断前臂外侧皮神经，切断结扎桡血管蒂和头静脉，并从上述神经血管深面由远至近分离制备皮瓣，注意保留桡神经、前臂肌肉及肌膜（图10-11）。另外一个方法是先切开皮瓣尺侧缘，再在肱桡肌表面由尺侧向桡侧分离皮瓣。

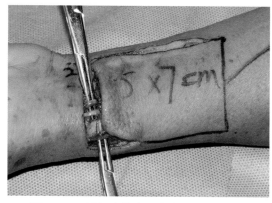

图10-10　解剖头静脉和桡动、静脉远心端

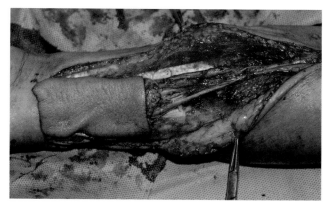

图10-11　制备好前臂皮瓣，待受区血管准备完善方断蒂

3. 皮瓣供区闭合。皮瓣供区缺损修补的常用方法为全厚或中厚皮片移植覆盖创面，临床上多在下腹部或大腿切取皮片（图10-12、图10-13）。因皮片的厚度及肤色与前臂皮肤均有差异，所以也有不少文献报道希望利用前臂的邻近皮瓣或皮片来关闭供区缺损创面，以达到更好的美观效果，例如：在皮瓣供区缺损的尺、桡侧分别设计邻近的菱形皮瓣转移修复；在皮瓣供区缺损的尺侧设计梯形皮瓣推进修复；沿前臂纵轴在皮瓣供区缺损上方设计两"月牙"形皮片，并置于皮瓣供区缺损处关闭创面，皮片供区缺损可直接拉拢缝合。但上述方法大多只适用于面积较小的前臂皮瓣供区缺损。

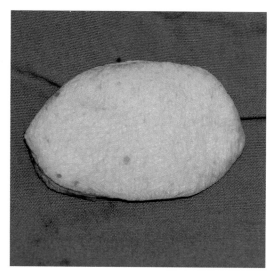

图10-12　皮片

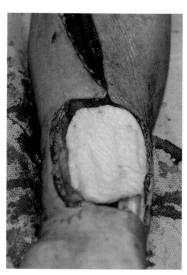

图10-13　前臂缺损区植皮

## 五、总结

前臂皮瓣有血管蒂较长且位置固定、口径与头颈部常用供区血管相似，皮瓣制备难度相对较小，皮瓣薄而柔软，具有深、浅静脉两套回流系统等优点，因此已经成为头颈部肿瘤手术常用的修复皮瓣之一。

前臂皮瓣厚度较头颈部修复常用的胸大肌肌皮瓣、股前外侧皮瓣都要薄，在手术缺损体积并不大的病例中使用，可避免或减少因皮瓣过厚而增加对修复区域美观及功能的影响。另外前臂皮瓣被覆皮肤柔软、少毛发，更适合用于卷成皮管修复管状缺损（如咽食管重建、阴茎重建等）。

但相较于股前外侧皮瓣，前臂皮瓣的缺点也比较明显：前臂皮肤缺损不能直接拉拢缝合，还需在其他部位（常在下腹部或大腿）取皮片行植皮术覆盖创面；瘢痕位置明显易见，对手臂外观影响较大；除非皮瓣的获取是基于桡动脉的部分穿支，否则皮瓣会牺牲前臂的一条重要血管；常规的前臂皮瓣一般不提供肌肉组织制备肌皮瓣，虽然也有报道提到游离前臂皮瓣可作为血管化肌腱、肱桡肌的复合瓣用于移植，但因对前臂功能及美观都有较大的影响，在头颈部修复中更多会选择股前外侧皮瓣或胸大肌肌皮瓣等复合瓣。所以对于修复皮瓣的选择应根据具体案例制订个体化的修复方案。

（宋明　杨中元）

# 第四节　股前外侧皮瓣应用技巧

## 一、实践技巧

1. 消毒前可先用记号笔画线标记旋股外侧血管体表投影及穿支可能出现的区域（图10-14）。

2. 设计皮瓣时尽量控制宽度，有文献报道宽度（与大腿纵轴垂直）小于8cm时基本都可以一期缝合，但实际上这与患者供区皮肤的松紧度有关，尤其头颈部肿瘤患者因肿瘤消耗等原因，会比较消瘦，皮肤会较松弛，实际可取皮瓣的最大宽度可能更大，可在取皮瓣前捏起皮肤评估松紧度及一期管壁供区创面的大小。也有文献认为股前外侧皮瓣的可靠宽度应小于大腿中段周径的16%，以保证一期缝合创面。皮瓣长度可以设计较长，这并不影响供区缝合，且皮瓣可以呈C形弯曲，以长度弥补宽度。

3. 分离皮瓣穿支血管蒂（尤其肌皮穿支类型）时，建议可距血管蒂旁开0.5~1cm，连同少量肌肉一起切取，作为"肌袖"保护血管蒂，但需注意不宜带过多肌肉，因肌袖太厚有可能会导致血管蒂受压，影响皮瓣血供及静脉回流。

4. 切除皮瓣（尤其设计皮瓣面积较大）时可以斜着切成"倒立的火山"形状，以保留更多的阔筋膜，方便供区一期缝合。

5. 游离皮瓣分离制备完毕后，要等肿瘤区域手术完成（术中切缘冰冻病例检查为阴性）后再断血管蒂，其间可用利多卡因原液湿润皮瓣及血管蒂以减少血管痉挛风险，并观察评估皮瓣制备是否成功（因此时皮瓣只由保留的血管蒂供血）：可通过毛细血管充盈征评估，或用组织剪于皮瓣边缘剪除少量皮肤及皮下组织，观察创面出血情况以评估。

6. 断血管蒂切取皮瓣前，可在穿支进入阔筋膜位置对应的皮肤做标记（缝线打结标记），方便后续需要修剪皮瓣塑形及缝合皮瓣关闭创面时了解血管蒂位置。

## 二、经验教训

1. 少部分情况下，旋股外侧血管降支为非优势血管，其穿支分布较少或管径较小，不适合成为游离皮瓣血管蒂，可往近心端继续寻找旋股外侧血管横支穿支，或往内侧寻找旋股内侧血管穿支作为供血血管制备股前外侧皮瓣。

2. 游离皮瓣断蒂后先按照修复计划摆放在缺损处，确认血管蒂全程无扭转或被压迫后再开始吻合血管。

## 三、背景与解剖要点

因为可取皮瓣有范围大、厚度适中、软而有弹性、可塑性强、供区创面可一期缝合、对下肢功能影响不大等优点，所以股前外侧皮瓣可以算是头颈部修复最常用的游离皮瓣之一。

股前外侧皮瓣的主要供血动脉因解剖变异而可能来源不同，最常见的为旋股外侧血管降支发出的穿支（动脉直径约为2mm，伴行静脉常会比动脉略粗），穿支数目常为1～3条，文献报道最常见的为2条，也有可能来自旋股外侧血管水平支和股深动脉，其静脉回流则通过在穿行动脉两侧伴行的成对静脉形成，两者一并向内上方走行，分别并入股深动、静脉。

## 四、临床实践

1. 皮瓣穿支的体表定位。股前外侧皮瓣的穿支主要集中在髂前上棘及同侧髌骨外缘连线的中点附近区域，但仍有不少变异情况，而且不同文献报道的定位方法不尽相同。有研究发现约80%的穿支分布在以髂前上棘及同侧髌骨外缘连线的中点为圆心、半径3cm的区域下方象限内。有文献将位于髂前上棘至同侧髌骨连线中点附近的穿支定义为B类穿支，将B类穿支近侧5cm附近的穿支定义为A类穿支，并将B类穿支远侧5cm附近的穿支定义为C类穿支，从而建立ABC系统来确定股前外侧皮瓣穿支的分布，并指出大多数穿支集中在髂前上棘至同侧髌骨外缘连线的中点周围。单穿支的股前外侧皮瓣建议设计大小不超过30cm×20cm，有文献报道较粗的单穿支皮瓣可以取到35cm×25cm（图10-14、图10-15）。

2. 多普勒定位穿支位置的方法从笔者的经验来看并不太准确，这可能是降支在皮肤表面下行或穿支在皮下较表浅位置穿行时引起血管声音增强造成的。也有文献报道超声定位血管蒂的准确性并不稳定，且与患者的体重指数有关。

3. 皮瓣的设计及切取。体表定位穿支点后，按照大概所需修复面积及形状设计皮瓣，按设计先切开皮瓣内侧（也有先从皮瓣外侧切开的），在阔筋膜下向外侧分离并寻找旋股外侧动脉降支的皮穿支，观察皮穿支的类型后，尽量保留2个或以上皮穿支以增加皮瓣的血供，沿轴心线向近端仔细解剖出旋股外侧动脉降支，结扎不必要的血管分支，带少量肌袖以保护降支。将股前外侧皮神经包含于皮瓣内备用，向近侧游离适当的血管蒂长度后完全游离出皮瓣，观察皮瓣血运良好15～30分钟后断蒂，移植于受区，与受区解剖出的相应血管神经吻合（图10-16、图10-17）。

4. 若所需修复区域要求组织量较大，可以考虑将皮瓣连同股直肌/股外侧肌一起切取制作游离皮瓣，但这可能会引起皮瓣所在侧的下肢轻微的功能障碍。头颈部手术后产生的缺损常为非平面不规则型、贯穿型、多区域型，而股前外侧皮瓣常有不止1支穿支，所以必要时可将皮瓣设计为分岛皮瓣，以满足修复需要。

5. 皮瓣供区的闭合。切取皮瓣后，供区应争取一期关闭（皮瓣设计宽度小于8cm时，供区多可以拉拢缝合），如果缺损过大无法直接缝合，可以选择用游离皮片植皮封闭创面，就算在股部肌肉上植皮也不会引起行走功能障碍。

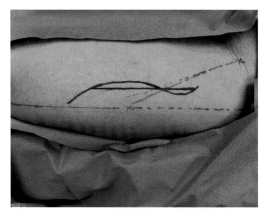

图10-14　皮瓣制备画线定位

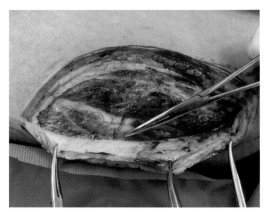

图10-15　寻找到皮瓣穿支

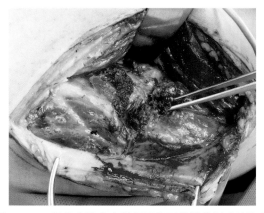

图10-16　沿着皮肤穿支逆行寻找到旋股外侧动脉降支

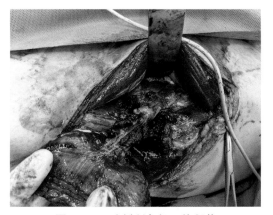

图10-17　皮瓣制备好，待断蒂

## 五、总结

股前外侧皮瓣血管解剖较恒定，血管蒂较长且其口径与受区常用血管（甲状腺上动、静脉和面动、静脉等）相仿，供区可提供组织量及类型选择丰富，供区多可一期缝合且没有明显供区并发症，因此已经成为头颈部肿瘤手术最常用的修复皮瓣之一。

（宋明　杨中元）

# 第五节 腓骨瓣应用技巧

## 一、实践技巧

腓骨瓣主要用来修复颌骨的缺损，尤其是下颌骨的缺损，而下颌骨在维持面部形态中起着重要的作用，因此，要恢复头颈肿瘤患者术后正常面部轮廓，必须最大限度重建下颌骨的形态。术前可根据肿瘤的分期，评估下颌骨切除的范围，并对患者的下颌骨进行三维重建，通过快速原型技术制作出下颌骨模型，再根据模型预弯重建钛板，制作手术模板，这样有利于缩短术中腓骨瓣的缺血时间，提高移植成功率。

## 二、经验教训

术前应进行供体侧下肢血管彩色多普勒检查，了解腓动、静脉的走行及变异情况，如合并有重度糖尿病、下肢动脉粥样硬化闭塞者，不建议用腓骨瓣。

腓骨瓣所能携带皮岛有限，最大可切取12cm×16cm，而且其皮支解剖变异大，术前最好在彩色多普勒下定位标志。

常规游离腓总神经，避免对其造成损伤，分离腓骨前面骨间膜时注意保护胫前动脉。

腓动、静脉解剖位置会有变异，通常在近心端远离腓骨，而在远心端接近腓骨，所以截断远心端时需紧贴腓骨，保护好血管束。此外，在断蒂时，需检查腓动脉和胫后动脉，有时胫后动脉较细，需短暂阻断腓动脉血流，观察足部血液循环是否受影响，如有影响则不宜行腓骨瓣制取。

## 三、背景与解剖要点

腓骨瓣可提供25cm以上的骨，能修复颌面部肿瘤术后下颌骨或上颌骨的缺损，尤其是超过一侧下颌水平支的缺损；腓骨骨膜血供丰富，附着力强，不容易撕脱，可截成多段，方便塑形，增加下颌骨高度，以便术后种植义齿；可带皮岛及肌肉，进行复合性缺损修复。

90%的腓动脉起源于胫后动脉（图10-18），位于比目鱼肌、腓肠肌深面后沿腓骨后面与屈拇长肌之间，由内上向外下行走，在外踝部延伸成外踝后动脉；腓动脉起始处的直径为2.6～4.2mm，并有一对管径较大的伴行静脉，直径为3.5～4.2mm；腓骨的血供具有双重性，既有来自骨膜的节段性供血，又有来自滋养动脉的骨内供血；腓骨瓣的皮肤穿支来自肌皮穿支及肌间隔皮穿支，文献报道保留比目鱼肌的肌皮穿支时皮岛的成活率为93%，如果仅保留肌间隔皮穿支，则皮岛的成活率只有33%。

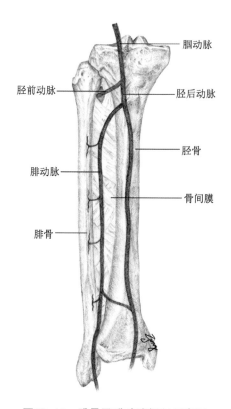

图10-18　腓骨及腓动脉解剖示意图

## 四、临床实践

1. 腓骨瓣切口的设计。在腓骨小头与外踝间做一弧形切口（图10-19）可减少张力，有利于术后切口的闭合；下方保留腓骨下端6～7cm，防止术后影响踝关节的稳定性，上可至腓骨小头。

2. 寻找皮肤穿支。沿切口切开皮肤及皮下组织后，在皮瓣后缘将皮瓣翻起，小心找出皮肤穿支并保护（图10-20）；在深筋膜与肌膜间进行锐性分离，在腓骨小头外侧显露腓总神经，并将其分离后牵开保护。

3. 在比目鱼肌和腓骨长肌之间进入（图10-21），向后外侧分离腓骨长、短肌附着处，然后在腓骨表面进行锐性分离，注意保留腓骨骨膜；根据受区所需腓骨的长度，设计好截骨处，用直角钳紧贴腓骨骨皮质进行钝性分离，保护好深面血管束，用线锯或电锯截断腓骨的上、下端（图10-22）。

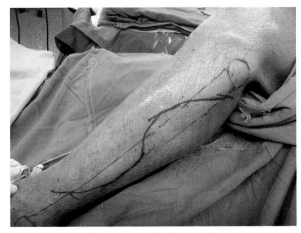

图10-19 腓骨瓣皮肤切口

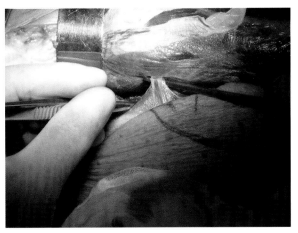

图10-20 寻找腓动脉皮肤穿支

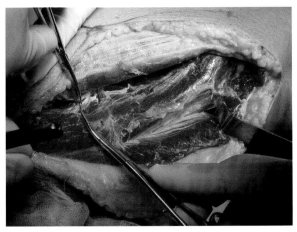

图10-21 沿着比目鱼肌与腓骨长肌之间分离

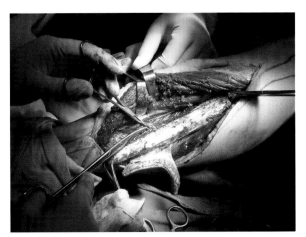

图10-22 截断腓骨上、下端

4. 将腓骨瓣向后外旋转，在其远心端后内侧解剖显露腓动、静脉，结扎并切断，可临时固定在腓骨上，以防止血管束损伤；切开骨间膜及附着的肌肉，保留2～3mm的肌袖，结扎切断腓动脉到其他肌肉的肌支，避免腓骨瓣移植后出血；沿血管束向近心端解剖游离，至胫后动、静脉的起始部（图10-23）。

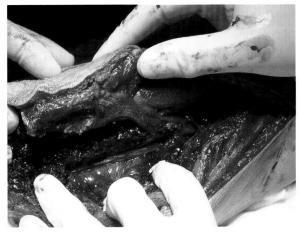

图10-23 显示腓动、静脉血管蒂

5. 用2%的利多卡因湿敷血管蒂，待受区准备好后，结扎切断血管蒂（图10-24、图10-25）。

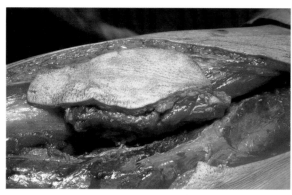

图10-24 腓骨瓣尚未离体

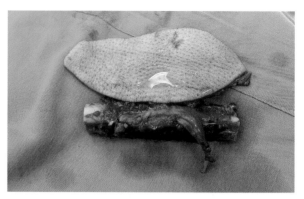

图10-25 离体后的腓骨瓣

6. 肌肉创面分层缝合，注意彻底止血，放置负压引流；切取皮岛宽度若小于6cm，供区创面可直接拉拢关闭；对于供区较大的皮肤缺损，需行中厚皮片移植覆盖（图10-26、图10-27）。

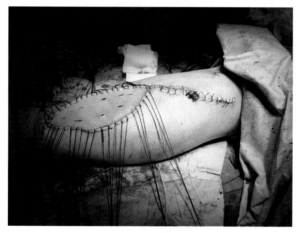

图10-26 小腿创面植皮

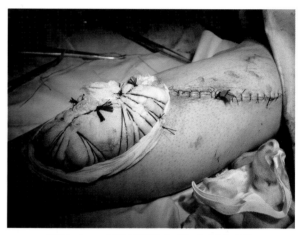

图10-27 小腿创面植皮后打包固定皮片

## 五、总结

腓骨瓣修复头颈肿瘤术后颌骨缺损有几大优势：①腓骨有足够长度，并以皮质骨为主，可切取20~26cm的长度，能满足各种类型下颌骨缺损修复的要求。②腓动、静脉与腓骨全长伴行，腓骨有骨膜和骨内双重供血，不易坏死，可截骨多段，方便塑形、固定。③可带多块皮岛进行复合性缺损修复，如口颊等处的缺损。④腓骨是双层皮质骨，有利于牙种植体的植入，能使种植体获得最大程度的骨性结合。⑤供区远离头颈部术区，术中无须变换体位，可两组同时进行手术，手术之间不会相互干扰。⑥可以将腓肠外侧皮神经与舌神经吻合，或利用腓肠交通神经移植、修复下齿槽神经的缺损，重建术后口腔的感觉功能。

（李浩）

# 第六节　空肠瓣应用技巧

## 一、实践技巧

1．对下咽或颈段食管肿瘤进行手术治疗后，部分患者会出现下咽或颈段食管组织的缺损。根据肿瘤侵及部位及范围，可以选择不同的修复方式。游离空肠瓣（jejunal flap）是其中一种。

2．空肠瓣修复术在下咽肿瘤侵犯颈段食管时应用较多，而对于颈段食管肿瘤，因肿瘤下界较低，或存在多个原发灶的可能，食管的切缘安全难以保证，故应用相对较少。游离空肠瓣修复术的使用，需要掌握严格的适应证，并需要术者有良好的小血管吻合技术。

3．尽管游离空肠瓣修复术需要开腹和显微手术，创伤大且复杂，但患者吞咽功能恢复快、并发症轻，且空肠的管径与食管相差无几，因此，游离空肠瓣是下咽及颈段食管环行缺损的极好修复方法之一。

## 二、经验教训

1．游离空肠瓣修复术的适应证。食管受侵范围有限制，不能低于胸骨上缘3cm，以保证食管的切缘安全（标本切缘和肿瘤边缘距离在2cm以上，并能够和食管残端吻合）。

2．必须让患者充分了解可能的术后并发症，如术后咽瘘、空肠瓣坏死等。

3．术中吻合血管时可使用低分子右旋糖酐静滴，术后注意加强抗感染及促进血液微循环的用药。

4．空肠耐酸能力差，术后易发生吻合口溃疡，高位移植常引起末端坏死，因此术后可适当使用抑酸药。

## 三、背景与解剖要点

1．空肠可移动度大，取材方便，可根据咽和食管缺损的大小任意切取所需长度。空肠与食管近似，空肠腺分泌肠液，有利于恢复吞咽功能，比其他移植组织更符合生理要求。这种远距、大块的自体组织移植为晚期喉咽癌手术患者恢复吞咽功能提供了条件。

2．空肠开始于十二指肠空肠曲，在横结肠系膜下区依小肠系膜而盘曲于腹腔内，呈游离活动的肠襻，全长约2m。它由肠系膜上动脉的分支供血。空肠肠腔较宽，壁较厚，肠系膜脂肪较少，血管网较清楚，血管弓较少，末端小直血管较少而长。

## 四、临床实践

1. 游离空肠制备术。上腹部正中切口开腹，提起空肠起始部，在离十二指肠韧带至少15cm处选择一段空肠。一般选择小肠动脉的第二或第三分支所供空肠段。切断所需空肠段的两端，并沿两侧切开肠系膜到达肠系膜根部，呈扇形展开该段肠系膜，于血管根部切断肠系膜血管（图10-28）。

2. 游离空肠瓣修复术。空肠动、静脉分别与颈部的动、静脉各一根在显微镜下或手术放大镜下吻合，移植空肠上、下端分别与口咽及食管残端分两层缝合，留在腹腔的空肠端端吻合（图10-29）。颈部动脉常用的动脉依次为甲状腺上动脉、颈外动脉、面动脉及颈横动脉。常用的静脉依次为颈内静脉、颈外静脉和面静脉。

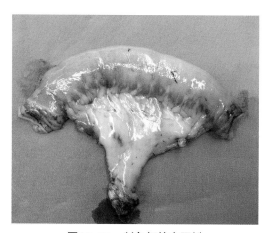

图10-28 制备好的空肠瓣

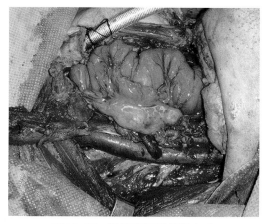

图10-29 游离空肠瓣修复完成

3. 设计观察窗。关闭切口时，在颈前中间留一长径1.5cm的梭形间隙，用无菌塑料薄膜覆盖，即所谓的观察窗（图10-30），它可用于观察空肠瓣的色泽、血运及蠕动情况。有学者使用远端空肠留颈部外作为观察窗（图10-31）。

4. 术后需使用抗生素、营养支持及改善微循环药物，定期监测空肠瓣的温度、色泽及蠕动情况。无菌塑料薄膜需定期更换：术后第1天，每小时一次；术后第2~5天，每两小时一次（图10-32）。术后第5天可将观察窗对合，并用无菌塑料薄膜覆盖；术后第8天，伤口愈合良好（图10-33）。

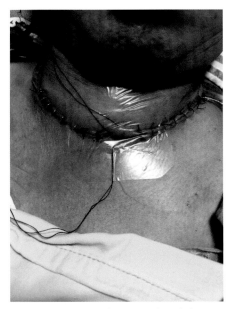

图10-30 颈中切口设计观察窗

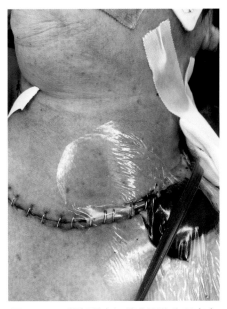

图10-31 颈部留有远端空肠作为观察窗

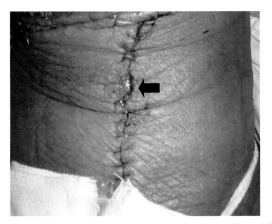

图10-32 术后第4天，通过观察窗可见空肠瓣色泽正常

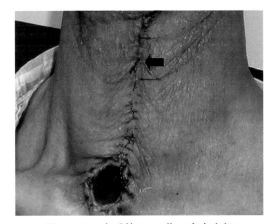

图10-33 术后第8天，伤口愈合良好

## 五、总结

对于下咽肿瘤侵及颈段食管或颈段食管肿瘤侵及下咽，以及喉肿瘤复发侵及下咽颈段食管，如果侵及范围超过食管环周的1/2，且食管受侵上界较高（胸骨上3cm以上），那么切除肿瘤后的局部组织缺损用游离空肠瓣进行修复是一个比较理想的方法。但应严格掌握游离空肠瓣修复术的适应证，对一些晚期肿瘤患者，如皮肤、椎前、颈总动脉受侵者，用游离空肠瓣进行修复可能无法明显改善预后，甚至肿瘤不能完全切净。因此，是否进行游离空肠瓣修复术，需要权衡手术带来的利弊。

（刘学奎）

# 第七节 微血管吻合器的应用

　　游离组织瓣移植成功的关键是良好的微血管吻合，这与术者的显微外科技术及患者的血管条件关系密切。培养一位训练有素的显微外科医生需要3～5年的时间，其熟练吻合一条血管的时间在15～30分钟，完成皮瓣移植微血管吻合的整个流程需要30～60分钟，整个过程耗时较长且技术含量高，这限制着不同级别医院对相关手术的开展。微血管吻合器的出现和推广使用改变了这一局面。使用微血管吻合器吻合血管具有操作简单、学习曲线短、微血管吻合后通畅率高、术后血管危象发生率低等优点，已逐渐成为皮瓣移植微血管吻合的一个标准术式。目前在临床上应用最为广泛的微血管吻合器是由科创公司引进的Coupler（科普乐）微血管吻合器，本节将就其应用技巧和方法进行介绍。

## 一、实践技巧

　　1. 临床上常见的需要吻合的微血管管径（直径）大小范围一般是0.8～4.3mm，科普乐微血管吻合器配备了1.0mm、1.5mm、2.0mm、2.5mm、3.0mm、3.5mm、4.0mm等7种不同大小的血管套环规格，以满足不同的需要（图10-34）。

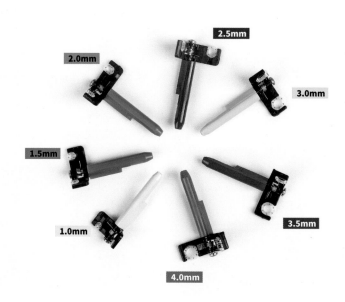

图10-34 不同规格的血管套环

　　2. 头颈部有多套动脉系统，如甲状腺上动脉、面动脉和颈横动脉等，可提供不同口径的动脉与皮瓣血管配对，临床实践中甲状腺上动脉无论管径大小、血管长度还是所在位置等都是最为合适的受区血管。

3．头颈部有两套静脉回流系统：颈内静脉系统和颈外静脉系统。颈外静脉系统变异较大，流程长，容易受压迫。颈内静脉系统变异小，有不同管径血管可以选择，向心回流压大，不易受体位因素干扰。临床上一般建议选择颈内静脉系统作为受区的吻合静脉。

4．血管吻合前需要对血管吻合口进行修剪与扩张，以保证吻合口平滑、光整，且通过血管扩张器扩张后（主要针对动脉）供区和受区管径较为匹配。

5．运用微血管吻合器配套操作器械中的血管口径量规（图10-35）测量管径，根据管径大小选择合适的血管套环。一般来说，静脉吻合管径之间的差距不要大于1mm，动脉不要大于0.5mm，若供、受区管径差距大，应重新选择合适的血管。血管套环管径规格选择的原则是"宁小勿大"，即测量供、受区血管管口直径后按照较细的管径选择血管套环规格（图10-36）。

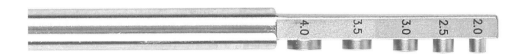

图10-35　微血管吻合器配套的血管口径量规

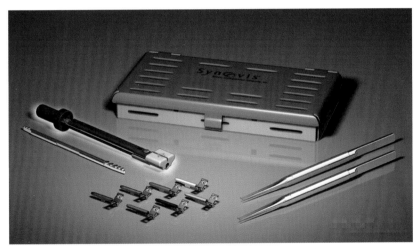

图10-36　微血管吻合器的配套器械及血管套环

6．微血管吻合器吻合操作步骤。

（1）工具器械的组装：安装吻合器前务必检查吻合器手柄和释放按钮的活动度是否合适，并逆时针旋转吻合器手柄至不能转动为止；然后将吻合器箭头对准手柄箭头插入，听见"嘀"的清脆声响，就说明装配成功。

（2）挂针：建议先挂受区血管，再挂供区血管，因受区血管（游离皮瓣血管）活动度较大，方便术中操作。

挂针的要求：用显微镊夹住约两针间距的血管壁和内膜层后外翻90°，让血管套环上的针刺穿血管壁以固定，随后每隔一到两针便按照相同步骤固定血管壁，使血管管口被血管套环上间距相仿的三根针拉成三角形状，其间注意尽量让血管管口中心点与套环圆心重叠，以保证血管针口距离均匀，张力较小。确认后将血管壁固定在剩余的每一针上，要保证每一针都完全刺穿血管壁和内膜层，如果刺穿期间血管壁撕破，应取下血管，整理损伤的血管壁，重新挂针（图10-37、图10-38）。

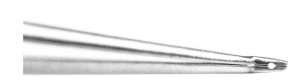

图10-37　科普乐专用血管镊

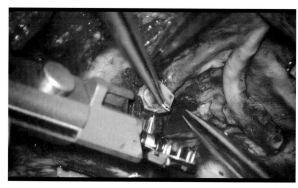

图10-38　在挂针操作中使用科普乐专用血管镊固定血管壁

（3）闭环：将受区和供区血管完全挂上针并认真检查，若无血管壁内翻和撕裂，那用复方肝素生理盐水冲洗吻合口后便可以闭环。闭环时匀速顺时针旋转吻合器手柄，接近闭合时，助手用小止血钳轻轻挤压吻合器套环，让套环进一步贴近并且紧密压合，然后进一步顺时针旋转吻合器手柄，顶出连接套环（图10-39）。

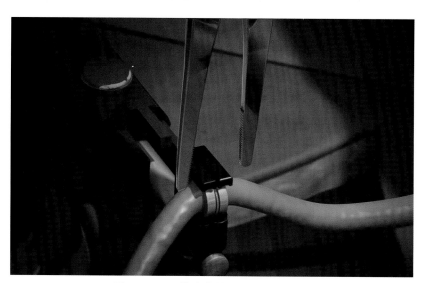

图10-39　血管吻合器吻合血管模拟图

（4）检查吻合效果：打开血管夹，让血流通过，在手术显微镜下检查吻合情况，有少量渗血则可能是套环闭合还不紧密，可以用血管钳360°环周夹压，如仍有渗血则可以观察10分钟，大部分都可以停止。若渗血量大，环周夹压之后仍无改善，则可能是挂针失误或血管壁撕裂等情况，需要剪除吻合器，改为手工吻合（图10-40）。

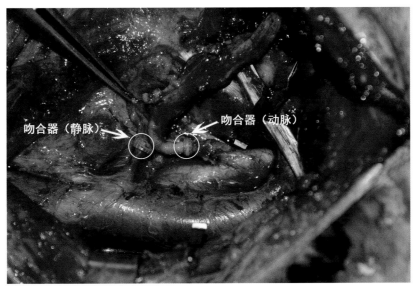

图10-40　手术显微镜观察下已经吻合成功的动脉和静脉

## 二、经验教训

1．微血管吻合器的主要适应证是静脉显微吻合。有文献认为供、受区静脉管径比不应超过1：2，但是临床应用上不能简单地只根据比例去判断，按照笔者的经验，管径差距在1mm以内用微血管吻合器吻合成功率较高。

2．微血管吻合器最适合端端吻合，端侧吻合如颈内静脉主干与供区静脉吻合，受区活动度小，操作上不太便利，不建议使用。

3．为了更便利地操作微血管吻合器，在挂针过程中受区血管经常有较大幅度的扯动，因此要尽量游离足够长度的受区血管，这样不易撕裂血管，特别是在动脉吻合时。

4．对于是否采用微血管吻合器吻合动脉，目前仍有争议，故报道应用较少，但在笔者的单位，近80%的动脉吻合已选择微血管吻合器，其成功率超过95%。以下是我们进行动脉吻合的经验：

（1）患者的选择：年龄在60岁以下，既往无高血压、冠心病或糖尿病病史。

（2）动脉的选择：供区、受区无动脉粥样硬化，术中仔细检查，以确认血管内壁无潜在内膜剥离风险。

（3）管径的选择：管径不小于1.5mm，管壁厚度不大于0.5mm，供区和受区管径之间的差距不超过0.5mm。

（4）挂针的技巧：动脉管壁较厚，不易翻转，需要助手耐心协助挂针。挂针时不要过度拉扯血管壁，否则很容易撕裂血管壁，所以在选择吻合器管径时，宁小勿大。挂好了一针，再挂下一针时，上一针常常滑出，这就需要每一针挂好后都确定完全刺穿血管壁，并用专用血管镊压牢。需要强调的是，动脉壁较厚，在闭合即将关紧时，一定要用血管钳360°钳夹套环，确保套环压闭紧密，否则，少数吻合器会自我分离，造成吻合失败。

（5）术后通畅度的判断：我们的经验是，先吻合好动脉，开放血管夹后，让血流从静脉口流出，持续3~5分钟，观察静脉血的流量、流速和颜色变化，判断动脉吻合成功后才开始吻合静脉。

5. 笔者在实际操作中发现面动脉较甲状腺上动脉更容易出现粥样硬化，若血管蒂长度足够且口径合适，推荐使用甲状腺上动脉作为供区动脉。术中若发现动脉（多为供区动脉）血管壁粥样斑块硬化情况较严重（不利于缝合），可剪除一小段血管，观察血管的新断端是否仍有明显的粥样硬化，若无改善则建议另觅其他供区动脉，不宜勉强应用微血管吻合器，可改为手工缝合。

6. 根据皮瓣血管（受区血管）的直径，选择与之大小相近的头颈部供区血管，同时需要评估血管蒂长度是否足够，以免吻合后血管吻合口张力过大，增加血管危象风险。

7. 若静脉完成吻合后吻合套环处有少许渗血，可继续其他手术操作，观察15分钟后，多数静脉吻合套环渗血可自行停止且不影响静脉回流。但若为动脉吻合口渗血，则常难以自行停止，原因多为较细的血管壁因过度牵拉而撕裂，或者较粗的血管壁外翻过多阻碍了吻合套环的闭合，最终导致吻合套环渗血，若出现此种情况则只能选择其他动脉重新吻合。

## 三、总结

微血管吻合器可缩短皮瓣缺血再灌注的时间，减少术者的疲劳度，提高手术效率，同时也不影响血管的吻合质量，因此已被广泛应用于显微静脉吻合，并可选择性地应用于显微动脉吻合，但仍需要显微手术操作作为基础，手工缝合技术作为后备。笔者认为头颈部是尤其适合使用微血管吻合器吻合动脉的区域，术者能熟练操作微血管吻合器和有合适的供区、受区动脉选择是动脉吻合成功的两个重要因素。进行合理的血管选择与预处理后，微血管吻合器可以明显提高动脉显微吻合的质量和效率。微血管吻合器的不足之处在于对供区、受区血管的口径匹配程度及血管壁健康情况要求较严格，且价格较高，国内尚需进一步推广普及。

（杨中元　刘艳玲）

## 参 考 文 献

PEIRONG Y U，孙长伏，2013.头颈部缺损修复与重建［M］.北京：人民卫生出版社：669-672.

高明，2014.头颈肿瘤学［M］.3版.北京：科学技术文献出版社：1169-1172.

胡国华，魏莲枝，朱江，等，2004.下咽癌喉术后广泛下咽及颈段食管缺损修复方法的比较［J］.临床耳鼻咽喉科杂志，18（06）：329-331.

李德志，徐震纲，祁永发，等，2006. 游离空肠修复下咽及颈段食管肿瘤切除后组织缺损的临床分析［J］.中华外科杂志，44（11）：733-736.

李晓明，陶振峰，宋琦，等，2007. 下咽颈食段食管环周缺损修复方法的探讨［J］.中华耳鼻咽喉头颈外科杂志，42（06）：408-412.

屠规益，2004. 现代头颈肿瘤外科学［M］.北京：科学出版社：747-750.

伍国号，2004. 头颈肿瘤外科手术术式与技巧［M］.北京：人民军医出版社：267-268.

伍国号，刘均墀，丁学强，2008. 头颈外科修复与重建手术学［M］.北京：人民卫生出版社：43-171.

鄢丹桂，张彬，李德志，等，2011. 游离空肠移植重建下咽及颈段食管112例临床分析［J］.中华耳鼻咽喉头颈外科杂志，46（05）：373-377.

杨中元，刘学奎，刘巍巍，等，2016. 微血管吻合器在头颈缺损修复吻合动脉和静脉中的应用［J］.中华显微外科杂志，39（06）：548-551.

张彬，苏纪平，余济春，等，2014. 下咽颈段食管交界癌的喉功能保留及游离空肠修复术［J］.中华耳鼻咽喉头颈外科杂志，49（07）：543-547.

张彬，唐平章，徐震纲，等，2004. 下咽环周缺损重建方法的选择［J］.中华耳鼻咽喉科杂志，39（07）：419-424.

张雷，黄秀玲，单晓峰，等，2014. 微血管吻合器在头颈部缺损修复重建中的应用［J］.中华显微外科杂志，37（05）：427-431.

AKYÜREK M, SAFAK T, 2002. Direct closure of radial forearm free-flap donor sites by double-opposing rhomboid transposition flaps：case report［J］. J Reconstr Microsurg, 18（01）：33-36.

CARR A J, MACDONALD D A, WATERHOUSE N, 1988. The blood supply of the osteocutaneous free fibular graft［J］. J Bone Joint Surg Br, 70（02）：319-321.

CARRIQUIRY C, APARECIDA C M, VASCONEZ L O. An anatomic study of the septocutaneous vessels of the leg［J］. Plast Reconstr Surg, 76（03）：354-363.

CHEN Z, YU M, HUANG S, et al, 2020. Preliminary report of the use of a microvascular coupling device for arterial anastomoses in oral and maxillofacial reconstruction［J］. Br J Oral Maxillofac Surg, 58（02）：194-198.

CHEN Z W, YAN W, 1983. The study and clinical application of the osteocutaneous flap of fibula［J］. Microsurgery, 4（01）：11-16.

CIANCIO F, INNOCENTI A, PORTINCASA A, et al, 2018. The split pectoralis flap：combining the benefits of pectoralis major advancement and turnover techniques in one flap［J］. Plast Reconstr Surg, 141（01）：193e.

HEN W L, ZHANG D M, HUANG Z Q, et al, 2018. Comparison of outcomes with extensive segmental pectoralis major myocutaneous flap via the anterior axillary line and the conventional technique in oral and oropharyngeal cancer［J］. Head Neck, 40（02）：349-354.

HO T, COUCH M, CARSON K, et al, 2006. Radial forearm free flap donor site outcomes comparison by closure methods［J］. Otolaryngol Head Neck Surg, 134（02）：309-315.

KIM S M, PARK J M, YANG H J, et al, 2016. Aesthetic closure of the donor site of a radial forearm free flap with two local curved skin grafts［J］. J Plast Surg Hand Surg, 50（03）：184-186.

LI Q, ZHANG X R, LIU X K, et al, 2012. A "watch window" technique for monitoring buried free jejunum flaps during circumferential pharyngolaryngectomy reconstruction［J］. Eur Arch Otorhinolaryngol, 269（07）：1845-1849.

LIU M, LIU W, YANG X, et al, 2017. Pectoralis major myocutaneous flap for head and neck defects in the era of free flaps：harvesting technique and indications［J］. Sci Rep（07）：46256.

NGUYEN S, THUOT F, 2017. Functional outcomes of fasciocutaneous free flap and pectoralis major flap for salvage total laryngectomy［J］. Head Neck, 39（09）：1797-1805.

POTET P, DE BONNECAZE G, CHABRILLAC E, et al, 2020. Closure of radial forearm free flap donor site：a comparative study between keystone flap and skin graft ［ J ］. Head Neck，42（02）： 217-223.

REFOS J W，WITTE B I，DE GOEDE C J，et al，2016. Shoulder morbidity after pectoralis major flap reconstruction ［ J ］. Head Neck，38（08）： 1221-1228.

ROSS D A，CHOW J Y，SHIN J，et al，2005. Arterial coupling for microvascular free tissue transfer in head and neck reconstruction ［ J ］. Arch Otolaryngol Head Neck Surg，131（10）： 891-895.

ROZEN W M，WHITAKER I S，ACOSTA R，2010. Venous coupler for free-flap anastomosis： outcomes of 1 000 cases ［ J ］. Anticancer Res，30（04）： 1293-1294.

SCHUBERT H M，SCHOELLER T，WECHSELBERGER G，2010. 1 000 consecutive venous anastomoses using the microvascular anastomotic coupler in breast reconstruction ［ J ］. Plast Reconstr Surg，126（05）： 1789.

SHPITZER T，NELIGAN P C，GULLANE P J，et al，1999. The free iliac crest and fibula flaps in vascularized oromandibular reconstruction： comparison and long-term evaluation ［ J ］. Head Neck，21（07）： 639-647.

SPECTOR J A，DRAPER L B，LEVINE J P，et al，2006. Routine use of microvascular coupling device for arterial anastomosis in breast reconstruction ［ J ］. Ann Plast Surg，56（04）： 365-368.

ZUKER R M，ROSEN I B，PALMER J A，et al，1980. Microvascular free flaps in head and neck reconstruction ［ J ］. Can J Surg，23（02）： 157-162.

# 头颈外科的急症与并发症处理

# 第一节　气管切开术

## 一、实践技巧

1. 术前应该明确呼吸道的病理狭窄处位于气管切开平面以上，注意：三凹征可发生于胸骨凹水平以下气管狭窄的患者。

2. 气道严重狭窄的患者，在气管切开过程中发生窒息死亡的风险极大。如果经口或经鼻进行麻醉插管的安全性相对大一些，可先行麻醉插管，全麻后再进行气管切开。对于肿瘤位于常规气管切开位置、需行低位气管切开的患者，无条件接受麻醉插管时，建议做好体外循环的准备。

3. 对于颈段气管无明显受压或位置偏移的患者，沿中线向深部分离一般相对安全且出血少。

4. 一般条件下，可以向上分离甲状腺峡部后暴露气管切开位置，不必中断甲状腺峡部，以减少出血风险；当甲状腺峡部过于肥大、影响暴露气管时，可中断峡部。

5. 当甲状腺区的肿瘤较大且包裹气管壁时，气管的位置可能因肿瘤的压迫或侵犯而偏离正常位置，直接切开肿瘤寻找气管可能比较困难，此时建议扩大切口，沿甲状软骨向下分离，这样比较容易找到所需的气管切开位置。

6. 部分患者存在解剖变异，颈总动脉斜跨气管前壁，尤其是儿童的位置变异的颈总动脉与气管的直径接近，且气管病变没有成人的明显，此时建议仔细辨认，在行穿刺确认为气管后再切开气管壁。

## 二、经验教训

1. 儿童的胸膜顶常常较高，另外少数成年患者的胸膜顶也过高并向中线偏移。对于以上患者，在分离气管壁的过程中，如果沿气管壁外侧分离过深，可能会伤及异位的胸膜顶，当怀疑胸膜顶破裂时，可向创面注入少量生理盐水，如液平面持续降低，可定位渗漏处，并及时缝合。必要时，术后行胸部X线片检查，以排除气胸。

2. 气管切开口位置过低时，气囊或气管套管末端的锐性切迹长期压迫气管壁可致其缺血、软化，进一步腐蚀后可与其前方的无名动脉穿通，形成气管无名动脉瘘（tracheoinnominate artery fistula），导致致命性的气管内出血。

## 三、背景与解剖要点

颈段气管上接第六颈椎平面的环状软骨，下至胸骨切迹，长6.0～7.5cm，含有6～8个气管环。气管在颈部上份位置较浅表，但在颈部下份位置较深，一般距皮肤3.5～4.0cm，当仰头或低头时，气管可上、下移动1.5cm，故气管切开时，保持患者仰卧位，可使颈段气管全程充分暴露，且气管位置变浅，利于手术进行。

气管的毗邻关系（图11-1）：前面由浅入深的层次分别为皮肤、浅筋膜、颈深筋膜浅层、胸骨上间隙及其内的颈静脉弓、带状肌（舌骨下肌群）及内脏筋膜。两侧带状肌的内侧缘在颈中线互相衔接，形成白线，行气管切开术时沿此线向深部分离，较易暴露气管且出血少。甲状腺峡部一般位于第2～4气管环，峡部的下方有甲状腺最下静脉，气管切口宜在峡部下缘处进行，将峡部向上牵拉，避免损伤甲状腺引起出血。小儿的胸腺及头臂静脉也可在气管前方，要注意保护。颈段气管的两侧为甲状腺的侧叶。无名动脉、静脉位于第7～8气管环前壁，故切口亦不宜太低。气管后壁无软骨，后方为食管，与食管前壁相接，切开气管时，不可切入过深，以免损伤食管壁。两侧的气管食管沟内有喉返神经走行。后外侧为颈动脉鞘及其内容，包括颈总动脉、颈内静脉和迷走神经。颈鞘位于两侧胸锁乳突肌的深部，在环状软骨水平，上述血管距离中线位置较远，向下逐渐靠近中线，于胸骨上窝处与气管靠近。

通常以胸骨上窝为顶、以双侧胸锁乳突肌前缘为边的倒三角形区域称为安全三角区，气管切开水平在此三角区内沿中线进行，一般可避免损伤颈部大血管。

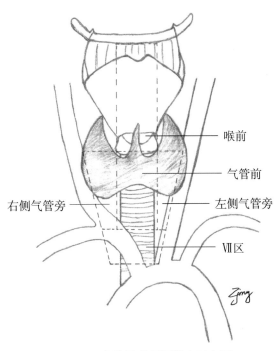

喉前

气管前

右侧气管旁

左侧气管旁

Ⅶ区

**图11-1 气管及其周围器官示意图**

## 四、适应证

1. 咽、喉和颈段气道阻塞：任何原因引起的Ⅲ～Ⅳ度呼吸困难，保守治疗无效时。

2. 辅助移除下呼吸道分泌物：如颅脑病变或严重的胸、腹部病变等引起的下呼吸道分泌物潴留，可行气管切开辅助吸出痰液。

3. 辅助机械通气时：患者不能接受长期经口或经鼻插管，为辅助呼吸机通气，可进行气管切开术。

4. 预防性气管切开：在一些口腔颌面、咽、喉、颈段气管或咽旁手术时，为了保证术后呼吸道通畅，可行预防性气管切开术。

## 五、临床实践

常规气管切开术：

（1）切口：根据紧急程度和术者经验，可选用横切口或纵切口。①横切口：于环状软骨下缘3cm处或胸骨凹上1.5～2cm水平的颈前正中取横切口。②纵切口：自甲状软骨下缘至接近胸骨上窝处，沿颈前正中线切开皮肤及皮下组织至胸骨上窝处。

（2）分离颈前肌层：切开颈中线，将带状肌（胸骨舌骨肌、胸骨甲状肌）向两侧均匀对等牵拉（traction-counter traction principles），以保持气管的正中位置，并以手指触摸环状软骨及气管环以确认气管。

（3）暴露气管：甲状腺峡部覆盖于第2～4环的气管前壁，若其峡部不宽，则在其下缘稍行分离，向上牵拉，便能暴露气管；若峡部过宽，可将其切断，缝扎止血，以便暴露气管。

（4）确认气管：可透过气管前筋膜隐约看到气管环，并可用手指摸到环形的软骨结构。一般可用注射器穿刺，若有气体抽出，可确认为气管。

（5）切开气管：确认气管后，向气管内注入0.5%丁卡因或1%利多卡因2mL。于第2～4环处用刀片自下向上挑开2个气管环。也可"∩"形切开气管前壁，形成一个舌形气管前壁瓣，将该瓣悬吊于皮下组织，以利于气管套管脱出后的换管。

（6）插入气管套管：用气管扩张器或弯止血钳撑开气管切口，插入已选好的带管芯的套管，立即取出管芯，放入内管。若有分泌物自管口咳出，证实套管确已插入气管。如无分泌物咳出，可用少许纱布纤维置于管口，观察其是否随呼吸飘动。如发现套管不在气管内，应拔出套管，套入管芯，重新插入。

（7）固定套管：以布带将套管板的两外缘牢固地缚于颈部，以防脱出；系带松紧要适度。

## 六、总结

气管切开术是头颈外科的基本操作技术之一,多用于急救。在注意抢救速度、妥善开通呼吸通道的同时应尽量减少手术相关并发症。

术后应严密护理,保持套管通畅。室内应保持适当的温度和湿度,用雾化吸入治疗,或定时通过气管套管滴入生理盐水和糜蛋白酶的混合溶液,以防止痰液凝固后堵塞气管。警惕并发症,如伤口出血、皮下气肿和气管食管瘘等。

注意套管不要过短或固定套管的带子过松,以防止套管脱出。拔管后3天内应严密观察,如再次发生呼吸困难应及时处理。

(刘天润)

# 第二节 环甲膜切开术

## 一、实践技巧

对于病情危重、需紧急抢救的喉阻塞患者，来不及做气管切开时，可先行环甲膜切开术（cricothyroidotomy），待呼吸困难缓解后，再根据实际需要做气管切开术。

## 二、经验教训

1. 手术时应避免切伤环状软骨，以免术后引起喉狭窄。

2. 环甲膜（图11-2）切开术后的插管时间，以不超过24小时为宜，并避免选用金属套管，以防磨损环状软骨，导致喉狭窄。

3. 情况十分紧急时，可用粗的注射针头经环甲膜直接刺入声门下区，以减轻喉阻塞症状。穿刺深度要掌握恰当，防止针头未进入声门下区或刺入气管后壁。也可应用环甲膜穿刺器缓解呼吸困难。

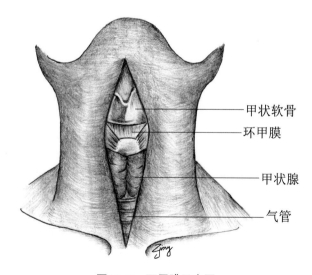

甲状软骨
环甲膜
甲状腺
气管

图11-2 环甲膜示意图

## 三、背景与解剖要点

环甲膜位于第六颈椎的高度，又称弹性圆锥，为弹性结缔组织膜，圆锥的前端即尖部附着于甲状软骨前角的内面，底附着于环状软骨上缘和杓状软骨声带突，上缘游离增厚，张于杓状软骨声带突和甲状软骨之间，构成声韧带。弹性圆锥前部的纤维组织增厚，呈垂直方向连接于甲状软骨下缘与环状软骨弓之间，叫环正中韧带。前方有带状肌群覆盖。急性喉阻塞来不及进行气管切开时，可行环甲膜穿刺或切开，以缓解呼吸困难。

## 四、临床实践

先明确甲状软骨与环状软骨的位置。于甲状软骨与环状软骨间即环甲膜水平做一长3～4cm的横行皮肤切口，必要时稍向上、向下分离皮瓣，沿颈白线向两侧分离颈前肌，于环甲膜处做长约1cm的横切口，用刀柄或血管钳撑开伤口，再插入支撑管并固定。

## 五、总结

对于病情危重、需紧急抢救的喉阻塞患者，来不及做气管切开时，可先行环甲膜切开术缓解呼吸困难，再根据需要继续做气管切开术。

（刘天润）

# 第三节　颈外动脉结扎术

颈外动脉有多条分支，是上颈部与颌面部组织与器官的主要供应血管。当出现严重的鼻腔出血、鼻咽大出血，用其他方法无法及时止血时，或者预期颌面部手术出血量较大，需要采取一定的预防措施时（如鼻咽纤维血管瘤切除、上颌骨截除术等），需行颈外动脉结扎术。

## 一、实践技巧

1．术前要用手指触摸颈动脉三角区，通过动脉搏动来判断颈外动脉的大概位置，建议选择胸锁乳突肌前缘切口，切口走向与颈总动脉走向一致。

2．暴露颈动脉鞘前，可将颈鞘外的一些结缔组织、淋巴结清除，使颈鞘内的结构更易辨认，一般来说，颈内静脉在前外侧，颈总动脉在后内侧，两者之间是迷走神经。

3．颈总动脉一般于舌骨水平处分叉，在分叉上方分辨颈外动脉，颈外动脉居浅面，位于内前方。

4．正确辨认颈外动脉与颈内动脉是该手术成功的关键。有三个要点有助于辨认：其一，颈外动脉在颈部有多条分支，颈内动脉在颈部无分支；其二，在分离颈鞘时，大部分情况下可以在二腹肌后腹深面见到舌下神经，舌下神经跨过的血管就是颈外动脉；其三，结扎颈外动脉前可以用无损伤血管夹钳夹该血管，然后触摸颞浅动脉或面动脉，若搏动消失，亦可证实为颈外动脉。

5．辨认出颈外动脉后，要视结扎的目的选择结扎点，一般选择在甲状腺上动脉与舌动脉水平之间结扎。若为口裂水平以上的出血，亦可以在舌动脉水平以上结扎。

6．若为减少术中出血而预防性结扎颈外动脉，可以用血管吊带将其暂时性阻断，出血性手术完成后再次开放。

## 二、经验教训

1．术中对颈外动脉辨认不正确，错误结扎了颈总动脉或颈内动脉可导致一侧大脑缺血，患者昏迷不醒，严重者会导致死亡（图11-3、图11-4）。

2．解剖不清晰，结扎时将舌下神经一并结扎，可导致一侧舌肌瘫痪，远期舌肌萎缩，最终导致言语不清、吞咽障碍等后遗症。

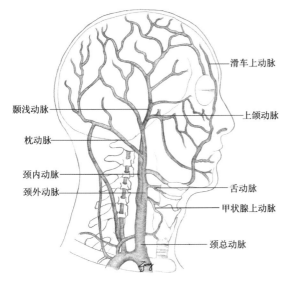

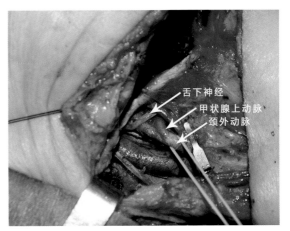

图11-3　颈外动脉示意图　　　　　　　　图11-4　颈外动脉及其分支

3．解剖不清晰，结扎时将迷走神经一并结扎，可导致一侧声带麻痹，声音嘶哑。

4．由于颜面部颈外动脉供血丰富，存在大量交通支，当颈外动脉结扎点过高时，如在面动脉分支水平以上结扎，会导致结扎后止血效果不佳。

5．在手术过程中，注意动作要轻柔，不要在颈总动脉分叉处大力挤压，以免因颈动脉窦受刺激而引起血压下降、心率变缓，甚至停搏等严重并发症。

## 三、临床实践

1．患者取仰卧位。肩部垫高，头后仰并偏向对侧。

2．采用胸锁乳突肌前缘切口。由下颌角下前方1cm处开始，沿胸锁乳突肌前缘向下，长3～5cm。

3．切开皮肤、皮下组织及颈阔肌后，显露胸锁乳突肌，在其前缘分离该肌并向外牵拉。相当于舌骨水平处为颈总动脉分叉部位，用手指探测颈总动脉的搏动。触及搏动后，逐步向深面分离，打开颈鞘，先暴露颈内静脉，然后找到迷走神经，并在颈鞘的后内方寻找出颈总动脉，然后逐步向上分离至动脉分叉处。

4．确认颈外动脉。颈外动脉居浅面，位于内前方，在颈部有多条分支；颈内动脉居深面，位于外后方，并且在进入颅内前无分支。可以根据以上要点对颈外动脉进行确认，解剖出其两分支——甲状腺上动脉与舌动脉，在它们之间结扎。

## 四、总结

随着医疗技术的发展，当前需要行颈外动脉结扎的病例已经非常少见，部分病例可以术前行介入治疗的高选择性动脉栓塞，无须开放性手术。颈外动脉结扎关键在于准确辨别颈内、外动脉的位置，避免结扎颈内动脉。

（宋明）

# 第四节　咽瘘的处理

咽瘘指唾液贮积于皮下或切口下组织，形成脓腔，脓腔破溃至皮肤或切口缘，使下咽、食管腔与皮肤相通成窦道。经此窦道，唾液或食物可向皮肤外溢出，形成皮肤瘘。咽瘘是喉、喉咽手术术后常见并发症，在治疗喉癌和喉咽癌时常进行全喉和下咽切除，咽部伤口无法正常愈合就会出现咽瘘。咽瘘发生后如处理不恰当，可持续存在很长时间，这不但给患者的生活质量带来严重影响，还会影响下一阶段的治疗计划，如放疗等。由于咽瘘的形成原因复杂多样，且单一的治疗方案很难成功，所以了解咽瘘发生的原因和掌握各种咽瘘处理方案对于头颈-耳鼻喉外科医生是十分重要的。

## 一、实践技巧

1. 咽瘘的成因。

（1）肿瘤残留：接受喉全切除的喉癌或喉咽癌患者，大多数T分期都比较晚，手术时为了保证创面可以顺利缝合，不少术者宁愿选择牺牲安全边界，也会争取多留喉咽黏膜。事实上，有肿瘤残留的黏膜难以健康愈合，最终会导致咽瘘。当前可以通过两方面来避免肿瘤残留：其一，术中对切缘行快速冰冻，保证切缘安全后才关闭创面；其二，在保证切缘安全的情况下，若健康喉咽黏膜剩余较少，可以通过各种组织瓣来修复喉咽创面。

（2）张力过大：如喉咽肿瘤体积大，累及范围广，切除范围已超过咽后壁中线，或向上累及二分之一以上的舌根，或向下累及部分食管入口，那么靠剩余的健康下咽黏膜自我缝合关闭创面将非常困难，缝合后咽腔非常狭小，黏膜张力大，术后轻度的吞咽活动即可导致咽瘘发生。现今，头颈部缺损手术应用已非常成熟，建议只要术者认为喉咽黏膜缝合有较大张力，咽瘘风险大，都可以采用组织瓣进行修复。

（3）营养不足：大多数喉咽癌患者就诊时有不同程度的营养不良状况，因为喉咽癌患者大多年龄较大，常伴有吞咽痛，以及轻中度吞咽困难，故进食量减少，体重下降。这一类患者在术前一定要正确评估营养状态，术前、术后要监测营养状态，对于年龄超过70岁的患者更要重视营养状况，加强各类营养元素的补充。

（4）感染：喉或喉咽手术是二类切口手术，喉全切除手术在围手术期按规范步骤进行，合理预防性应用抗生素，一般较少出现术后伤口感染，感染多半跟患者年龄较大、营养不良和伤口护理不到位有关。感染可导致咽瘘，咽瘘发生后又可加重感染，两者形成恶性循环。在发现咽瘘时，应第一时间敞开伤口，充分引流咽部分泌物，以减轻感染，加速伤口愈合。

（5）缝合技术：喉咽黏膜的缝合强调无张力内翻缝合，针距和疏密度适中，咽腔关闭后，可用剩余咽下缩肌和颈前肌逐层覆盖。有术者喜欢用可吸收缝线行连续缝合，认为这样的缝合可以更致密，不易出现缝隙。但是，其风险在于一旦某一处缝线的咽部黏膜组织出现崩塌（愈合不良），会导致整个咽部缝合处裂开。当前用线性闭合器行喉全切除和咽部吻合，其可靠性明显高于传统的手工缝合。

（6）其他：引发咽瘘的原因除了以上几个较为常见的主因以外，还要注意以下两个问题。其一，要避免过度使用能量工具。电刀、超声刀等能量工具已是现代外科的主要切割器械，在切除喉咽组织时，建议尽量用组织剪或者小功率电刀。能量工具的使用，虽然可以减少术中出血，但是由于热损伤，特别是超声刀的能量波及范围大，会导致残余黏膜切缘处有1mm以上的不健康组织，这样的创面缝合后会严重影响愈合。其二，要避免过早进食，特别是食用团块性食物。延迟性咽瘘通常跟进食不合理性状食物有关。喉全切除术后何时经口进食，目前没有统一的时间规定，要根据手术和患者的恢复情况进行综合判断。我们的经验是，患者行线性闭合器吻合，可在术后10天左右尝试喝水，逐渐进食；常规缝合的患者，至少鼻饲管饮食14天，才能根据颈部伤口情况决定是否开始尝试流质进食。

2. 咽瘘的非外科处理。

（1）咽瘘的术后预防：喉全切除术后对每一位患者都要警惕其咽瘘发生的可能性，术后的一致性处理非常重要。颈前伤口加压包扎，让颈前皮肤组织与咽部组织紧密愈合，减少无效腔，是一个简单有效降低咽瘘发生率的方法，加压时间可以持续到开始进食以后。颈前放置引流管，时间可以在两周以上。引流管不仅能尽量引流干净颈前渗液，还能通过了解引流液的颜色来判断是否出现咽瘘。预防性应用抗生素，加强伤口护理，以预防感染的发生。加强营养，对于年龄大的患者，除了补充足够的营养元素外，还要补充白蛋白，充分纠正隐性低蛋白血症。对于贫血患者，还要强调少量成分输血，改善组织缺氧状况。

（2）咽瘘的早期处理：少数咽瘘最早可发生于术后第2天，这主要是缝合技术不过关或工作疏忽等原因造成的。咽部伤口缝合不致密，消化液与咽部分泌物渗出，可以通过颈前引流管观察到，此种情况保守处理后愈合的可能性很小，可在水肿发生高峰期前尽早再次手术缝合。

（3）咽瘘发生后的常规处理：大部分的咽瘘发生时间在术后5~10天。应每天观察颈部伤口，发现颈前皮肤逐渐肿胀，肤色转红，按压有少许波动感，特别是入病房巡查闻到一种强烈的类似于食物宿臭的气味时，若有在颈前留置引流管，观察到引流管内的引流液比较混浊，则基本可以判断有咽瘘发生（图11-5）。我们的处理经验是马上敞开伤口，清理干净颈前各类分泌物，可以用少许过氧化氢冲洗，以减少厌氧菌的驻留，仔细了解咽瘘口的位置与大小，观察咽部黏膜的健康状况（即血运情况），若洞口不大，且血运良好，可在咽瘘口处填塞碘仿纱条，根据伤口的干洁度每天更换1~2次敷料，若咽瘘口比较干洁，更换敷料的间隔期可以延长。碘仿纱条有抗炎和刺激肉芽生长的作用，不建议更换得太频繁。也可以请造口师协助行负压吸引，彻底排干净分泌物。大多数咽瘘能通过换药愈合，但是由于部分患者的咽瘘愈合时间可能很长，因此要与患者及家属进行充分沟通，让患者及家属能接受长期换药和留置鼻饲管的现状，特别是要让家属掌握更换敷料的方法，以便在家自我管理。

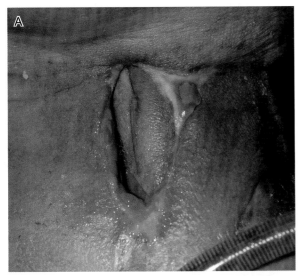
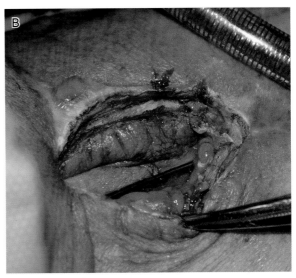
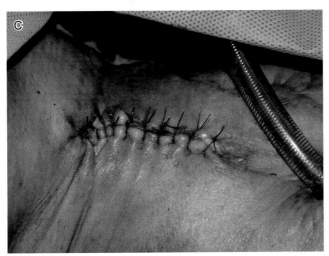

图11-5 咽瘘

3. 咽瘘的外科处理。

（1）外科处理的时机：咽瘘早期不建议马上手术（除了缝合技术造成者以外），因为此时组织高度水肿，局部微循环环境差，马上手术后出现再瘘的概率非常高，这会给患者带来二次手术创伤。但对于咽瘘口比较大，经过两三周的规范处理咽瘘口仍继续扩大，自我愈合的可能性不大者，或者经过长时间（半年以上）的保守处理，咽瘘口仍不能愈合者，应该考虑外科手术。

（2）外科处理的方法：

直接缝合：对于不少咽瘘患者，经过较长时间更换敷料、加强营养，咽瘘口明显缩小，已无明显水肿和感染，但是由于局部组织量不足，皮肤内翻愈合，导致咽瘘口已与皮肤形成瘘管，此时可以利用局部组织，稍作修整，行多层直接拉拢缝合。

组织瓣修复：对于咽瘘口较大者，组织瓣修复是最为可靠和有效的方法。组织瓣可以用邻近皮瓣如锁骨上血管皮瓣等，也可用带血管蒂组织瓣如胸大肌肌皮瓣等，甚至游离皮瓣如前臂皮瓣等（参见第十章第三节）。

## 二、经验教训

1. 喉全切除手术术前对原发灶的大小、累及范围估计明显不足，术后黏膜缺损大，无术中修复预案，术中勉强将黏膜拉拢缝合，特别是舌根部缺损大，术后又没有对患者采取头部制动要求，患者在反复的头部前后拉伸过程中极易撕裂缝合处。

2. 使用能量工具切除全喉时，缝合前应当切除少许切缘黏膜，直至见有明显鲜血流出时才能认为黏膜健康，缝合后才能保证正常愈合。

3. 对于年龄较大、病程较长的患者，无论有没有低蛋白血症都要及时提供足够的白蛋白，因为大部分患者存在隐性低蛋白血症，长期低蛋白血症将影响伤口愈合。

4. 咽瘘发生后，要第一时间敞开伤口，清除积液和分泌物，勤换药，尽早用碘仿纱条填塞。早期咽瘘手术修复的成功率很低，在这个时期，不要过度强调外科的作用。

5. 组织瓣修复咽瘘是解决咽瘘最为可靠的方法，但是由于发生咽瘘的原因复杂多样，术前应该跟患者及家属沟通好，告知他们即使采用皮瓣修复，仍有可能再次出现咽瘘，恢复时间仍较长，取得理解后方可手术，以免出现医疗纠纷。

## 三、总结

咽瘘是喉全切除的常见并发症，术前应充分考虑到造成咽瘘的各种原因，制订完善的手术方案和预防处理方案。这主要体现在：手术精细操作，缝合技术可靠，术后加强营养支持，预防感染，伤口护理良好，延迟经口进食，等等。以上措施到位可以将咽瘘发生率控制在一个较低的水平。

（董朝　方雪梅）

# 第五节 乳糜漏的处理

乳糜漏是颈部淋巴结清扫术少见但较为严重的并发症，发生率为1%～3%。颈部具有丰富的淋巴回流，胸导管和右淋巴导管均在颈根部汇入静脉系统。颈部淋巴结清扫术中如果损伤了胸导管或右淋巴导管的主干或其分支均可导致乳糜漏。如果处理不当，会出现大量乳糜液丢失，这不仅容易引起皮瓣坏死、局部感染，还可导致患者血容量减少、电解质紊乱、淋巴细胞减少、出现低蛋白血症，有的甚至可继发颈部大血管破裂、乳糜胸或全身衰竭而死亡。

## 一、实践技巧

1. 预防乳糜漏的发生，熟悉胸导管和右淋巴导管的解剖、提高手术技巧是关键。

2. 术中于颈根部应精细解剖，尽量避免进行锐性分离，多点结扎或缝扎可有效减少乳糜漏的发生。

3. 术后应注意区别乳糜漏与炎症积液，前者可呈乳白色，禁食后可转清，必要时可测定引流液中乳糜微粒和甘油三酯的含量。

4. 术后出现乳糜漏时应首先保守处理，如引流量大于每天500mL或保守处理3～5天以上引流量无明显减少，应考虑手术处理。

## 二、经验教训

1. 胸导管出胸廓入口达颈根部部分呈拱形，高于锁骨3～5cm，其注入静脉系统时变异较大，常有多个位点注入静脉系统，同时亦有数支小淋巴管汇于右淋巴导管，所以要预防乳糜漏发生，应多处缝扎。

2. 胸导管上部可分左、右两支，左支止于左颈静脉角，右支即右淋巴导管，汇于右锁骨下静脉，因此有时乳糜漏会发生于右侧颈部。

3. 乳糜漏发生后应注意监测患者的水电解质平衡，避免出现血容量不足、低蛋白血症、电解质紊乱等。

4. 颈部淋巴结转移广泛融合、放疗史或既往手术史均可能增加颈部淋巴结清扫术后乳糜漏发生的风险，此时操作更应仔细。但同时不可因顾虑乳糜漏的风险而牺牲手术范围的彻底性。

### 三、背景与解剖要点

胸导管起源于第二腰椎平面的腹腔乳糜池，从后纵隔上行至左侧颈根部，经食管和左锁骨下动脉起始部之间，然后穿过颈动脉鞘的后方和甲状颈干、椎动脉的浅面，在第七颈椎水平处转向上外侧和前方并向下形成胸导管弓（最高处可高出左锁骨上缘5cm），绕左锁骨下动脉及胸膜顶，经颈内静脉深面、膈神经及前斜角肌的浅面注入颈内静脉与锁骨下静脉的交角处。右淋巴导管为一短干，长1.0～1.5cm，它横穿前斜角肌内缘进入右颈根部，由右颈干、右锁骨下干和右支气管纵隔干汇合而成，通常注入右颈静脉角。

解剖学研究证实胸导管的终点多在颈内静脉与锁骨下静脉交角处直径1cm范围内，但也存在着较多解剖变异：①注入方式可呈多干合一型或多支分别注入型。②汇入位置可位于颈内静脉、锁骨下静脉、颈外静脉，甚至无名静脉。③胸导管末端可形成淋巴管丛，常有多个分支。④约1/3的胸导管在左颈内静脉前方通过，汇入颈静脉角。⑤胸导管与右淋巴导管之间存在着交通支，且有少数胸导管终止于右侧颈根部。

### 四、临床实践

1. 术中处理。

（1）术中精细解剖，颈静脉角处应避免进行锐性分离，发现管状物时应多点结扎。

（2）手术结束后应反复用干纱布吸拭，必要时可与麻醉师沟通，通过加压通气增大胸腔压力，以便观察有无淋巴液溢出。

（3）发现漏口后，如漏口较小可以结扎，漏口较大时建议缝扎，但应注意避免直接缝扎管壁，以防由针眼漏出乳糜液和损伤深面膈神经或交感神经。

（4）漏口经结扎或缝扎处理后，如果仍有少量渗出或为进一步保险，可于颈静脉角处放置明胶海绵，甚至利用局部转移肌瓣填充。

2. 术后保守处理。术后乳糜漏引流量小于每天500mL时通常可保守处理（图11-6）。

（1）持续负压引流：颈部引流管应保持持续负压引流，压力通常为50～70kPa，持续负压引流可以同时起到引流和闭合漏口的作用，其原理是经过充分引流和持续均匀加压，可避免因乳糜液积聚继发感染，同时皮瓣紧贴颈部组织可消灭无效腔，周围肉芽、瘢痕增生，从而闭合漏口。一般引流2～3天后引流液可明显较少，引流液减少至每天10～20mL时可考虑拔除引流管。

（2）局部加压包扎：使用碎纱布做成纱布球，压迫于锁骨上窝及气管旁的三角区域，再使用弹力胶布由背部向胸部加压固定。加压包扎应与负压引流相配合，加压中注意以下几点：①加压前充分负压引流，使皮瓣完全贴合于颈部，这样可避免乳糜液渗到其他部位形成假性淋巴囊肿。②避免过分压迫气管，以防患者呼吸困难。

（3）低脂饮食和营养支持：减少食物中脂肪的摄入可有效减少乳糜液的形成，食物成分宜以高热量、高蛋白、低脂肪为主。必要时可考虑完全禁食并给予全量静脉营养。

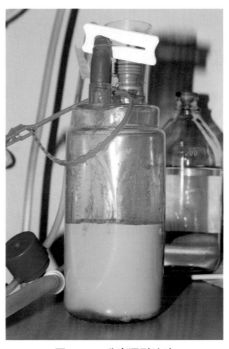

图11-6　乳糜漏引流液

3．术后手术处理。

（1）乳糜漏手术处理的适应证包括：①乳糜液大于每天1 000mL，且保守治疗疗效不明显。②患者出现严重营养不良和电解质紊乱。③合并皮瓣坏死、出血等其他并发症。

（2）术前可进食一定量牛奶，以帮助术中发现漏口。

（3）术中如发现明确漏口，应重新结扎或缝扎，若观察5～15分钟后无新的渗出，可于表面覆盖明胶海绵；如无法找到明显漏口，必要时可取邻近肌瓣（肩胛舌骨肌、颈前肌、胸大肌、胸锁乳突肌等）或脂肪结缔组织加以填塞加固。

## 五、总结

乳糜漏是颈部淋巴结清扫术少见但较为严重的并发症，发生率为1%～3%，容易引起皮瓣坏死、血容量减少、电解质紊乱，有的甚至可继发颈部大血管破裂、乳糜胸或全身衰竭而死亡。熟悉胸导管和右淋巴导管的解剖、术中精细操作是减少乳糜漏发生的关键。多数乳糜漏可通过保守治疗治愈，如保守治疗疗效不明显或患者出现严重合并症，应积极手术处理。

（张星　陈秀杰）

# 第六节　腮腺瘘的处理

腮腺瘘是指腮腺分泌的唾液自非正常导管系统流出到面颊部或口内。损伤是腮腺瘘发生的主要原因。腮腺及其导管位于面颊部皮下，表浅而易导致损伤。腮腺瘘根据瘘口所在的位置，可分为腺体瘘与导管瘘。瘘口可流出大量的唾液，使周围皮肤潮红、糜烂，严重影响患者的创口愈合及生活质量。造成腮腺瘘的主要原因包括外伤、腮腺炎症、腮腺肿瘤或手术医源性破坏，这里主要讨论腮腺肿瘤术后腮腺瘘的预防和处理。

## 一、实践技巧

1. 常见腮腺手术包括以下四种术式：①腮腺部分切除术。②腮腺浅叶切除术。③腮腺全叶切除术。④腮腺扩大切除术。腮腺瘘主要产生于前两种术式后。

2. 术中尤其是腮腺部分切除术中应尽可能保留腮腺的正常结构，保持腮腺主导管和分支导管的完整性，这样不仅有利于减少腮腺瘘的发生，而且能保留腮腺的部分功能。

3. 术后应注意区别腮腺炎症积液与腮腺瘘，前者通常出现较早（术后1～2天），表面皮肤炎症反应严重，且引流液较浓稠，必要时可通过碘淀粉比色法测定唾液淀粉酶活性予以鉴别。

## 二、经验教训

1. 无论腮腺组织切除多少，包括颈清扫手术中腮腺下极的少量切除，切除后的残余断端均应缝扎。

2. 位于腮腺下极的肿瘤，如能行腮腺部分切除术，应注意保留上极腺体及腮腺导管，并缝扎腮腺断端，这样能有效避免面神经损伤及腮腺瘘。

3. 腮腺部分或浅叶切除术后不论是否存在腮腺瘘，均推荐使用加压包扎、负压引流等措施，以预防腮腺瘘的发生。

4. 若腮腺瘘长久未愈合，局部易形成瘘管，此时应行瘘管封闭术，将瘘口周围皮肤、瘢痕及瘘管一并切除并缝扎瘘口。

5. 术后应嘱患者饮食以清淡为主，禁止进食刺激唾液分泌的食物，尤其是水果等酸味食物。

## 三、背景与解剖要点

腮腺是大涎腺中最大的一对，重15～30g，为纯浆液腺。腮腺质软，色黄，位于颜面两侧、颧弓之下、外耳道前下方、下颌支后方，大部分位于下颌后窝内。腮腺外形不规则，大致呈楔形，底呈三角形向外，尖向前内，可分为浅、深两叶。浅叶较大，位于咬肌后部的表面，深叶位于下颌支后内侧，突入下颌后窝内。面神经自茎乳孔穿出后，从腮腺后上方进入腮腺，穿行于腮腺深、浅两叶之间，在深入0.5～1cm处分为颞面干和颈面干两大支，前者再分为颞支、颧支、颊支，后者再分为下颌缘支、颈支，最后终止于面部肌肉。腮腺外面有腮腺鞘，覆盖腮腺浅表的部分特别致密，腮腺深面的部分较薄弱。腮腺导管从腮腺浅叶前缘发出，在颧弓下约1.5cm处穿出腮腺鞘膜。管长5～7cm，管壁较厚，管径2～3mm，导管横过咬肌外侧面后，在咬肌前缘呈直角急转向内，最后开口于上颌第二磨牙相对的颊黏膜上，开口处形成一个乳头。

## 四、临床实践

1. 药物预防。阿托品是临床常用的预防腮腺瘘的药物之一，其用法是餐前半小时口服，每次0.3mg。阿托品是阻断M胆碱受体的抗胆碱药，能抑制腺体的分泌功能，对唾液腺及汗腺作用最敏感。但是阿托品具有多种副作用，包括口干、视力模糊、心率加快、皮肤潮红、排尿不畅、瞳孔扩大、腹胀等，这限制了其临床应用。其他药物还包括肉毒杆菌毒素等。

2. 引流条引流结合加压包扎。这是预防腮腺瘘的传统方法。手术部位放置引流条，术后给予弹力绷带加压包扎，术后1～2天拆除引流条，继续弹力绷带加压包扎10～14天。此方法主要是借助外力的作用使皮肤与深层组织紧贴，以消灭无效腔，加快面部皮瓣血管化形成，并使残余腺体受压萎缩，减少分泌，从而达到预防腮腺瘘的目的。但长时间加压包扎会阻碍伤口的血液循环和淋巴回流，严重者会导致局部肿胀甚至感染；加压包扎还会影响患者外观，阻碍患者咀嚼、睡眠、进行头部活动，且不利于术后查看患者伤口的恢复情况。

3. 持续负压引流。这种方法替代了传统的引流条引流结合加压包扎，它提供了持续有效的负压，使皮瓣和组织之间达到最紧密贴合、无间隙的状态，达到与加压包扎类似的效果，同时伤口暴露有利于观察和局部血运，不会导致由于局部受压而产生的淋巴、血液循环障碍。同时对引流液的观察有利于发现早期炎症积液，而且不影响患者局部活动，使用方便。但关于引流管的位置及负压的大小，目前尚无明确结论，引流管位置不佳会影响面神经功能，同时易形成血凝块，导致引流不畅。通常负压引流的负压大小以 –（1～5）kPa为宜。

4. 放射治疗。对于顽固的腮腺瘘，可给予局部放射治疗，放疗剂量通常较低（小于

6Gy）。放疗可促使腮腺纤维化及抑制腺体再生，然而放疗的不良反应限制了其应用。

5. 鼓室神经切断术。鼓室神经丛可促使腮腺分泌并营养腮腺组织，切断该神经后腮腺处于失神经支配状态，腺泡会逐渐萎缩并纤维化，最终使腮腺瘘获得痊愈。

## 五、总结

腮腺瘘是腮腺手术后的常见并发症，主要发生于腮腺部分或浅叶切除术后。瘘口可流出大量的唾液，使周围皮肤潮红、糜烂，严重影响患者的创口愈合及生活质量。目前腮腺瘘常用的防治方法是局部引流+加压包扎，但过程中存在诸多不足，包括影响美观、开口、进食、睡眠、局部血运等。持续负压引流是有效的方法，它避免了上述不足，但关于引流位置、拔管时机、引流压力等尚需研究。

（张星　陈秀杰）

# 第七节 味觉性出汗综合征的处理

味觉性出汗综合征又称Frey综合征，是腮腺手术后常见的并发症。主要症状为在咀嚼食物或刺激唾液分泌时耳前下区皮肤出汗、发热或潮红。术后出现上述症状的时间不等，大多数在3～6个月发生。Frey认为耳颞神经受损在该综合征的发生中起重要作用，故又称其为耳颞神经综合征。

## 一、药物治疗

药物治疗简单易行，但是存在一定的局限性。局部使用抗胆碱能制剂，例如3%的毛果芸香碱、1%的甘比咯啉洗剂、氢溴酸东莨菪碱软膏、阿托品软膏等表面涂布，疗效持续时间短，不良反应大。采用耳神经节乙醇注射的方法，效果亦不佳。采用肉毒毒素进行局部皮下浸润注射治疗，亦有不同程度的复发，且存在表情肌运动的破坏。

1. 阿托品。阿托品是典型的M胆碱受体阻断剂，在进餐前将阿托品软膏涂于出汗区的局部，可使副交感神经末梢释放的乙酰胆碱失去作用，从而减少出汗。

2. 氢溴酸东莨菪碱。氢溴酸东莨菪碱软膏的作用与阿托品软膏相似，它也是M胆碱受体阻断剂，也可在进餐前涂于患部。

其他药物如氯化铝酒精溶液、葡萄糖吡咯乳剂、氨甲酸苄苯酯甲基硫酸制剂等的治疗容易引起局部皮肤的敏感及对药物的依赖，一旦停药易出现复发。患者不易接受有些药物在治疗剂量产生的不良反应，且药物治疗不能矫正腮腺切除术后遗留的面部畸形。局部药物涂擦虽然能达到抑制汗腺分泌的目的，但它们的作用时间不长，而且会给患者带来不少苦恼。使用后虽然无严重的副作用，但患者常常感到口干，有时还有眼发痒、视力模糊。

## 二、放射治疗

放射治疗是通过局部放射线照射使皮肤汗腺萎缩，从而降低味觉性出汗综合征的发生，但放疗不良反应大，而且萎缩的汗腺经过一段时间的调整，功能恢复后疾病会复发。

## 三、手术治疗

手术治疗包括手术切除耳颞神经和鼓索神经、鼓室内切断鼓室支、经颅作舌咽神经分离术等。但由于手术难度大、手术风险高，因此不易被患者接受。手术成功率最高为60%。

手术治疗可切断相关的副交感神经的传出路径，切断患者的耳颞神经、舌咽神经颅内的分支、鼓室神经、鼓索。手术有一定的风险和损伤。有些患者需要重新进行手术，即在出汗区掀起皮瓣，在皮瓣下面放置屏障。这些治疗或不能长期有效或有潜在的副作用，有时这种副作用比所要治疗的症状还要严重。

## 四、肉毒毒素治疗

近年来，有学者用A型肉毒毒素（botulium toxin A，BT-A）浸润注射味觉出汗区，治疗味觉性出汗综合征，取得了成功。肉毒毒素是由肉毒梭状芽孢杆菌产生的外毒素，其成分包括神经毒素和无毒素蛋白。神经毒素有7个不同的血清型，即A、B、C、D、E、F和G。BT-A已广泛用于治疗肌过度兴奋综合征和外分泌腺功能亢进。

给药方法、剂量和疗效：有学者用BT-A注射治疗7例味觉性出汗综合征患者，皮内注射25U/mL的BT-A，根据出汗皮肤面积计算注射BT-A的量。第一期治疗一般使用量为12.5 ~ 30U，平均为22.2U，注射后2 ~ 3天毒素开始发挥效力，最大效应是在注射后10 ~ 14天，注射后的缓解期和重复注射的间隔为6 ~ 8个月，治疗后所有患者的症状均消失1年左右。目前认为，BT-A皮内注射治疗味觉性出汗综合征是一种安全、有效的方法，副作用很小。还有学者用BT-A对病区皮肤做点状浸润注射，注射点间距为1cm，每个患者第一期治疗剂量为15 ~ 75U，共治疗15例。注射后，患者自觉出汗消失，检测证明注射前后出汗量有明显差别。BT-A皮内注射的副作用为注射时的疼痛，可用盐酸利多卡因或盐酸普鲁卡因乳剂敷于局部。如果BT-A用药量大或长期应用，患者可能产生口干、眼痒等症状。

## 五、味觉性出汗综合征的预防

根据该病的发病机制，阻断副交感神经纤维再生进入汗腺被认为是最佳的预防方法。这就是将间隔材料放置在分离后的皮瓣和暴露的腮腺组织间作为一种屏障，将两者隔离，以预防味觉性出汗综合征。按照材料的来源和性质，间隔材料大致可分为血管化及非血管化组织、生物合成材料和近年来采用组织工程学技术处理后得到的新材料。

1. 血管化组织。血管化组织为术区周围的带蒂肌肉组织及筋膜等。在术中插补邻近组织瓣预防味觉性出汗综合征，常用以上方为蒂的胸锁乳突肌瓣转移法，该肌瓣具有良好的血供，术后愈合良好，该方法逐步得到众学者的认同。但用后味觉性出汗综合征的发生率仍可高达10% ~ 20%，其原因可能是单纯应用某一种肌肉或筋膜瓣未能完全覆盖手术创面，在瓣膜边缘与手术创缘筋膜间出现了异常的副交感神经纤维与皮肤汗腺相通。在使用胸锁乳突肌联合颈阔肌、颈筋膜预防味觉性出汗综合征时收到一定的临床效果，但术后暂时性面神经麻痹的时间长，且会形成较大的瘢痕。筋膜瓣质地致密，韧性高于肌瓣，所以比肌瓣更能有效地阻止神经的错位再生。目前提倡的肿瘤区域性切除可有效保护耳颞神经，从而降低味觉性出汗综合征的发生率。

自体血管化组织瓣由于取材时组织创伤较大，血管化组织旋转幅度有限，相对较大缺损时可供组织受限且供区易发生病变坏死，还会导致手术时间延长，术后常有额外瘢痕，从而增加了患者的痛苦，因此在临床应用上受到一定程度的限制。

2. 生物合成材料。有学者对腮腺切除术患者应用多聚四氟乙烯预防味觉性出汗综合征，术后观察12个月，所有患者均未出现主观症状。以多聚四氟乙烯来预防，味觉性出汗综合征的发生率最低（8%），且腮腺的外形、功能均正常。生物合成材料来源充足易得，易固定成形，手术时间短，但也存在着易感染、排斥反应发生率高等缺点，在腮腺区常有腺瘘、血肿等发生。

3. 脱细胞真皮基质。脱细胞真皮基质（acellular dermis matrix，ADM）是采用组织工程学技术将异体或异种组织经系列处理后去除了可诱发宿主排斥反应的细胞成分，保留下来的细胞外间质成分——真皮支架。这种无表皮细胞成分的真皮支架不仅可快速血管化，还为上皮细胞的定植和上皮化提供了天然平台。ADM由于脱去了表皮细胞成分，所以抗原性低，移植后不会排斥，可永久存在于宿主体内，在烧伤及皮肤整形等领域应用较广泛，可以明显减少味觉性出汗综合征的发生率，同时可改善病变局部外观，但术后植入物的吸收及术后软组织维持的远期效果有待于大样本的长期研究。

（董朝）

第十一章 头颈外科的急症与并发症处理

289

# 第八节　皮瓣移植术后监测与血管危象处理

　　各类皮瓣手术的应用扩大了头颈外科手术适应证，特别是游离皮瓣移植手术，已成为头颈部精细修复的标准术式。随着皮瓣移植手术在头颈部缺损修复中的广泛应用，为了保证移植的成功率，移植术后的皮瓣观察和出现血管危象时的及时处理就显得极其关键。文献报道，严密监测下有微血管吻合的游离皮瓣出现静脉危象6小时内、出现动脉危象12小时内的抢救成功率可超过50%。

## 一、皮瓣移植术后监测

### （一）实践技巧

　　1. 皮瓣移植术后监测的人员主体是一线的值班医生与护士，一定要提炼出简单、容易识别而且能有一定观察延续性的监测指标与方法，这不仅方便自己，也方便下一班医生和护士进行准确判断。

　　2. 临床常用的4项观察皮瓣血液循环的指标：温度、颜色、肿胀程度、毛细血管充盈征。

　　（1）皮瓣温度：正常情况下，移植组织的皮肤温度应在33～35℃（口腔内皮瓣温度可在35～37℃），与健侧相比温差在2℃以内。手术结束时移植组织的皮肤温度一般较低，但通常应在3小时内恢复。测量皮瓣温度（包括移植组织及健侧组织）的部位应相对固定，可用圆珠笔画出记号，方便每一班医生和护士在同一位置测量。按要求至少每两个小时测量一次。

　　变化规律：移植组织与健侧组织的皮肤温度在相差0.5～2.0℃的范围内呈平行变化，说明动、静脉吻合口通畅，移植组织血循环良好。移植组织与健侧组织的皮肤温度突然相差3℃以上时，很可能是动脉栓塞，应进一步采用其他方法来明确是否有动脉危象。移植组织与健侧组织的皮肤温度相差逐渐增大，一般24～48小时后相差达3℃以上时，大多数是静脉栓塞的表现。

　　（2）皮瓣颜色：正常情况下，移植组织的皮肤颜色应红润且有光泽，或与健侧的皮肤颜色一致（图11-7）。

　　变化规律：静脉危象时先是在移植组织皮肤上出现散在瘀斑（图11-8），后逐渐增多扩大，这大多是静脉栓塞或早期栓塞的表现。随着栓塞程度的加重，散在的瘀斑相互融合成片，并扩展到整个移植组织表面，此时可能是已接近完全栓塞。当移植组织的皮肤颜色大片或整片变暗时，说明静脉完全栓塞。随着栓塞时间的延长，皮肤颜色发生暗红→红紫→紫红→紫黑的变化（图11-9）。如移植皮瓣的颜色在移植术后一直都比较苍白和无光泽，应该高度怀疑是出现动脉危象，但要排除动脉痉挛。当动、静脉同时栓塞时，移植组织的皮肤呈灰暗色，继而变为洋红色，最后变为黑色。

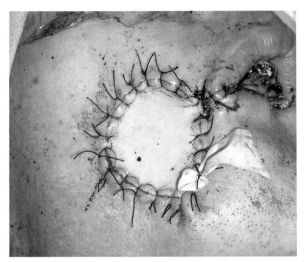

图11-7　移植组织瓣术后的正常颜色

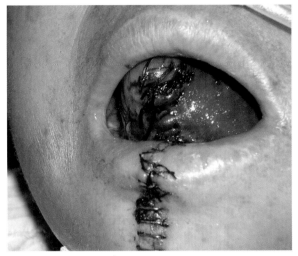

图11-8　移植皮瓣静脉危象后皮肤出现瘀斑

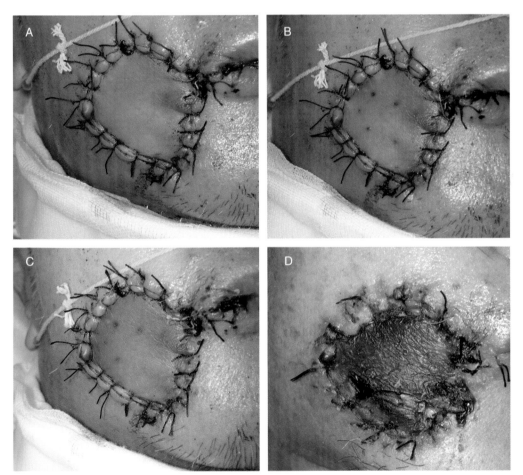

图11-9　移植皮瓣静脉危象后皮肤颜色的变化

（3）肿胀程度：移植组织一般有轻微肿胀。可以定义轻度肿胀为移植组织皮肤有肿胀，但皮纹尚存在；中度肿胀为皮肤肿胀明显，皮纹消失；重度肿胀为皮肤极度肿胀，皮肤上出现水疱（图11-10）。

变化规律：动脉血液供应不足或栓塞时，组织干瘪。静脉回流受阻或栓塞时，组织肿胀明显，且可能出现水疱。当动、静脉同时栓塞时，肿胀程度不发生变化。

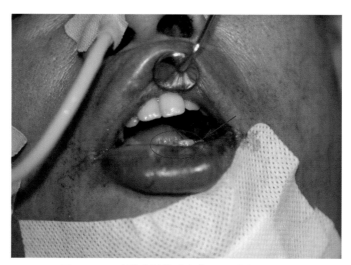

图11-10　移植皮瓣静脉危象后皮肤出现水疱

（4）毛细血管充盈征：常规的检测方法是用手指或棉签按压并缓慢地在移植皮肤上移动时，皮肤毛细血管排空，颜色变白；放开手指或棉签后，在数秒内毛细血管恢复充盈，移植皮瓣恢复到检测前的颜色。

变化规律：动脉栓塞时移植皮瓣颜色苍白，无明显充盈；静脉栓塞时移植皮瓣有瘀斑或颜色暗淡，静脉栓塞早期充盈增快，但后期明显减慢；动、静脉同时栓塞时因毛细血管内残留瘀血，所以仍有回流现象，但充盈速度缓慢。

3. 在移植皮瓣监测的四项指标中最为有效的是皮瓣颜色的改变和毛细血管充盈征。皮瓣温度测量受到很多干扰因素的影响，可靠性并不高，而皮瓣出现重度肿胀时往往是血管危象后期，抢救成功率不高。当监测到移植皮瓣出现疑似血管危象，并有加重趋势但难以判定时，应该采用针刺出血征作为手术探查前的最后一道程序。

针刺出血征：当用较粗的针头刺穿移植皮瓣时，马上有鲜红色的血流出，说明皮瓣血运良好；流出较大量暗红色的血，且流速尚快，考虑为早期的静脉栓塞，此时期抢救成功率高，应尽早探查；只流出少许暗红色的血，且流速很慢，考虑为中后期的静脉栓塞，此时期抢救成功率会明显降低；当移植皮瓣无血流流出时，应该考虑动脉栓塞，如果是发生在移植术后12小时内，应积极探查抢救皮瓣，此时仍有较高的成功率。

4. 除了以上几种监测移植皮瓣的常规方法外，还可以采用一些特殊仪器和方法进行观察。常用的有超声多普勒血流计、激光多普勒血流计、色泽光谱分析、组织代谢的测定、组织

pH的测定和荧光素或放射性核素的测定等等。这些仪器和方法在临床上的使用还只是初期阶段，其可靠性与便利性均不足以普及应用于临床。因此，当前对移植皮瓣血液循环的监测仍以临床观察为主，仪器只能提供有限的临床判断。

### （二）经验教训

1. 皮瓣移植术后监测最关键的时间点是术后6～24小时，但是不少皮瓣移植手术在深夜才结束，大部分的监测工作将由一线的值班医生和护士承担，他们的业务能力高低决定了是否能准确及时地发现血管危象，因此在他们上岗前必须就此项业务进行严格培训。

2. 目前用来测量移植皮瓣温度的仪器主要为手持式红外线体温计，这种仪器使用简单、快捷，但是极易受测量距离、室温、创面大小和暴露时间等因素影响，测量的数值常常有较大的偏差，需要结合另外几个观察指标来综合判断。

3. 移植皮瓣皮肤颜色的观察容易受到其他因素的干扰，如色温、供区皮肤颜色和消毒剂等等。手术结束时应尽量将移植皮瓣上的碘剂洗净，建议选用统一色温的电筒来观察，暖色温灯下（偏红）观察的有效性高于冷色温灯（偏白）。

4. 移植皮瓣组织肿胀一般发生在动脉流量正常，但是静脉回流受阻的情况下。静脉受阻有两种可能：其一是有静脉栓塞，这种情况必须及早探查；其二是静脉管径小，短时间内难以完全回流动脉血，从而出现组织肿胀，甚至出现大小不等的水疱，以缓解静脉回流不足的情况。区别是哪一种情况要结合伤口的渗血情况来判断，术后观察到伤口肿胀明显，且切口创缘渗血不止，那最有可能是静脉栓塞，因为早期的静脉栓塞如回流完全受阻可通过加大切口创缘渗血来缓解。

5. 毛细血管充盈征的观察在一定程度上与皮瓣颜色观察相似，它受光线因素影响大，对于一些肿胀较为明显的皮瓣也不易判断，在做此操作时需要助手的协助，并在光线合适的情况下进行。

## 二、血管危象处理

### （一）实践技巧

1. 动脉危象。吻合术后1～6小时内多见，移植侧皮温明显低于健侧（移植侧与健侧温差>3℃），皮瓣颜色苍白，暗淡无光，不能做出毛细血管充盈征，针刺无血流出。

2. 静脉危象。吻合术后6～24小时多见，移植侧皮温与健侧皮温相差不大，危象早期常先出现散在紫蓝色瘀斑，瘀斑渐渐扩大增多，到了危象后期皮瓣呈紫黑色，毛细血管充盈回复明显减慢，早期针刺有暗红色静脉血流出，后期则无血流出。

3. 血管痉挛。术后疼痛、血容量不足及温度下降等可造成皮瓣移植术后吻合处血管痉挛，血管痉挛的症状很难与早期血管栓塞判别。血管痉挛的好发时间为术后48小时，这时毛细血管充盈征始终存在，经过解痉抗凝处理可以有较明显的缓解。

4. 血栓形成。主要与患者的血管条件和术者的血管吻合技术等有关，管壁粗糙、血流缓慢及吻合质量差容易形成血栓，血栓形成的好发时间在手术时或术后6～24小时，临床检查发现毛细血管充盈征消失，经过解痉抗凝等保守处理无明显效果。一经确认，应尽快手术探查。

## （二）血管痉挛和血栓的预防与处理

血管痉挛常发生在手术进行过程中，也多见于术后24～48小时。引起血管痉挛的主要原因有疼痛、创伤、血容量不足、室温过低及血栓形成等。处理方法：保证良好的麻醉效果，维持术中、术后患者体温，补足血容量，术中用复方肝素生理盐水（500mL生理盐水配肝素12 500U溶入2%的利多卡因20mL）滴注已暴露的血管和血管缝接部位。术后换药时应防止用冷生理盐水、冷乙醇刺激。术后适当应用一些解痉与扩容药物，如小剂量肝素（1/6～1/4支）肌内注射或静脉滴注，或低分子右旋糖酐扩容。

## （三）血管危象的探查指征

1. 术后6～24小时发现移植皮瓣有异常情况，应启动一级监测措施，每半小时监测一次皮瓣各种指标的变化。

2. 术后12小时内移植皮瓣边缘一直有活动性渗血，可能是静脉栓塞的信号。静脉吻合口形成血栓后，在初期静脉回流受阻，组织瘀积的静脉血可以通过开放皮瓣边缘的毛细血管渗出，以缓解血管危象的症状。若此时又能观察到皮瓣瘀斑，应该确认为静脉危象，必须及时手术探查静脉吻合口，这一时期的挽救成功率非常高。

3. 如静脉危象观察超过24小时，且针刺后皮瓣流出血液非常缓慢，则表明皮瓣已出现微循环障碍，这一时期皮瓣抢救成活的概率很低，可择期进行处理。

4. 术后6～12小时发现移植皮瓣苍白无光泽，针刺无血流流出，考虑为动脉危象，应马上手术探查，超过了12小时，移植皮瓣难以抢救成功。

## （四）血管危象探查术的技巧

1. 血管危象发生后的处理应该争分夺秒，当手术室无法马上提供手术空间时，可以立即在病房打开伤口，迅速探明血栓形成的部位与原因，如果是静脉栓塞，应该马上剪开静脉吻合口，释放静脉回流压力，为成功挽救移植皮瓣争取时间。

2. 对于静脉栓塞，吻合口剪开后观察血液流出5～10分钟，发现瘀黑的静脉血逐渐转为鲜红，流量加大，皮瓣颜色也逐渐转为红润，说明血管危象还是初期，重新吻合血管后移植皮瓣的成活概率还很高。若流速很慢，甚至不流出，说明皮瓣已出现微循环障碍，抢救成功的概率低，要考虑选用新皮瓣。

3. 在探查静脉危象时发现有血栓，应将血栓完整取出。此时多为静脉危象中期，可能已出现毛细血管微循环障碍，为了减少微循环障碍的影响，可以用复方肝素生理盐水灌注移植皮瓣。若在灌注过程中血管阻力很大，说明微循环障碍已经很严重，移植皮瓣抢救成功的概率低，应及早更换皮瓣。

4．由于动脉血流压力大、流速快，因此动脉栓塞的可能性较低。一般来说发生动脉危象的主要原因是动脉痉挛和缝合技术不佳。探查时发现动脉痉挛，可以用利多卡因原液湿敷5~10分钟，若无好转，应及时剪除动脉吻合口，重新吻合，应彻底切除动脉吻合口的病变组织，直到两吻合口断端有正常内膜。有动脉粥样硬化的血管容易出现内外膜分离，要特别小心。

5．移植皮瓣放弃指征。血管危象发现不及时或者手术探查前就判明移植皮瓣已坏死，则只能另选皮瓣修复。不少移植皮瓣发现血管危象后经及时探查处理可好转，但也有不少皮瓣在微血管重新吻合后通畅度仍不佳，此时在关闭创面前需要认真思考，避免再次探查。

放弃移植的两个标准：其一，先将动脉吻合通畅，认真观察移植皮瓣的静脉回流情况，若静脉回流非常缓慢，回流量也很小，且静脉血较为瘀黑，观察时间超过15分钟仍无明显改变，则应当果断放弃；其二，已完成动、静脉重新吻合，用显微器械判断血管通畅度尚正常，仔细观察皮瓣颜色的改变，若已逐渐转红润，说明皮瓣微循环正常，抢救成功，若皮瓣颜色较为暗淡无光，经半小时观察变化不大，切开少许创缘组织仍不见明显渗血，应考虑皮瓣微循环障碍，即使动、静脉吻合通常，亦很有可能再次栓塞，应果断更换皮瓣，避免患者再次手术。

6．再探查的指征。游离移植皮瓣经历了一次血管危象后，由于血管内膜缺血、缺氧，更容易造成新的吻合口血栓形成，因此，应继续进行严密的血液循环监护。一旦危象发生，特别是毛细血管充盈征消失，应再及时探查，若发现移植皮瓣难以成活，应果断更换皮瓣，以减少患者的手术创伤。

## 三、总结

皮瓣移植手术已成为当代头颈缺损修复的常规手术，而游离皮瓣移植术后血管危象也成为头颈外科常见的急症。因此，培训一支业务精良的皮瓣移植手术医疗队伍相当重要，包括术中操作和术后对血管危象的观察与判断等，都需要大量培训，精通掌握。从发现血管危象到手术探查尽可能不超过6小时，一旦发现异常情况就应该争分夺秒，第一时间送往手术室探查。对血管危象的快速反应和积极处理是提高皮瓣血管危象抢救成功率最关键的一步。

（宋明　李凤姣）

## 参 考 文 献

郭玉兴，郭传瑸，2010. Frey综合征的预防和治疗研究进展［J］.现代口腔医学杂志，24（02）：149-151，95.
郝智，崔建英，2008.腮腺肿瘤术后Frey综合征的发病机制和防治措施［J］.现代肿瘤医学，16（12）：2239-2241.
蒋琪霞，刘云，王桂玲，等，2007.负压伤口治疗技术在临床应用的新进展［J］.解放军护理杂志，24（8B）：

29–31.

梁艳辉，2015.116例腮腺多形性腺瘤临床分析［C］//中国转化医学和整合医学研究会、中华高血压杂志社.中国转化医学和整合医学学术交流会（上海站）论文汇编.福州：中华高血压杂志社：507.

廖晓明，杨凯，刘星和，等，2012.可吸收生物膜预防腮腺肿瘤术后味觉出汗综合征的临床观察［J］.中国基层医药，19（02）：171–172.

罗小波，李慧，2012.腮腺肿瘤术后味觉出汗综合征防治的研究进展［J］.临床口腔医学杂志，28（06）：380–382.

裴华德，2003.负压封闭引流技术［M］.北京：人民卫生出版社，24–230.

时晶晶，丁金旺，彭友，等，2018.甲状腺癌颈淋巴结清扫术后并发乳糜胸临床分析［J］.中国耳鼻咽喉头颈外科，25（10）：523–525.

孙团起，2018.甲状腺手术后颈部乳糜漏的预防及处理［J］.中国实用外科杂志，38（06）：628–630.

伍国号，2004.头颈肿瘤外科手术术式与技巧［M］.北京：人民军医出版社：12–13.

许志辉，洪育明，梁振源，2012.全喉切除术后咽瘘的原因分析与防治措施［J］.中国耳鼻咽喉颅底外科杂志，18（04）：275–278.

杨明，2016.全喉切除及下咽癌术后咽瘘的相关危险因素分析［J］.临床医学工程，23（02）：255–256.

曾宪涛，郭毅，夏凌云，等，2011.脱细胞真皮基质预防Frey综合征的系统评价［J］.中国循证医学杂志，11（01）：76–83.

赵璧，陈娟，杨新华，等，2015.超声刀与腮腺术后涎瘘的关系研究［J］.中国继续医学教育，7（24）：84–85.

朱晨，2017.腮腺瘘放射治疗25例疗效观察［J］.中国医药指南，15（08）：105–106.

朱雅琴，2008.全喉切除术后发生咽瘘的早期处理及护理［J］.齐齐哈尔医学院学报，29（21）：2682.

AYDIN S, TASKIN U, ORHAN I, et al, 2014. The impact of pharyngeal repair time and suture frequency on the development of pharyngocutaneous fistula after total laryngectomy［J］. J Craniofac Surg, 25（03）：775–779.

BERNER J E, TROISI L, WILSON P, 2019. Successful salvage of failed post–sarcoma excision reconstruction and exposed alloplastic mesh with an anterolateral thigh flap［J］. Arch Plast Surg, 46（04）：390–391.

BHARADWAJ D, KAPOOR I, MAHAJAN C, et al, 2019. Cerebral hyperperfusion syndrome after external carotid artery– middle cerebral artery bypass for carotid artery giant aneurysm［J］. J Clin Anesth（54）：41–42.

BRITT C J, STEIN A P, GESSERT T, et al, 2017. Factors influencing sialocele or salivary fistula formation postparotidectomy［J］. Head Neck, 39（02）：387–391.

CAMPISI C C, BOCCARDO F, PIAZZA C, et al, 2013. Evolution of chylous fistula management after neck dissection［J］. Curr Opin Otolaryngol Head Neck Surg, 21（02）：150–156.

CATTELANI L, SPOTTI A, PEDRAZZI G, et al, 2019. Latissimus dorsi myocutaneous flap in immediate reconstruction after salvage mastectomy post–lumpectomy and radiation therapy［J］. Plast Reconstr Surg Glob Open, 7（07）：e2296.

CEACHIR O, HAINAROSIE R, ZAINEA V, 2014. Total laryngectomy—past, present, future［J］. Maedica, 9（02）：210–216.

CHEN C Y, CHEN Y H, SHIAU E L, et al, 2016. Therapeutic role of ultrasound–guided intranodal lymphangiography in refractory cervical chylous leakage after neck dissection：report of a case and review of the literature［J］. Head Neck, 38（02）：E54–60.

CHIU Y H, CHANG D H, PERNG C K, 2017. Vascular complications and free flap salvage in head and neck reconstructive surgery：analysis of 150 cases of reexploration［J］. Ann Plast Surg, 78（3 SUPPL 2）：S83–S88.

COSTAN V V, DABIJA M G, CIOFU M L, et al, 2019. A functional approach to posttraumatic salivary fistula treatment：the use of botulinum toxin［J］. J Craniofac Surg, 30（03）：871–875.

DORNEDEN A, OLSON G, BOYD N, 2019. Negative pressure wound therapy（wound VAC）in the treatment of chylous fistula after neck dissection［J］. Ann Otol Rhinol Laryngol, 128（06）：569–574.

DULGUEROV N, MAKNI A, DULGUEROV P, 2016. The superficial musculoaponeurotic system flap in the prevention of

Frey syndrome: a meta-analysis [J]. Laryngoscope, 126 (07): 1581-1584.

ERDAG M A, ARSLANOGLU S, ONAL K, et al, 2013. Pharyngocutaneous fistula following total laryngectomy: multivariate analysis of risk factors [J]. Eur Arch Otorhinolaryngol, 270 (01): 173-179.

FANG L, LIU J, YU C, et al, 2018. Intraoperative use of vasopressors does not increase the risk of free flap compromise and failure in cancer patients [J]. Ann Surg, 268 (02): 379-384.

FIACCHINI G, CERCHIAI N, TRICÒ D, et al, 2018. Frey syndrome, first bite syndrome, great auricular nerve morbidity, and quality of life following parotidectomy [J]. Eur Arch Otorhinolaryngol, 275 (07): 1893-1902.

HALLOCK G G, 2015. The role of muscle flaps for salvage of failed perforator free flaps [J]. Plast Reconstr Surg Glob Open, 3 (11): e564.

HASAN Z, DWIVEDI R C, GUNARATNE D A, et al, 2017. Systematic review and meta-analysis of the complications of salvage total laryngectomy [J]. Eur J Surg Oncol, 43 (01): 42-51.

HENRY N, BAKER B G, IYER S, et al, 2018. Frey's syndrome following a facial burn treated with botulinum toxin [J]. Ann Burns Fire Disasters, 31 (01): 47-48.

ISHII N, KIUCHI T, UNO T, et al, 2020. Effective salvage surgery of a severely congested propeller perforator flap using a postoperative delay technique and negative-pressure wound therapy [J]. Int J Low Extrem Wounds, 19 (01): 86-88.

KADOTA H, KAKIUCHI Y, YOSHIDA T, 2012. Management of chylous fistula after neck dissection using negative-pressure wound therapy: a preliminary report [J]. Laryngoscope, 122 (05): 997-999.

KAGAMI H, INABA M, ICHIMURA S, et al, 2012. Endovascular revascularization of external carotid artery occlusion causing tongue infarction: case report [J]. Neurol Med Chir, 52 (12): 910-913.

KIM W O, KIL H K, YOON D M, et al, 2003. Treatment of compensatory gustatory hyperhidrosis with topical glycopyrrolate [J]. Yonsei Med J, 44 (04): 579-582.

KIM Y H, KIM G H, PAFITANIS G, et al, 2020. Limb salvage using combined linking perforator free flaps [J]. Int J Low Extrem Wounds, 19 (01): 44-50.

KOBAYASHI M, YOSHIDA K, KOJIMA D, et al, 2019. Impact of external carotid artery occlusion at declamping of the external and common carotid arteries during carotid endarterectomy on development of new postoperative ischemic cerebral lesions [J]. J Vasc Surg, 69 (02): 454-461.

KRAGSTRUP T W, CHRISTENSEN J, FEJERSKOV K, et al, 2011. Frey syndrome—an underreported complication to closed treatment of mandibular condyle fracture? Case report and literature review [J]. J Oral Maxillofac Surg, 69 (08): 2211-2216.

LEE C C, CHAN R C, CHAN J Y, 2017. Predictors for Frey syndrome development after parotidectomy [J]. Ann Plast Surg, 79 (01): 39-41.

LEE E W, SHIN J H, KO H K, et al, 2014. Lymphangiography to treat postoperative lymphatic leakage: a technical review [J]. Korean J Radiol, 15 (06): 724-732.

LENNON P, FENTON J, 2010. Review of the management of chylous fistula as a complication of neck dissection [J]. Eur J Cancer Care, 19 (05): e11.

LIN N, ZHOU C, YAN L, et al, 2020. The use of atropine in treatment of chylous fistula complicated by thyroid carcinoma surgery [J]. Asian J Surg, 43 (01): 369-371.

LÜ S, WANG Q, ZHAO W, et al, 2017. A review of the postoperative lymphatic leakage [J]. Oncotarget, 8 (40): 69062-69075.

MANTSOPOULOS K, GONCALVES M, IRO H, et al, 2018. Transdermal scopolamine for the prevention of a salivary fistula after parotidectomy [J]. Br J Oral Maxillofac Surg, 56 (03): 212-215.

MEANS O C, KOMOROWSKA-TIMEK E, 2019. Salvage of prosthetic breast reconstruction with vascularized acellular dermis flap [J]. Plast Reconstr Surg Glob Open, 7 (09): e2415.

MEYBODI A T, LAWTON M T, MOKHTARI P, et al, 2017. Exposure of the external carotid artery through the posterior triangle of the neck: a novel approach to facilitate bypass procedures to the posterior cerebral circulation [J]. Oper Neurosurg, 13 (03): 374-381.

MOTZ K M, KIM Y J, 2016. Auriculotemporal syndrome (Frey syndrome) [J]. Otolaryngol Clin North Am, 49 (02): 501-509.

NADIG S, BARNWELL S, WAX M K, et al, 2009. Pseudoaneurysm of the external carotid artery—review of literature [J]. Head Neck, 31 (01): 136-139.

NAUMANN M, SO Y, ARGOFF C E, et al, 2008. Assessment: botulinum neurotoxin in the treatment of autonomic disorders and pain (an evidence-based review): report of the therapeutics and technology assessment subcommittee of the american academy of neurology [J]. Neurology, 70 (19): 1707-1714.

NOAMAN H H, SOROOR Y O, 2019. Foot salvage using microsurgical free muscle flaps in severely crushed foot with soft tissue defects [J]. Injury, 50 (Suppl 5): S17-S20.

PAYDARFAR J A, BIRKMEYER N J, 2006. Complications in head and neck surgery: a meta-analysis of postlaryngectomy pharyngocutaneous fistula [J]. Arch Otolaryngol Head Neck Surg, 132 (01): 67-72.

QIN-KAI Z, BING G, WEI D, et al, 2018. Radial forearm flaps with venous compromise: correlations between salvage techniques and their rates of success [J]. Br J Oral Maxillofac Surg, 56 (06): 510-513.

RITSCHL L M, SCHMIDT L H, FICHTER A M, et al, 2018. Multimodal analysis using flowmeter analysis, laser-Doppler spectrophotometry, and indocyanine green videoangiography for the detection of venous compromise in flaps in rats [J]. J Craniomaxillofac Surg, 46 (06): 905-915.

SANTAOLALLA F, ANTA J A, ZABALA A, et al, 2010. Management of chylous fistula as a complication of neck dissection: a 10-year retrospective review [J]. Eur J Cancer Care, 19 (04): 510-515.

SCULLY C, LANGDON J, EVANS J, et al, 2009. Marathon of eponyms: 6 Frey syndrome (gustatory sweating) [J]. Oral Dis, 15 (08): 608-609.

SETHIA R, ALLARAKHIA Z, PURAM S, et al, 2019. Free flap salvage from venous thrombosis by creation of a venocutaneous fistula: case report and review of the literature [J]. Head Neck, 41 (12): E159-E162.

SOUSA A A, PORCARO-SALLES J M, SOARES J M, et al, 2013. Predictors of salivary fistula after total laryngectomy [J]. Rev Col Bras Cir, 40 (02): 98-103.

SOUSA A A, PORCARO-SALLES J M, SOARES J M, et al, 2014. Does early oral feeding increase the likelihood of salivary fistula after total laryngectomy? [J]. J Laryngol Otol, 1-7.

STRANIX J T, JACOBY A, LEE Z H, et al, 2018. Skin paddles improve muscle flap salvage rates after microvascular compromise in lower extremity reconstruction [J]. Ann Plast Surg, 81 (01): 68-70.

STRANIX J T, LEE Z H, JACOBY A, et al, 2018. Forty years of lower extremity take-backs: flap type influences salvage outcomes [J]. Plast Reconstr Surg, 141 (05): 1282-1287.

TAN B, BLOOM R, 2016. Chylous fistula after sentinel lymph biopsy [J]. J Plast Reconstr Aesthet Surg, 69 (06): 873-874.

TAYEBI M A, MOREIRA L B, LAWTON M T, et al, 2019. Exposure of the external carotid artery through the posterior neck triangle, cadaveric surgical simulation: 2-dimensional operative video [J]. Oper Neurosurg, 17 (02): E65.

TIMMERMANS A J, LANSAAT L, THEUNISSEN E A, et al, 2014. Predictive factors for pharyngocutaneous fistulization after total laryngectomy [J]. Ann Otol Rhinol Laryngol, 123 (03): 153-161.

TOURE G, 2015. Intraparotid location of the great auricular nerve: a new anatomical basis for gustatory sweating syndrome [J]. Plast Reconstr Surg, 136 (005): 1069-1081.

UGURLUCAN M, ONAL Y, OZTAS D M, et al, 2018. Cerebral protection with a temporary ascending aorta-external carotid artery bypass during common carotid artery revascularization [J]. Ann Vasc Surg (46): 368.e13-368.e17.

VAN ECK N J, WALTMAN L, 2010. Software survey: VOSviewer, a computer program for bibliometric mapping [J]. Scientometrics, 84 (02): 523–538.

VARGHESE B T, ARORA S, 2020. Immediate deltopectoral flap salvage of a failing anterolateral thigh free flap [J]. Oral Oncol (100): 104451.

WANG C H, 2014. Study on single nasal feeding amount and time interval in laryngeal carcinoma patients after operation [J]. Chinese Nursing Research, 28 (27): 3421–3422.

WHITE H N, GOLDEN B, SWEENY L, et al, 2012. Assessment and incidence of salivary leak following laryngectomy [J]. Laryngoscope, 122 (08): 1796–1799.

WU K, LEI J S, MAO Y Y, et al, 2018. Prediction of flap compromise by preoperative coagulation parameters in head and neck cancer patients [J]. J Oral Maxillofac Surg, 76 (11): 2453.e1–2453.e7.

XU Y M, LIU J, QIU X W, et al, 2018. Characteristics and management of free flap compromise following internal jugular venous thrombosis [J]. J Oral Maxillofac Surg, 76 (11): 2437–2442.

YANG B, QU Y, SU M, et al, 2017. Characteristics and surgical management of flap compromise caused by thrombosis of the internal jugular vein [J]. J Craniomaxillofac Surg, 45 (02): 347–351.

YANG Q, REN Z H, CHICKOOREE D, et al, 2014. The effect of early detection of anterolateral thigh free flap crisis on the salvage success rate, based on 10 years of experience and 1 072 flaps [J]. Int J Oral Maxillofac Surg, 43 (09): 1059–1063.

YOON A P, JONES N F, 2016. Critical time for neovascularization/angiogenesis to allow free flap survival after delayed postoperative anastomotic compromise without surgical intervention: a review of the literature [J]. Microsurgery, 36 (07): 604–612.

ZENG L, JIANG C, LI N, et al, 2017. Vascularized fascia lata for prevention of postoperative parotid fistula arising from partial parotidectomy during neck dissection [J]. J Oral Maxillofac Surg, 75 (05): 1071–1080.

ZOU H W, LI W G, HUANG S Y, et al, 2019. New method to prevent salivary fistula after parotidectomy [J]. Br J Oral Maxillofac Surg, 57 (08): 801–802.